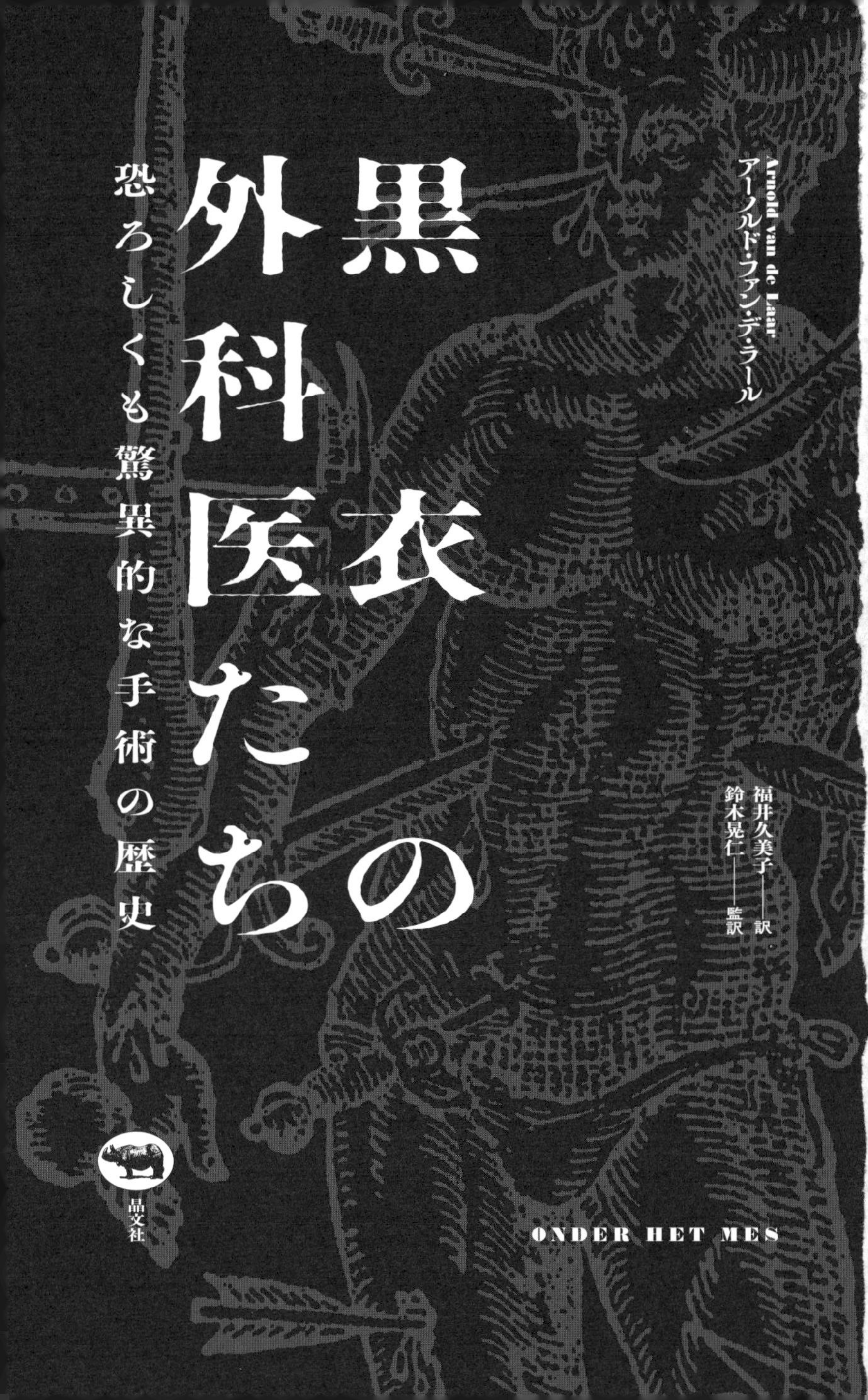

黒衣の外科医たち

恐ろしくも驚異的な手術の歴史

Arnold van de Laar
アーノルド・ファン・デ・ラール

福井久美子——訳
鈴木晃仁——監訳

ONDER HET MES

晶文社

This book was published with the support of
the Dutch Foundation for Literature.

Nederlands
letterenfonds
dutch foundation
for literature

ブックデザイン――小沼宏之[Gibbon]

黒衣の外科医たち ✣ 目次

＊本文中の〔　〕は訳注を表す。

序章

「手」で治す外科医たち

一五三七年、トリノ遠征中のある晩のことだ。一日中戦ったあと、若きフランス軍医アンブロワーズ・パレは寝つけずにいた。ひどく思い悩んでいたのだ。火縄銃やマスケット銃で撃たれて負傷した兵士たちが、戦場のあちこちに横たわっていたが、パレは銃傷を手当したことがなかった。以前読んだ本には、傷口に熱々の油を垂らして有害な火薬を中和すると良いと書かれてあった。そんなわけで、彼が兵士たちの傷口に煮えたぎった油を垂らすと、フライパンで焼いたみたいに、肉がジュウと音を立てた。ところが負傷者があまりに多く、戦場をまわりきる前に釜の油がなくなってしまった。油がないため、彼は負傷した兵士の痛みを和らげようと、ばら油、卵黄、テレピン油で作った軟膏を患部に塗るしかなかった。その晩はずっと、うめき声を上げて死と戦っている兵士たちの声を聞きながら、こうなったのは自分のせいだと考えていた。ところが翌朝、驚いたことに、うめき声を上げていたのは煮えたぎる油で焼灼した兵士だったことが判明した。軟膏を塗った兵士たちではなかったのだ。彼は二度と熱い油を使わず、のちに偉大な外科医になった。これは現代外科学への最初の一歩だった。

外科手術はごく自然に進化してきたと思われる。人類は二足歩行で地面を歩きまわるようになって以来、「手」で治してもらわなければならない病気に悩まされてきた。手を使って治療する療法士は、かつては「chirurgeon《カイラージョン》」（「外科医」の古い呼び方）と呼ばれた。語源はギリシア語の「kheir（手）」と「ergon（仕事）」を組み合わせた「kheirourgia」だ。現代の「surgeon《サージョン》」（外科医）も語源は同じだ。戦う、狩猟する、移動する、根を掘る、木から落ちる、捕食動物から逃げる——わたしたちの祖先は、過酷な生活のなかで絶えずリスクにさらされてきた。そんなわけで、傷の手当ては外科的処置の基本であるだけでなく、始まりでもあったのだろう。常識的に考えれば、汚れた傷口は水で洗浄して、出血があれば圧迫して止血し、開放創であればガーゼか何かで覆おうと考える。その結果けがが治ったら、次回も同じように処置するだろう。だが中世の時代には、常識は伝統の陰に隠れていた。中世の先人たちは、自分たちの処置の結果どうなったかよりも、偉大な前任者たちが大昔に書物に綴った言葉に従おうとした。よって傷口は洗浄せず、その代わりに焼きごてや煮え湯で焼灼し、患部を不衛生な布で巻いた。こうした暗黒時代を経たあと、トリノでのあの眠れぬ夜の間に、ようやく常識が伝統に打ち勝ち、実験的な試みに基づいた新しい形式の外科手術が生まれたのである。

話を戻そう。人類の祖先が、膿んだ傷、膿疱《のうほう》、癰《よう》［皮膚の化膿性炎症］、膿瘍《のうよう》を切開して治療しようと初めて思いついたのはいつか？　膿を出すことは外科的処置の二つ目の基本だ。アカシアの棘、石の矢じり、ブロンズ製の短剣、鋼の小刀など、先端が鋭いものがあればできる。こうしてナイフが手術で用いられるようになり、外科医は今も「ubi pus, ibi evacua」――ラテン語で「膿があったら、排出せよ」の意――という古い格言を大事にしている。

外科医にとっての三つ目の基本的処置は、骨折の治療だ。狼から逃げる、マンモスを狩る、岩や木の根につまずくなど、先史時代の生活は骨折するリスクが高かっただろう。その当時、患者がどんなに痛がろうとも、折れた骨をまっすぐに引っ張って治そうと思いつくほどの知恵者がいただろうか？いずれにせよ、誰にでもできることではない。整復するには勇気がいるし、もっと重要なことに、患者の許可が必要だ。そこそこの勇気と信頼性と経験があり、患者に共感的な態度を示せる人でなければ、やらせてもらえないだろう。おまけに腕が良くなければならない。そこで登場するのが外科医、手を使って治療ができる人だ。

患者に緊急処置を施すことは、今も外科医の仕事の一つだ。病院の緊急外来では、けがや大量の出血を処置しながら、患者の呼吸を確保して状態を安定させることは、今も外科医の重要な仕事だ。この基本ははっきりしていて揺るぎがない。けがや膿瘍や骨折を治したり、体調が急変した人に緊急処置を施したりすれば、患者から感謝される。

だが、もう一歩踏み込んで手術をするとなると、事情はまったく異なる。けがを治す行為ではなく、身体を傷つける行為だからだ。賢明な医師なら(そして賢明な患者なら)リスクを推しはかるだろう。その手術が成功する確率は高いか、低いか？　他の選択肢はないのか？　ここで何もしなかったら、患者はどうなるのか？　手術が失敗したら、わたしはどうなるのか？　最善を尽くしながら、害を及ぼさない方法を常に模索することになる。とはいえ、こんな皮肉な例がある。ローマの執政官ガイウス・マリウスは外科医に頼んで静脈瘤を切除してもらった。彼は生き延び、何年もローマを支配し続けた。ところがローマの別の外科医がマリウスのもう片方の脚の静脈瘤も手術したほうがいいと勧めたところ、彼は厳しく叱責され手術を断られた。外科医のジョン・ランビーはイングランドのキャロライン王妃の臍ヘルニアを診て、手術した方がいいと助言し、手術をした結果、彼女はみじめな最期を迎えた。にもかかわらず、ランビーはイギリス王室への貢献を評価されてナイトの称号をもらった。外科医とは実に予測不能な職業だ。

傷、骨折、膿瘍、および手術は傷跡が残るが、風邪、下痢、偏頭痛といった病は跡を残すことなく消える。この違いは、症状の回復を表す二つの言葉にも現れている。手術、傷、あざ、骨折には「治癒する」――元どおりにすること――という言葉が用いられ、病気には「治す」――健康な状態に戻すこと――という言葉が用いられる。大ざっぱに言えば、外科医は癒やし、医師は治すということだ。歴史を通して外科医は医師と外科医を兼任してきたが、外科的な手段で治療できる症状だけを扱ってきた。あまたある疾病のなかでも、ごく限られた症状に対処してきたのだ。ほとんどの不定愁訴は外科医の介入も手術も必要としない。一六世紀の外科医がやったのは単純かつ限られた処置ばかりで、小さな店のごく普通の店主にもできた。アムステルダムでは、外科医は職業のなかでも取るに足らない存在とみなされ、スケート靴職人、木靴職人、床屋といった職業と同じギルドに加盟していたほどだ。

一八世紀初頭まで、外科医が扱うごく限られた問題は、傷か、感染症か、骨折が大半だった。それ以外にも、良性か悪性かもわからないまま腫瘍を切除または焼灼したり、瀉血をしたりした――瀉血はもっとも広く普及した外科的治療だったが、治療というよりも迷信に近かった。概して、外科医の仕事はシンプルでつまらなかった。もしわたしが当時の外科医だったら、仕事から得られる充実感は今よりもはるかに少なかっただろう。

治療の経験を積み、処置方法や知識が改善するにつれて、外科医が処置する症状も多様化していった。人間を悩ませる典型的な症状の多くは、二足歩行によってもたらされた。四〇〇万年前にわたしたちの祖先が立ち上がって踏み出した第一歩は、外科手術が必要な問題をいくつももたらした。静脈瘤、鼠径ヘルニア、痔核、脚に十分な血液が送られなくなる症状(間欠性跛行《はこう》)、股関節や膝関節の摩耗(関節症)、椎間板ヘルニア(すべり症)、胸焼け、膝の半月板断裂など、すべて二足歩行によってもたらされたものだ。

今日外科医が扱う仕事のなかでは、がんと動脈硬化がかなりの割合を占めるようになったが、どちらもつい最近までは人間の生命を脅かすような存在ではなかった。この二つの病は、この数百年の間に高カロリーな食事と喫煙によってもたらされたものだ。おまけにどちらも高齢になってから罹るケースが多く、要するに、昔の人たちはがんに罹ったり、動脈が詰まったりする前に死んだというだけなのだ。

一九世紀以降は、欧米諸国の著しい発展に伴って、突然人々の寿命が延び始めた。急速な発展は、偉大な発見や、誰もが知るような著名な外科医にとってよりも、近代的な手術にとって大きな意味を持つこととなった。人々が衛生観念を持つようになったのだ。衛生観念は手術に大きな変化をもたらした。衛生状態と手術を関連づけるのになぜこれほど長い年月がかかったのか、それを想像するのは難しい。一八世紀の手術室を覗いたら、衝撃を受けるだろう。言葉では言い表せないような叫び声が響き渡り、あちこちに血が飛び散り、切断された足の切り口を焼灼すると吐き気を催すような悪臭が立ち上る。きっとホラー映画のような光景だっただろう。

通常、現代の手術室は消毒薬の臭いがする静かな場所だ。血液や体液を取り除く吸引器の音がするときもある。背後から聞こえてくるノイズは、眠っている患者の心音とラジオの音声ぐらいで、手術チームは自由に会話できる。だが、今日の手術と昔の手術の本当の違いはかすかだがリアルなもので、外部の人はすぐには気づかないだろう。その違いとは無菌状態のことだ。無菌状態は、あらゆる現代医学の基本を成す厳しいルールを適用することで実現した。

外科の分野では、無菌とは「細菌がまったくいない状態」を表す。手術着、手袋、手術器具、およびその他の設備もすべて滅菌されている。これらをオートクレーブと呼ばれる加圧滅菌器に数時間ほど入れて、蒸気またはガンマ線をあてて、病原菌を含めたあらゆる細菌を死滅させるのだ。手術中はかなり厳密な対策を採り、傷口の周りを無菌ゾーンとして、ゾーン外のものや人が触れないよう管理する。手術チームのメンバーは無菌状態、つまり手術着にも手袋にも細菌が付着していない状態を保つ。無菌状態を維持するには、手術着と手袋を身につけるときも、患者の周囲を歩くときも、厳しい手順に従わなければならない——両手は常に腰より上の位置に上げておき、すれ違うときはお互いの目を見て、手術着の紐を結ぶときは身体を反転させて患者に背を向けないようにする。さらに、手術室内の細菌の数を最小限に抑えるために、全員が手術帽とマスクを着用し、手術に立ち会う人員を最小限にとどめ、手術室のドアはできるだけ閉めたままにしておく。

これらの対策はいずれも目に見える結果を生み出している。かつては、手術のあとに傷口から膿が出るのはごく普通のことだと思われていて、それを知らないのは愚かな外科医だけだった。そのため膿が出やすいよう、傷口を開いておくのが常だった。手術につきものだった創傷感染症を防げるようになり、手術の終了と共に手術創を縫合できるようになったのは、無菌状態が可能になってからだ。

そんなわけで手術に導入された新しい要素は衛生状態だけではない。傷口の縫合も比較的新しい処置なのだ。

外科医はどんな種類の人間なのか？　相手は感覚がないとはいえ、どうすれば患者の身体にメスを入れたいと思えるのか？　手術後に患者が生きようと闘っている間、どうしてぐっすり眠れるのか？　たとえ医療ミスがなかったとしても、手術して患者が亡くなった場合、どうすれば仕事を続けていけるのか？　外科医は頭がおかしいのか、賢いのか、良心がないのか？　英雄か、それとも目立ちたがり屋なのか？　外科医の仕事にはかなりの緊張感を伴う。手術はすばらしい仕事だが、責任は非常に重い。

手術するとき、外科医は実質的に患者に対する治療の一部になる。外科医の手や技術は道具と言えるからだ。よって問題が生じたときは、外科医は自らを確認しなければならない。問題が起きたのは自分のせいか、それとも他に原因があるのかを自問するのだ。結局のところ、どんなにうまく治療しても、患部がどうなるかは誰にもわからない。また、病気の進行のせいで問題が生じることもある。薬で治療する医師と違って、外科医は自らの手で治療をするのだから、自分を納得させなければならない。最善を尽くしたか、正しい処置をしたかを自問するのだ。疑念は絶えず起きるが、ほとんどの外科医は疑念を隠して自信満々な態度を取る。自信に満ちた態度を取るせいで、外科医は万能でアンタッチャブルな存在だといったイメージができた。だが、どんなに自信たっぷりな外科医でも、責任の重さと潜在的にある罪悪感を意識しないよう、外見を取り繕っているにすぎない。「ただ続けていくのみ」、それが彼らのモットーだ。

どんな外科医も、ミスをしたわけでもないのに手術中また術後に患者が亡くなるケースに遭遇するものだ。次の患者が治療を待っている以上、患者の死を乗り越えて前へ進まなければならない。人を轢いてしまった列車の運転手にちょっと似ているかもしれない。どうしようもないし、列車は走り続けなければならない。患者の死は衝撃的な出来事だが、状況や手術した理由などによって、乗り越えやすいものもあれば、そうでないものもある。患者ががんを患っているか、事故で重傷を負っていたら、手術する以外に選択肢はない。他方で、待機的手術だった場合や、手術以外の選択肢があった場合、患者が子どもだった場合は、その死を乗り越えるのは難しくなる。

当然ながら、経験も違いを生む。執刀経験が五回か五〇〇回かで、大きく違ってくる。どんな処置にも学習曲線がつきものだ。執刀経験が浅い頃は合併症が起きる可能性が高いが、経験値が高くなると合併症のリスクは減っていく。外科医はみなそうやって学習しなければならず、回避する道はない。一七世紀に、シャルル＝フランソワ・フェリックス・ド・タッシーという外科医がいた。新米医師ではなかったが、ルイ一四世から痔瘻《じろう》の悩みを相談されたとき、彼は痔瘻を切開した経験がなかった。そのため彼は王に六か月待ってくださいと頼んで、七五人の患者を手術して経験を積んでから王を執刀した。わたしがまだ新米外科医だった頃、患者はわたしが経験の浅い医者だと気づいていただろうか。

さらに外科医には、時間に追われながら何時間も働き続けられる体力が必要だ。ほぼ立ちっぱなしで、決まった休憩時間もなく、夜勤をこなしたあと朝も働き続け、退院に関する書類を書き、若い外科医を訓練し、チームの先頭に立ち、愛想よく振る舞い、悪い知らせを伝え、希望を与え、自分の発言や行為をすべて記録し、すべてを適切に説明し、待合室にいる次の患者を待たせすぎないようにしなければならない。

幸いにも、仕事でつまずいたり、嫌なことがあったりしても、患者やその家族から感謝されると気にならなくなるし、手術をすることで得られる充実感のおかげできつい仕事も気にならなくなる。手術は簡単ではないが、楽しい仕事でもあるのだ。外科医の仕事のほとんどは至って基本的で、必要なスキルも、切る、縫う、すべてを丁寧にやる、など幼稚園で学ぶスキルばかりだ。もしわたしが子どもの頃にレゴで遊ばず、ものを作ることを楽しいと思わなかったら、外科医にはならなかっただろう。楽しい仕事は他にもある。探偵みたいに、患者のどこが悪いのかを突き止める仕事だ。隠れた問題を探したり、最善の治療方法は何かを同僚たちと話し合ったりするのは、いい気晴らしになる。

手術とは無縁の人にとっては、外科医の仕事は魅惑的に思えるかもしれない――責任感、スキル、そして知識で人の命を救う人といったところか。外科医がしばしば尊敬され、ときに畏敬の念さえ抱かれ、英雄のように描かれるのはそのためだ。逆境に直面しようが、厳しい労働条件であろうが、負けずにメスで患者を救う姿が描かれるが、こうしたイメージはゆがんだものが多い。外科医のなかには冷淡で、世間知らずで、不衛生で、不器用で、お金や名声のためだけに尽力する人も多くいる。

本書では、わたしと同じ外科医という職業にまつわる話をいくつか紹介し、有名な患者、著名な外科医、驚異的な手術について検証していきたい。といってもそれは簡単ではない。手術はおもしろくてわくわくする仕事だが、同時にきわめて専門的でもあるからだ。手術は人間の身体に備わった複雑でこまかい機能に関わるし、専門外の人にはちんぷんかんぷんに聞こえる専門用語を使う。外科学の知識がない読者は、たとえば「急性腹部大動脈瘤」、「S状結腸穿孔《せんこう》」、「ビルロートII法」と聞いても、ピンとこないだろう。読者が各エピソードの要点を理解できるよう、外科的な概念を説明しなければなるまい。そのため本書は外科手術の歴史であると共に、人間の身体がどう機能するのか、および身体の機能を維持するために外科医に何ができるかについても言及している。

外科用語のなかには、さらなる説明が必要なものもありそうだ。「切開(incision)」と「切除(resection)」の語源はラテン語で、それぞれ「切り込む」と「取り除く」という意味だ。「トラウマ(Trauma)」の由来は、「負傷」や「けが」を意味するギリシア語だ。この単語は心理学でも用いられ、嫌な経験をしたあとに心の傷《トラウマ》に苦しめられるという意味で使われる。だが、外科学では「トラウマ」というと身体的な損傷を意味する。「適応症」とは「手術すれば効果がある症状」を意味し、「合併症」は望ましくない展開や災難を意味する。

本書で紹介するさまざまなエピソードは手術の歴史を網羅しているわけではないが、かつての手術がどんなだったのか――現在の手術についても――をイメージできるだろう。手術とは何か？　昔はどんな手術があったのか？　手術中に何が起きるのか？　手術するのに何が必要なのか？　メス、細菌、腫瘍細胞、弾丸に侵食されると、身体はどう反応するのか？　ショック状態、がん、感染症、傷や骨折の治癒に関する原則は何か？　手術では何が修復できて、何が修復できないか？　今やおなじみとなった手術はどうやって生まれ、誰が考案したのか？　多くの章では著名人の手術を取り上げて、おもしろい話を詳しく紹介する。たとえば、アルベルト・アインシュタインは余命よりもはるかに長生きしたことをご存知だろうか？　奇術師のフーディーニが、急性虫垂炎に苦しみながら最後の公演をおこなったことは？　エリザベート皇后が六〇歳のときに刃物で刺されたことは？　ジョン・F・ケネディとその暗殺容疑者リー・ハーヴェイ・オズワルドを手術したのは同じ外科医だったことは？　アムステルダムに自分で膀胱を切って結石を取り出した男がいたことは？　手術中に患者の体内を電流が流れることは？　外科医が手術前に手を洗うようになったのは、ほんの一五〇年ほど前からだということは？

この本で紹介する話のなかには、わたしにとって親しみ深い話がある。わたしのお気に入りは膀胱結石に悩むヤン・デ・ドートの話だが、その理由はわたし自身がアムステルダム、それも彼が自分で手術した家からそう遠くないところに住んでいるからだ。それから、肥満を解消するための手術に関心があることもあって、大食漢のローマ教皇たちの話にも好奇心をそそられる。また、イランの元皇帝《シャー》パフラヴィーの逸話も好きだ。実はわたしは光栄にも、彼の魅力的な妻の外科医を務めたことがあるのだ。オランダ総督だったピーター・ストイフェサントも興味深い。以前わたしはカリブ海に浮かぶ美しい島、セント・マーチン島で外科医として数年働いたことがある。それからキーホール手術のエピソードも挙げておかねば。わたしの上司が史上初の遠隔手術をおこなったとき、わたしもその場にいたのだ。最後になるが、何百年も前にアムステルダム出身の外科医が、外科的治療を考察した本を書いた。ニコラエス・タルプという外科医で、レンブラントは彼をモデルにして『ニコラエス・タルプ博士の解剖学のレッスン』と題する絵を描いた。タルプは著書『Observationes Medicae（医学的観察）』（未邦訳）の最終章をチンパンジーの話で締めくくっている。わたしもアムステルダム出身のこの前任者のやり方を踏襲して、最終章で特別な生き物を取り上げることにしよう。

ニコラエス・タルプは著書を息子に捧げた。わたしも子どもたち――わたしが夜間や週末に病院での勤務があったために思うように一緒に過ごせなかった――ヴィクトルとキムにこの本を捧げよう。

アーノルド・ファン・デ・ラール
二〇一四年、アムステルダムにて

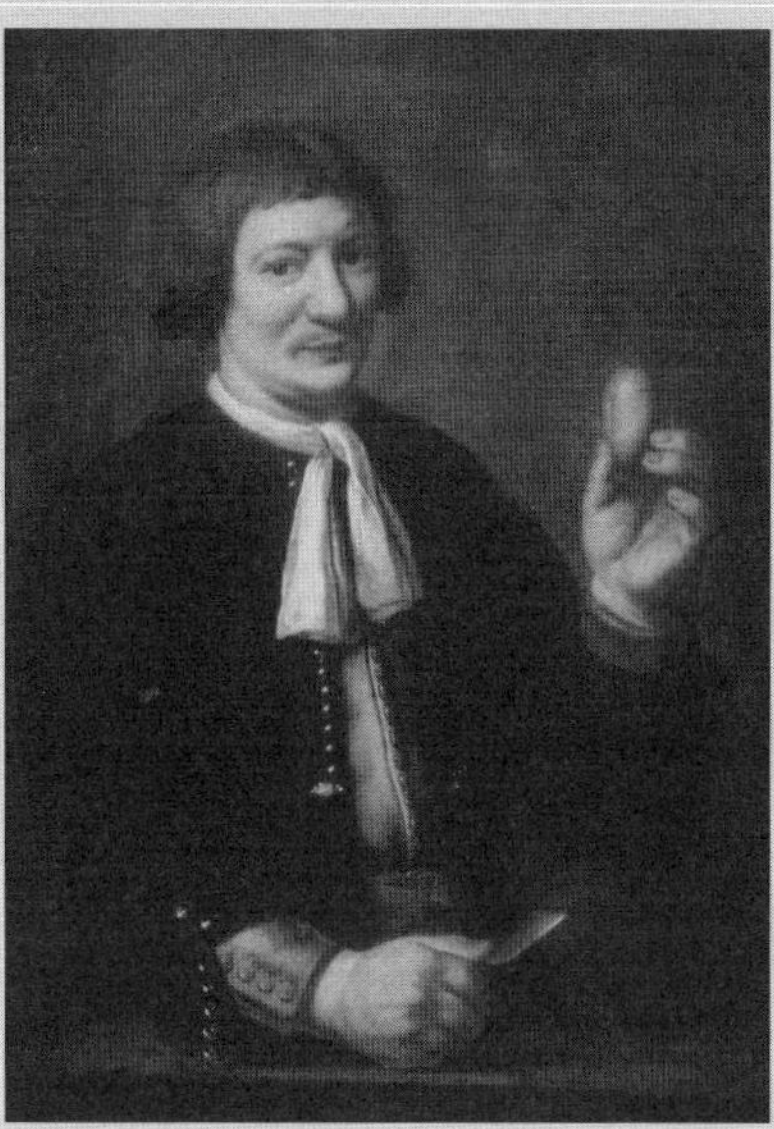

膀胱結石とナイフを手にしたヤン・デ・ドート。
1655年、カレル・ファン・サヴォイエン作。
（提供：Leids Universitair Medisch Centrum）

【クロックス、手術帽、サージカルマスク】

現代の外科医は頻繁に衣服を着替える。手術をするときは「スクラブ」を身につける——水色または緑色をした清潔な上下、白いクロックス、それから手術帽だ。手術室ではサージカルマスクもつけ、手術をするときはスクラブの上から殺菌済みの手術ガウンをはおり、殺菌済みのゴム手袋をはめる。一九世紀末に、空気中を飛ぶ唾液の飛沫が病原菌を広める可能性があることがわかると、ポーランドのブレスラウ出身の外科医ヨハン・フォン・ミクリッチは、手術中はできるだけ会話を控え、マスクを着用することにした。もっとも、当時の紳士的な外科医が布製マスクをつけたのはあごひげを隠すためで、手術帽は髪を覆うためだったかもしれないが。いずれにせよ、一八九七年にフォン・ミクリッチは医学誌に寄稿した記事のなかで、マスクや手術帽にはすぐに慣れたし、マスク越しに呼吸をすることは「町を歩くご婦人方がベール越しに呼吸する」のと同じぐらいたやすいと書いている。また、エイズが流行したときは、多くの外科医が手術中に防沫の医療用ゴーグルをつけた。ただ、ゴーグルはマスクと併用すると問題が起きることがあった。頬や鼻にマスクがしっかりフィットしていないと、ゴーグルが曇ってしまうのだ。手術中の精密作業にはルーペと呼ばれる拡大鏡が用いられ、頭にヘッドライトをかぶるときもある。手術で着用する衣服のなかでもっとも扱いにくいのは、X線を扱うときに着る鉛入りのジャケットだ。手術ガウンの下に着るのだが、とても重い。

第一章

膀胱を自分で切り裂き摘出——結石

ある鍛冶屋の男

「AEGER SIBI CALCULUM praecidens」——これはニコラエス・タルプが書いた本のなかの章タイトルだ。直訳すると「自分で局所から結石を切り出した患者」という意味になる。タルプは一七世紀のアムステルダムで名外科医にして市長でもあった人物で、同市内で医療に従事していたときに遭遇した、さまざまな疾患や珍しい症例を本に書き記した。他にも「一二日間続いたしゃっくり」、「瀉血後に壊死した親指」、「口臭を引き起こす珍原因」、「一四〇〇枚ものニシンの塩漬けを食べた妊婦」、「陰嚢を刺し通してみたら」、「毎日排尿する寄生虫」、「排便後に四時間続いた肛門痛」、「陰部のシラミ」、それから「熱々の鉄板で焼かれた腰」というぞっとするタイトルもある。タルプは外科医や医師たちに読んでもらおうと、その本『医学的観察』をラテン語で書いた。ところが当人が知らないうちにこの本はオランダ語に訳され、医療関係者ではない読者たちの間でベストセラーとなった。膀胱結石を自ら切り出した人物は、鍛冶屋のヤン・デ・ドートだった。本の扉には結石を摘出中のヤンの姿が描かれており、この人物はタルプのお気に入りだったに違いない。

ヤン・デ・ドートは、タルプ医師の腕に不信感を抱き、文字どおり自分の手で問題を解決することにした。デ・ドートは長年膀胱結石に悩まされたうえに、外科医が結石の摘出に失敗したために命を落としそうになったことが二度もある。この手術は「切石術」と呼ばれていた。当時、切石術の死亡率——この手術を受けて死亡する確率——は四〇%だった。膀胱結石を切除する切石師が成功するには、良い馬を持つことがきわめて重要だったという。被害者の家族から責任を追及される前に、できるだけ遠くまで逃げおおせるためだ。よって切石師という職業は、「抜歯師」や「白内障の切開師」と同様に、基本的には行商人だった。遊牧民のように生活していると、隣村へ行けば、必ず哀れな患者がいるというメリットがあった。病に苦しむあまり、人々は自ら危険を冒して手術を受け、おまけにお金も払ってくれた。

デ・ドートは、致死率四〇%の手術を二度生き延びたが、統計的には二度手術を受けた患者の致死率は六四%に達する。つまり彼がまだ生きているのは、実に幸運だったのだ。痛みはひどく、耐えがたいほどの苦しみで夜も眠れないほどだった。歴史が始まって以来、人類はいつも膀胱結石に悩まされてきた。古代エジプトのミイラからも膀胱結石が見つかっているし、切石術は太古の昔からあったと報告されている。膀胱結石がつらいという泣き言は、疥癬《かいせん》や下痢と同じようによく聞かれたようだから、今日でいう頭痛、腰痛、過敏性腸症候群と同じようなものと考えていいだろう。

膀胱の結石は、不衛生が原因で細菌によって引き起こされる。尿は不潔だと思われているが、それは間違いだ。通常、この黄色い液体は腎臓で生成されてから尿道を通って排出されるまで、いかなる病原体にも触れることはない。つまり、正常な状態なら尿に細菌が混ざることはないということだ。細菌によって膀胱に血や膿がたまり、やがて砂粒のような沈殿物ができる。沈殿物が微小で尿に混ざって排出できる間は、当人も結石があることに気づかないだろう。だが何度も膀胱感染症にかかると、そのたびに沈殿物が大きくなって体外に排出できなくなり、それがやがて石になる。しかも、膀胱内に大きすぎて排出できない石があると、再感染しやすくなる。そんなわけで一度結石ができると排出できないうえに、感染するたびに石が大きくなる。そのため膀胱結石はたまねぎのような層状の構造を持っている。

現代人はめったに膀胱結石にかからないのに、一七世紀の人たちが日常的に苦しめられていたのはなぜか？　アムステルダムなどの都市部では、家屋は寒くてすきま風が入り、じめじめしていた。ドアや窓枠の隙間から風が吹き抜け、壁は湿気で濡れて、玄関のドアの下からは雪が吹き込んできた。対処法はほとんどなく、人々は昼も夜も厚着をしてしのいだ。レンブラントが描いた肖像画を見ると、人々が毛皮のコートを着て帽子を被っているのがわかる。当時の人々は清潔な水を張ったお風呂に毎日入ることができなかった。運河には下水が流れていた。川面にはネズミの死骸が浮かび、人々は排泄物やゴミを捨て、革なめし職人やビールの醸造業者や画家は化学系廃棄物を運河に流していた。ヨルダン地区を流れる運河は、アムステルダム郊外の牧草地を横切る用水路から続いていたため、牛の糞尿がゆっくりとアムステル川に流れ込んでいた。運河の水では体を清潔にすることも、下着を洗うこともできず、トイレットペーパーはまだ発明されていなかった。

そんなわけで、人々の厚着の下で股間や陰部はいつも不潔な状態にあった。尿道、すなわち尿を体外に排出するための管は、細菌が膀胱に侵入するのを阻止する小さな障害にしかならなかった。こうした外部からの攻撃から身を守るには、できるだけ頻繁に放尿して、尿道と膀胱をきれいに洗い流すのが一番良いが、それにはたくさん水を飲まなければならない。だが、清潔な飲み水は簡単には手に入らず、井戸水はいつも信頼できるとは限らなかった。安全に水分を取る最善の方法はスープを作ることだった。ワイン、酢、ビールも日持ちがよく、一六〇〇年頃の平均的なオランダ人は、一日に一リットル以上のビールを飲んでいたという。だが子どもはそうはいかない。膀胱感染症はしばしば子どもの頃に始まり、結石はゆっくりと時間をかけて大きくなっていった。

膀胱感染症にかかると、主に三つの不快な症状に悩まされる――頻尿(排尿の回数が異常に多いこと)、排尿障害(排尿時に痛みが伴うこと)、尿意切迫感(突然強い尿意を催すこと)だ。タルプはヤン・デ・ドートの行動を前代未聞の暴挙と表現したが、彼には自ら切り出そうと思えるほどの理由があったに違いない。こんな無茶をするなんて、通常の膀胱感染症の症状の他に、ヤンにはどんな症状があったのだろうか？

膀胱の出口、すなわち尿道の先端には、圧力センサーのようなものがある。膀胱に尿がたまるとセンサーが刺激されて、尿意を催す。ところが膀胱の出口付近に結石があると、膀胱に尿がたまっていなくても尿意を催す。そこで排尿しようとしても、尿の圧力で結石が膀胱の出口をふさいでしまい、わずかな尿しか出てこない。おまけにセンサー部分が結石に押されて、尿意が強くなる。するとさらに圧力がかかって尿の出がもっと悪くなり、尿意が増すという悪循環に陥る。これでは頭がおかしくなっても仕方があるまい。ローマ皇帝ティベリウスは、拷問の際に囚人のペニスを緊縛《きんばく》するよう命じたと言われている。囚人は膀胱結石と同じ苦痛を味わったのだろう。膀胱にたまった尿の量とは関係なく、昼夜を問わずこのような苦痛を味わったら、四〇％の致死率など気にしていられようか？

膀胱結石を患ったことがない人には、どこを切れば結石を取り出せるのか想像もつかないかもしれない。だが、尿の圧力で結石が下へと押されて膀胱の出口を塞ぐことから、ヤン・デ・ドートのような患者は結石の場所を正確に感じ取れる——肛門と陰嚢の間だ。この部位は会陰部と呼ばれている。といっても、人体の構造を熟知している人なら会陰部を切開しようとは思わないだろう——狭い範囲に無数の血管と括約筋《かつやくきん》が密集しているからだ。膀胱の上部を切る方が簡単そうに思えるかもしれないが、腹部や腸に近いためかえって危険だ。切石師は解剖学者ではなく、ろくな知識もなく無謀なことをする狡猾なペテン師だったため、膀胱の機能を損なう恐れがあることなどお構いなしに、下方からメスを入れて直接結石を取り出した。そのため一命を取り留めても、被害者のほとんどは尿失禁に悩まされたという。

ヤン・デ・ドートの時代には、膀胱結石を取り除く方法が二種類あった。「小手術（器具を少ししか使わない手術）」と「大手術（器具をたくさん使う手術）」だ。小手術は、ローマ帝政期のアウルス・コルネリウス・ケルススが書き残した術式で、その後何世紀にもわたって採用されてきた。小手術の原理はシンプルだ。患者は仰向けに横たわって両足を上げる。この姿勢は今も砕石位と呼ばれている。そこへ切石師が患者の肛門に人差し指を突っ込む。こうすると直腸ごしに膀胱内の結石を感じ取れるのだ。そこから指で結石を会陰部の方向へ押す。患者――または他の誰かに――陰嚢を持ち上げてもらい、その間に陰嚢と肛門の間を切って結石を探す。次に、分娩時の妊婦と同じ要領で、患者に力んでもらう。誰かが患者の腹をぐいと押すか、切石師が鈎状《こうじょう》の器具を使って結石を引っかけてもいい。うまく結石を取り出せたら、患者が出血多量で死なないよう傷口を全力で押さえて、できるだけ長い間圧力をかけ続ける。

この手術は四〇歳ぐらいまでの男性にしかできなかった。四〇代ぐらいになると、ある腺が肥大して切開の邪魔になるからだ。そのためその腺は、「前に立つ」という意味のラテン語「pro-status」を語源として、「前立腺（prostate）」と呼ばれるようになった。

大手術は、クレモナのヨアネス・デ・ロマニスが考案した新しい術式で、一五二二年に弟子のマリアナス・サンクタス・バロリタナスが文書に書き残している。結石を器具に近づけるのではなく、器具を結石に近づける。「マリアン手術」とも呼ばれるこの方法では、かなりの数の器具を使う。「大手術」と呼ばれるのはそのためだ。ずらりと並んだ金属性の器具を見て、患者はしばしば気を失ったり、手術を取りやめたりしたという。大手術も砕石位でおこなわれたが、陰嚢は手術の邪魔にならなかったため、持ち上げる必要はなかった。まず、カーブした細い器具をペニスから膀胱まで挿入する。それからペニスと陰嚢との間を、会陰部の中心線に沿って垂直に外科用メスを入れ、器具の方へ向かって切る。次に「ゴルゲット」と呼ばれる有溝導子を膀胱に挿入して、開大器《スプレッダー》や鉗子や鉤状の器具を使って結石を粉砕して、破片を取り出す。大手術のメリットは、傷口が小さく、尿失禁になるリスクを抑えられることだった。

デ・ドートにはこうした複雑な器具が手に入らなかったため、シンプルに済ませるしかなかった。彼にはナイフしかなく、小手術で大きく十字型に切開することにした。鍛冶屋だったデ・ドートは自分でナイフを作り、作業に取りかかる前に——きわめて重要なことだが——口実をもうけて（何も疑っていない）妻を魚市場へ行かせた。一六五一年四月五日におこなわれたこの手術に立ち会ったのは、デ・ドートの弟子だけだった。弟子は、手術の邪魔にならないよう陰嚢を持ち上げる役目を担った。タルプは「仲間が陰嚢を持ち上げて、左手で結石をしっかり固定できた」と書いているが、彼のたどたどしいラテン語では、二人のどちらが直腸に左手の人差し指を入れたのかを判断するのは難しい。ヤンがすべてを自分でやろうとし、助手はただ目を見張って手術を見ていたのかもしれない。ヤンは三回切り込みを入れたが、切れ目の大きさが十分ではなかった。そのため彼は、二本の人差し指(うち一本はヤン自身の左手の人差し指だ)を切れ目に突っ込み、引き裂くようにしてそれを広げた。ヤンの痛みと出血量はそれほどひどくはなかったかもしれない。以前に手術で切開された瘢痕組織を、もう一度開いただけだからだ。全力で結石を押し出すと共に、タルプ医師いわく「判断よりも運が良かったおかげ」で、試行錯誤を経てようやく結石が現れて床に落ちた。ニワトリの卵よりも大きく、重さは一一〇グラムあったという。その結石はヤンのナイフと共に絵に描かれてタルプの本の挿絵となり、不滅の存在となった。絵を見ると、結石に縦の線で溝がはっきりと描かれているのがわかる。これはナイフの痕だろう。

デ・ドートの傷口は非常に大きく、のちに外科医に処置してもらったものの、何年も化膿が止まらなかったという。カレル・ファン・サヴォイエンが描いたヤンの肖像画は、彼の大胆な手術から四年後に描かれたものだ。その絵のなかで、鍛冶屋は石とナイフを手に持ち、苦笑いしながら立っている(座っていない!)。

ヤン・デ・ドートのなりふり構わぬ暴挙からほどなくして、会陰部の中心部を切るという原始的な行為は、他の方法にとって代わられるようになった。残念ながら、新しい方法も危険が伴ったが。ヤンが自ら膀胱を切って結石を摘出したのと同じ年、フランスでジャック・ボーリューという名の男が生まれた。のちに彼は、ジャック修道士という名でヨーロッパ各地をまわっては、正中線から数センチずらしたところを切開して大手術をおこなった。一八世紀初頭、ボーリューはアムステルダムで摘出術をおこなって、その名を知られるようになった。術後の死亡者や合併症は減り、小さい切り口で確実に結石を摘出できるようになった。一七一九年、ジョン・ダグラスは史上初めて、下腹部を切開して膀胱の「上部」を切る手術をした。ヒポクラテスが膀胱の上部を傷つけると命に関わると主張したため、長年このような切り方はタブー視されていたのだ。だが、ヒポクラテスは間違っていたことが判明した。一九世紀になると切石術はすっかり時代遅れとなり、経尿道的尿管結石砕石術にとって代わられた。難しい言葉だが、要するに尿道を経由して結石を粉砕する手法のことだ。折りたためる細い鉗子などの器具をペニスから膀胱まで挿入して、結石をこまかく砕く。一八七九年にはペニスで膀胱鏡が発明された。膀胱鏡は内部を観察できる小さな探針《プローブ》で、尿道を通って直接膀胱に挿入できるため、結石を粉砕して取り除く作業が格段にやりやすくなった。といっても、一番の治療法は予防であることに変わりはない。人類を悩ますこの最大の困難を克服するうえで、毎日清潔な下着を身につけることは、いかなる新しい術式よりも大きな意味を持っているのだ。清潔な下着のおかげで、今やかつてのような切石術はめったにおこなわれず、会陰部を切開することもなくなった。おまけに今では切石術は外科ではなく、泌尿器科の領域となっている。

股間で切石術がおこなわれる間どんな感じがするのか知りたい人は、フランスの作曲家マラン・マレーが、一七二五年に大手術を受けたときの経験を楽曲にまとめたので聴いてみてほしい。ヴィオラ・ダ・ガンバをホ長調で演奏するこの曲は「Tableau de l'opération de la taille（切石術の風景）」と名づけられた。三分間ほどの曲で、患者の視点から切石術の様子を一四段階に分けて描いている――器具が目に入る、怯える、緊張しながら手術台に近づく、台に上る、やっぱり台から降りる、手術を受けるか悩む、手術台の上で縛られる、切られる、鉗子を挿入される、結石を摘出される、声を失いそうになる、血が流れる、手術台から解放されてベッドに運ばれる。

ヤン・デ・ドートの名は国中に知られることとなった。多くの人が正気の沙汰ではないと言い放ったことだろう。摘出から約二か月後の一六五一年五月三一日、デ・ドートは自らの行動を書き記し、アムステルダムの公証人ピーター・デ・バリーに頼んで証書を作成してもらった。証書には「エンゲルシュ通りの住人ヤン・デ・ドート（三〇歳）は……」と書かれており、その体験にまつわる詩が付されていた。「彼自らの手で書き、韻を踏み、構成した」詩だという。この鍛冶屋は、自らの行為と名字から、して、死んでもおかしくなかったが「ドート（doot）はオランダ語で「死」を意味する」、今も生きているという事実を誇らしげに詩に込めている。

――国中が感嘆しているのは

この幸運な手のことか？
あれは人が成したことではあったが
神の計画に導かれてのことだった。
生き延びる確率はきわめて低かったが
神はデ・ドートに再び命を授けてくれたのだ。

市場から帰ってきたとき、デ・ドートの妻は何を思ったのだろうか。

ヒポクラテスと切石師

若い医師がヒポクラテスの誓いを立てるときは、さまざまな約束を神に誓う。その内容は四つの基本原則に集約できる――ケアの義務(患者のために常に最善を尽くすこと)、職業的な倫理規範(同僚に敬意を払い、誠実に接すること)、職業上の秘密保持(プライバシーを守って口を慎むこと)、それからすべての基本ともいえる「何よりも、害を成すなかれ(ラテン語で「Primum non nocere」)」だ。ヒポクラテスは、切石術はこれらの要件を満たしていないと考えていた。ヒポクラテスの誓いのなかに、医師は切石術を他の人に任せるべきだとの文言がある。今日ではこの文章は、「自分で治療できない場合は、患者に専門家を紹介しなさい」という意味に解釈されているが、それはナンセンスだ。ヒポクラテスの真意はその発言どおりで、切石師を医学の領域外と見なして、抜歯師や占い師や毒薬調合師といったペテン師と同類と考えていたのだ。当時はそれなりの理由があったのだろう。膀胱の結石は人々の生活をみじめにする深刻な病ではあったが、結石を摘出された患者の死亡率がきわめて高かったからかもしれない。その頃と比べて、今や手術のリスクは一〇〇分の一にまで減少した。もはや手術を恐れる理由はないし、とりわけ命に関わるような健康上の問題がないならなおさらだ。ヒポクラテスは、外科手術が人々の命を救うだけでなく、クオリティ・オブ・ライフをも改善する日を夢見るしかなかったのだろう。

第二章 アブラハムとルイ一六世

ペニスを石でしごいて包皮を切りとる――包茎

一人の老人がある声を聞く。老人は石を拾うと、その石でペニスをしごいて包皮を取り除く。それから老人は息子と奴隷たちにも同じ処置をする。その処置（割礼）がよほど痛かったのだろうか。間もなく割礼は大人ではなく、生まれてから八日目が経過した男児におこなうのが良いとされるようになった。

その老人とはアブラハムのことで、これは「創世記」の第一七章で語られる話だ。アブラハムはなぜ自分の身体にそんな無茶な処置をしたのか？　その理由は歴史的、社会学的、人類学的、神学的にだけでなく、外科的にも説明できる。この時点で、老人は一三年間子どもができなかった。「創世記」のこの章全体を読むと、アブラハムとその妻サラがかなりの高齢で、子どもを望みながらも恵まれずにいることがわかる。アブラハムの包皮は不妊と関係があるのだろうか？

男性は、ある病気に罹ると性交時に激しい痛みを覚えるようになる――包茎だ。包皮と亀頭との間が慢性的に感染症に罹ると、陰茎が包皮に締め付けられて亀頭が露出しない状態になる。アブラハムの部族が住んでいたのは、ウルと地中海との間にある砂漠地帯だ。この地域は非常に乾燥していて、歩くたびにほこりが舞った。当時の人々が着ていた衣服は足下が開いていて、下着を身につけていなかったため、ほこりは身体のどこへでも侵入できた。おまけに衛生観念も希薄だった。「創世記」には人々が水で身体を清める描写がたびたび出てくるが、彼らが清めたのは足だった。砂漠では水は貴重で、畜牛に飲ませる必要があった。毎日身体を洗うほど十分な水はなかったと思われる。そんなわけで、主に砂漠地帯に住む人々の間で割礼の伝統が広まり、今も広くおこなわれているのは驚くにはあたらない。その範囲たるや、中央アジア――アブラハム、ユダヤ人、イスラム教徒が住んでいた地域など――だけでなく、オーストラリアのアボリジニーや、アフリカの諸民族にまで及ぶ。

包茎が問題を引き起こすのは、主に勃起しているときだ。包皮によって亀頭が塞がれ、包皮が裂けそうになる。性行為に伴う動作によって状態はさらに悪化し、行為を満足に終わらせることが難しくなる。だからこそ、男性たち――特に子孫を残したい男性たち――は何とかしようと焦り、論理的に問題の原因と考えられる包皮を石で叩いて取り除こうとするのだろうか？　ほとんどの外科手術も同じように生まれたのではないか？　仮にあなたが死ぬほど痛い膿疱か膿瘍のせいで夜も眠れなければ、患部を切り開くだろう。歯茎が化膿してずきずきする痛みが続いて耐えられなくなったら、歯茎を切って膿を出すだろう。膀胱結石で気が狂いそうになれば、患部を切って結石を取り出すだろう。包皮のせいで生殖行動がうまくいかないなら、石で叩いて包皮を取り除くだろう。いずれにせよ、この外科手術から間もなくしてアブラハムの願いは叶えられる。「創世記」第二一章で、妻のサラが息子イサクを産む。

割礼のあとに何が起きるかは、聖書のある逸話のテーマとなっていて、その逸話は「創世記」第三四章の二四、二五節でクライマックスを迎える。舞台はアブラハムから三世代後だ。ヒビ人のシェケムという男がヤコブの娘ディナを陵辱した。ヤコブの息子たちは、ヒビ人の男たちが全員割礼をしたら、復讐しないと約束した。少数派民族だったであろうヒビ人たちは、割礼でこの一件がまるく収まるならと考え、よろこんで同意した。ところが彼らは、全員同時に割礼をするという大きな過ちを犯した。これは賢い判断ではなかったのだ。ヤコブの息子たちは、術後に患部がどうなるかをヒビ人よりも熟知していた。割礼を含めて、手術のあとには総じて同じ症状が起きる。

手術がおこなわれる間、皮膚内の神経繊維は直接刺激を受ける。つまり、メスで切られた瞬間に激しい痛みを感じるということだ。やがてナイフ（または石）を使った施術が終わると、最初の痛みはほとんどなくなる。身体が治癒し始めたのだ。最初の段階では、組織の損傷は炎症によって修復される。マクロファージ（大食細胞）と呼ばれる特別な細胞が、細菌や異物をすべて取り込むのだ。こうして炎症が起きることで、手術から三時間ほど経つと組織が腫れ始め、前ほどではないものの痛みが再燃する。傷は少し赤く腫れて熱を持つ。衛生的な環境下では、ここで一段落つく。炎症は数日で収まり、痛みも消える。線維芽細胞（繊維を作る役割を担う）と呼ばれる細胞が損傷した部位へと遊走して結合組織を作り、それがやがて傷跡となる。これは一次癒合《ゆごう》と呼ばれており、傷の深さにもよるが、通常は八〜一四日ほどで治る。

しかし、「創世記」の時代のような非衛生的な環境下では、傷口にいる細菌が損傷した組織の恩恵を受けて増殖するため、それを攻撃しようと再び炎症細胞が増える。白血球が細菌を殺そうとすると、結果的に膿——有害な細菌、死んだ白血球、損傷した組織がまざった粘液——ができる。傷口は真っ赤に腫れて、熱を帯びる。そのような状況下では、痛みはいったんは我慢できるまでに落ちついても、そのあとに耐えがたいほどの激痛がやって来るだろう。とりわけ手術から二日後の痛みは最悪だ。聖書の時代には、何かが起きた日も一日とカウントされるため、手術の二日後は、三日目と表現された（キリストは十字架にかけられた三日目に復活したと言われているが、復活祭が聖金曜日の二日目にあたるのもこのためだ）。

ヒビ人たちが、割礼から三日目に激しい痛みで寝込んだのはそのためだ。外科的な鋭い洞察力を持つヤコブの息子たち——シメオンとレビ——はそれを見越していたのだ。彼らは町に忍び込むと、刀を抜いて冷血にも無防備な病人たちを虐殺した。

手術から三日後も生き延びた患者の手術創はどうなるか？　傷口が開いていて、ひどく汚れておらず、組織の損傷がひどくない限り、身体は感染症と闘うことができる。傷口から膿瘍が流れ出て、健康的な組織から細菌が追い出されれば、傷は回復していく。そんなわけで一九世紀半ばまでは、創傷感染症を回避するために、手術創は縫合せずに開いたままにしておかれた。これを二次癒合と呼ぶ。傷口は徐々に肉芽組織《にくがそしき》で埋められていき、傷の端から皮膚が伸びてきてやがて傷口を完全に覆うようになる。傷の大きさにもよるが、二次癒合で治すと数週間から数か月ほどかかる。

いずれにせよ、聖書にあるこの二つの話から、割礼は——少なくとも清潔ではない環境で大人が割礼を受けることは——無痛からはほど遠い体験になるようだ。数世紀後、ある新興宗教の伝道者が、入信を希望する男性たちへの要件から割礼を削除するために、あらゆる手立てを尽くしたのも無理はない。その伝道者パウロが教義のなかでこの点を重視しなかったら、キリスト教がユダヤ教の分派よりも発展することはなかっただろう。ローマやギリシアの大人たちは誰も割礼を受けようとは思わなかっただろう。二世紀になると、ローマ皇帝ハドリアヌス帝（イギリスに長城を作らせた人物だ。今ではハドリアヌスの長城と呼ばれている）が割礼禁止令を出した。その結果、政治的にも外科的にも二つの反応が起きた。進歩的な反応と、反動的な反応だ。

それまでの割礼は、包皮の一部、つまり亀頭からはみ出た部分だけを切除していた。これをマシュク法と呼ぶ。ハドリアヌスの禁止令に対する反抗心もあってか、ユダヤ人のバル・コクバは、ローマ帝国の支配に対する三回目のユダヤ人の反乱を指揮し、ローマ人への挑発の一環としてペライア法(亀頭をすべて露出させる方法)を普及させた。亀頭の根元に沿って包皮をぐるりと切って、包皮を取り除く方法だ(割礼の語源「circumcise」は「環状切除」を意味する)。反乱中にバル・コクバの支持者たちは二度目の割礼を受け、やがてこのように包皮を完全に切り取る割礼が標準的なものとなった。

再割礼が政治的な主張のためだったのと同様に、政治的に主張したくない人たちのために、包皮を元に戻す手術もあった。一度は割礼を受けたもののユダヤ人の反乱に加わりたくない人は、包皮を修復してもらって、ローマ帝国の従順な市民であり続けた。「包皮再建」(エピスパスム Epispasm)と呼ばれるこの手術は、昔からたびたびおこなわれていた可能性が高い。というのもローマ時代の百科事典編集者だったケルススが、一世紀には著書『医学論』ですでにこの手術に言及しているからだ。実に巧妙な手術だが、ケルススによると、包皮の再建はさほど痛くはなかったようだ。

包皮の再建手術はナイフと爪楊枝があればできた。まず、陰茎の根元をぐるりと切開する。それから皮膚をスライドさせて鞘のように陰茎幹を覆い、皮膚の端を亀頭の上に引っ張って、新しい包皮を形成するのだ。陰茎の根元にぐるりとついた創が完治するまで、皮膚を小枝で固定する。患者の尿が開放創に触れずに済んだという点で、この手術は実に巧妙だった。衛生状態が悪かった時代に、二次癒合の働きをうまく使った好例だ。

それから数百年後に、同じ地域で新しい宗教が生まれた。イスラム教だ。今日では、割礼はイスラム教との関連性が強いと思われているが、「コーラン」には割礼の記載がなく、イスラム教徒にとって義務とはみなされていなかった。むしろ伝統の意味合いが強かったようだ。父親が息子に自分と同じような外見を維持してほしいとの願いが込められていたのだろう。

その後に続いた暗黒の時代に、西洋文明は道に迷ったようだ。古代の哲学者たちは、存在の本質、国家の理想的な形、および倫理学といった高尚な問いの答えを模索し続けたが、中世の偉大な思想家は、包皮の問題に関心を持った――イエスが昇天日に肉体と共に天国へと昇ったのであれば、幼い頃に切り取られた包皮はどうなったのか？　ギリシアの思想家レオ・アラティウスが主張したように、包皮はキリストとは別に天国へ向かったのだろうか？

この問題についてバチカンは公式な見解を発表していないが、「観光」という概念ができる前から、旅行業者は聖なる包皮が地球上のどこかにあるのではないかとの人々の期待につけ込んだ。町や村が収入源を確保するには、聖遺物があると主張すれば良かった。巡礼者はヨーロッパ初の旅行団体で、当時でも、観光業はもうかるビジネスだったのだ。ケルンには東方の三博士の聖遺物があり、コンスタンチノープルには洗礼者ヨハネの手、トリールには聖衣、ブルージュには聖なる血が保管されており、聖十字架の欠片は大陸中に散らばっていた。フランスのシャルーという小さな町がイエスの包皮があると主張したところ、ヨーロッパ各地にある一〇か所もの町が後に続いた。ベルギーのアントワープも加わった。包皮の最後の一片は、一九八三年にカルカータというイタリアの小さな村から盗まれたという。

　ナザレのイエスの血筋は、カール大帝を経由してフランス王室へと引き継がれたとの言い伝えがある。つまりフランス王室は、アブラハムの直系の子孫だったということか。となるとキリストの血を引く王室最後の子孫は、ルイ一六世ということになる。ルイ一六世の包皮はフランス革命の勃発に重要な役割を果たしたと言えるし、ご存知のようにその結果、彼は命を落とすことになった。ルイ一六世も包茎に悩まされていたと思われるからだ。

　一七七〇年五月一六日、フランスの王太子だった若きルイ・オーギュストは、オーストリアの皇女マリー＝アントワネットと結婚した。ルイは一五歳、アントワネットは一四歳で、二人ともまだ子どもだった。結婚式の夜、ルイは眠りこけて、翌日は朝早くから狩りに出かけた。若きルイの愛の営みがなかなか実を結ばなかったため、祖父のルイ一五世、宮廷の貴族たち、そしてフランスの全国民が気をもんだ。マリー＝アントワネットは美人で積極的だったが、フランス王家で何代にも渡ってルイと名付けられた男たちのなかで、唯一性的に淡泊で穏やかなルイと結婚してしまったのだ。夫のルイは、思春期から抜け出せないような、無気力で性的不能な少年だったようだ。「王子の生殖器には問題があり、そのせいで性行為ができないのだ」との噂が出まわり、人々は公然と、その問題を解決するためにちょっとした手術が必要なのではないかと噂するようになった。結婚から二か月後、ジェルマン・ピショー・ド・ラ・マルティニエール医師がルイを診察したところ、手術を要するような異常は見つからなかった。

若きルイが二年経っても結婚の義務を果たせないのを見て、祖父はルイを呼んで、自らその陰部を調べた。ルイは性行為をすると痛みがあるため、怖くて続けられないのだと打ち明けた。国王は、ペニスに異常があるという自分の予想が当たったとは思ったが、それ以上詳しい話はしなかった。国王は孫のルイにジョゼフ＝マリー＝フランソワ・ド・ラソンヌ医師を紹介した。一七七三年にラソンヌが王太子を診察した結果、意外にも、ルイの性器はきちんと発達していると発表した。そして皇太子が性的不能なのは、この若い夫婦の無知と不器用が原因である可能性が高いと結論づけた。しかし一般的には、包皮のしめつけが強すぎたために、ルイの性欲が制限されていたと広く考えられていた。

一七七四年に老国王が亡くなると、性的不能の王子がフランス国王ルイ一六世となった。その結果、この問題はより切迫したものになった。性生活を営まない王室の若い夫婦は公的な問題となって、宮廷や街で噂されるようになった。フランスでは、王の包茎疑惑を巡って詩やジョークや歌が作られ、噂が飛び交うようになった。一七七六年一月一五日、ルイ一六世はとうとうパリ市立病院の外科医ジャック＝ルイ・モローに相談した。のちにマリー＝アントワネットが母に宛てた手紙によると、外科医のアドバイスは他の医師と同じだったという──手術しなくても、問題は自然に解決する。あとはルイが頑張るしかない、というものだ。

同僚のラソンヌと同様に、モローも正しかった。現代では、若い頃の包茎はしばしば夜間勃起や性行為によって治り、手術が必要なのはよほど深刻な症例だけだということがわかっている。残念ながら、この一八世紀の外科医が下した所見の詳細はわからないままだが、国王が医師に往診に来させる代わりに、自ら病院へ出向いて外科医に診察を受けたという事実から、この国王には深刻な問題があったと考えられる。少なくともルイ一六世の包皮はしめつけが強かったのではないだろうか。もっとも、ルイは特に何もしなかったようだが。

一七七七年、マリー＝アントワネットの兄が、この問題を解決するために側近を連れてヴェルサイユへやって来た。彼は義弟を説得して、ラソンヌ医師を呼び戻したようだ。この件については公式な記録はないが、結果は出た。それから数週間後の同年八月、ルイとマリー＝アントワネットは喜びに満たされた。どうやら今回はうまくいったようだ。結婚七年目にして夫婦の交わりが完了したことを、ラソンヌ医師が正式に確認した。ロイヤルベッドでの行為は一時間一五分続いたという。マリー＝アントワネットは、そのときに強い快感を覚えたと母親に手紙で伝えた。翌年アントワネットは懐妊し、一七七八年一二月一九日に娘マリー＝テレーズを出産した。

このエピソードを「創世記」のアブラハムの一件と比べたくなるが、ルイ一六世が、割礼または包皮にメスを入れるような手術を受けたとする公的な証拠はない。とはいえ、ラソンヌ医師が包皮に外科的治療をおこなう専門家だったことは、偶然ではないだろう。ラソンヌは独自の術式も開発したが、その方法が公開されたのはずっと先の一七八六年のことだった。ラソンヌの術式は外科的介入を最小限に抑えた方法で、包皮を完全に切って開くのではなく、包皮を十文字に浅く切る。これで包皮の上から亀頭が出やすくなるし、包皮が醜く変形せずにそのままの形を維持できる。ラソンヌがルイ一六世にこの小手術をした可能性はないだろうか？

マリー＝アントワネットの突然の懐妊について、明確な――つまり外科的な――説明がなされなかったため、フランス国民はアントワネットの不倫を疑ったようだ。やがてこのロイヤルカップルはめったにベッドを共にしなくなり、アントワネットは他の男といるところを目撃されるようになった。間もなくフランス革命が勃発して、ルイ一六世と妻は捕らえられて幽閉された。一七九三年に二人の身に起きた出来事は歴史に刻まれている。二人は四人の子どもをもうけたが、革命後も生き延びたのは長女のマリー＝テレーズだけだった。

世界保健機関（ＷＨＯ）の推計によると、二〇〇六年に割礼を受けた少年および成人男性は六億六五〇〇万人にのぼるという。一枚の包皮の重さはわずか数グラムにすぎないが、毎年何百万トンもの包皮が切り取られていることになる。現在の世界の人口のうちで、割礼を受けた経験を持つ人は三〇％に及ぶとの推測もある。だとすれば、現在だけでなく、史上でもっとも多くおこなわれている手術は割礼だと言っても過言ではない。

有史以降は、当然ながら包皮は不衛生だと思われていた。アラビア語で「割礼」にあたる単語は「清めること」を意味する。とはいえ今となっては、包皮を取り除くことには明らかな医学的なメリットは見当たらない。さらに、今日の手術環境からすると合併症の恐れは少なくなったが、出血多量や感染症は依然として起こり、致命的な結果になることもある。外科的な観点から言うと、包皮を半永久的に取り除いてもいいかと同意を求めるには幼すぎる子どもに、不毛な手術をすることには到底賛同できない。

アブラハムやルイ一六世と同じように包茎に悩む少年や成人男性は、完全な割礼をする必要はない。子どもの包茎は、自然に治るか、軟膏で治せるだろう。たとえ自然に治らなくても、割礼よりもはるかに低侵襲な手術で治せる。大人の場合も、ラソンヌが考案した手術のように包皮の機能を残す方法がいくつもある。

炎症

炎症とは異物を感知したときに起きる身体的な反応だ。さまざまな種類の細胞によっていろいろな形で起きる複雑な反応で、大量の化学物質が放出され、それらの物質が別の反応を引き起こしたり、他の細胞に対する信号を送ったりする。炎症反応はこの複雑な過程を通して、さまざまな形で現れる。どう現れるかは原因次第だ。足首の捻挫、歯痛、湿疹、下痢、エイズ、喫煙者咳、いぼ、傷の化膿、腎移植に対する拒否反応、花粉症、甲状腺機能低下症、ふけ、腸チフス、喘息、動脈血栓、虫刺されなど、すべて炎症の一形態で、異物に対するさまざまな反応が前面に出ているのだ。炎症は五つの症状に分類できる――発《はっ》赤《せき》、熱感《ねつかん》、疼痛《とうつう》(痛み)、腫脹《しゅちょう》(腫れること)、機能障害だ。炎症では二種類の細胞が重要な働きをする。マクロファージ(傷ついた細胞から出る残骸などを消化する大型の細胞のこと)とリンパ球(異物を認識し、抗体を作ってその異物を排除しようとする小細胞のこと)だ。アレルギーとは、異物を制御できなくなったときに起きる炎症反応だ。体内にウイルス、細菌、寄生虫などが侵入すると、感染症と呼ばれる炎症が起きる。炎症細胞が、誤って宿主の身体を異物と認識すると、自己免疫疾患が起きる。たとえばリウマチは、関節の一部が免疫細胞によって攻撃されて炎症が起きる。

第二章 エリザベート皇后

心臓を刺されても歩き回れたのはなぜか

——血液循環

医学用語では、ショックとは血液循環に障害が発生した状態を指す。身体のなかのあらゆる器官が機能するには、血液が常に循環していなければならない。血液が循環するには、十分な血圧が必要になる。血圧が大幅に低下して、各器官に酸素が十分に行き渡らなくなるとショック状態になり、取り返しのつかない事態になることもある。

血液の供給量が足りなくなると、すべての器官が同じタイミングで問題が生じるわけではない。最初に機能不全に陥るのは脳と腎臓だろう。それから意識が低下して、尿が生成されなくなる。続いて腸、肺、肝臓、心臓に障害が起きる。そのためショック状態が長く続くと、多臓器不全（MFO）に至る。ショックのメカニズムを理解するには、前知識として、体内を流れる動脈の動脈壁には小さな筋肉が含まれていて、この筋肉のおかげで血管が拡張・収縮できることを知っておこう。医学用語では、血管拡張（血管が広がること）と血管収縮（血管が細くなること）と呼ばれている。こうして身体は血圧を調整する。他にも、心臓も心拍を変動させるか勢いよく血液を送るなどして、血圧に働きかけることができる。

循環系は、心臓、血液、血管の三つの要素で構成されている。心臓は血管を通して血液を供給する。これら三つの要素のどれかに問題があると、循環系の障害が起きてさまざまな種類のショックが起きる。まずは心原性ショック（文字どおり、「心臓によって引き起こされるショック」だ）。これは心臓発作、心臓弁の障害、あるいは心臓の損傷などが原因で起きる。次に循環血液量減少性ショック（文字どおり、「血液量が少なすぎることが原因」で起きるショック）がある。これは脱水症状や出血などによって、循環系に十分な血液が供給されなくなると起きる。どちらの場合も、血圧を上げようとして血管が収縮する（血管収縮）。この反射作用は、血管に分布している神経や、副腎から分泌されるアドレナリンによって引き起こされる。これらとは対照的に、三つ目のショック（敗血症性ショック）が起きるのは、有害物質によって血管壁が麻痺して傷つき、その結果血管が拡張しすぎたときだ。すると血圧が急激に下がり、血圧を調整するメカニズムが働かなくなり、組織への体液の灌流が減少する。敗血症性ショックを引き起こす有害物質は主に細菌毒素で、他にも、火傷や壊疽や敗血症によって壊死した組織から有害物質が発生することもある。

手術はあらゆる種類のショックを引き起こす可能性がある——心臓への過度な負担がかかると心原

性ショックに、失血多量による循環血液量減少性ショック、または損傷した組織や感染症によって敗血症性ショックが起きることがある。ショックは外科的に処置することもある。たとえば、大量出血を止めたり、感染症により化膿した局所から排膿したり、壊死または損傷した組織を切除したりする場合だ。本章では、不運にも残念な結末を迎えた、ある特別な女性のショック症例を紹介しよう。

一八九八年九月一〇日、ルイジ・ルケーニという名のイタリア人無政府主義者《アナーキスト》が、オーストリアの皇后エリザベートを襲撃した。男は、シシーの愛称で知られる皇后の胸元に小さな先細やすりを突き刺した。ところが六〇歳の皇后は、何事もなかったかのように立ち上がると、帽子の位置を整えて落ちついた様子で歩き出した。男はその襲撃の結末を驚きをもって見守ったに違いない。襲撃が成功したと彼が知ったのは、殺人の容疑で二人の警察官に逮捕された時だった。

ルケーニは「皇后を襲撃したのは王室の誰かを殺したかったからだ。誰でも良かった」と供述した。何日か前に、被害者はレマン湖のほとりに建つボー・リヴァージュ・ホテルに滞在しているところをパパラッチに目撃されており、ルケーニは新聞からその情報を得ていたのだ。皇后は、いろんな意味でダイアナ元王妃を彷彿させる。二人の死に、パパラッチが間接的に関わっていたことだけではない。ダイアナと同じようにエリザベートも、まるでおとぎ話のような、主要国のハンサムな王子と結婚したプリンセスだったからだ。一八五四年に一六歳で二三歳の皇帝フランツ・ヨーゼフと結婚したエリザベートは、皇后になると同時にハプスブルク帝国の女王にもなった。当時のハプスブルク帝国は強大で、ロシアからミラノまで、さらにはポーランドからトルコまでの広大な領土を支配していた。一九五〇年代に映画『プリンセス・シシー』が公開されると、オーストリアの美しき皇后エリザベートの人気が再燃した。エリザベートを演じたのは美人女優のロミー・シュナイダーだ。といってもエリザベートの実生活は、映画で描かれたようなおとぎ話からはほど遠かったが。エリザベートは摂食障害、現代で言う「神経性食欲不振症」、いわゆる拒食症に悩まされていた。若い頃の体重は、わずか四六キロしかなかった。さらに細くくびれた腰――ウエストは五〇センチ未満、つまり直径わずか一六センチだった！――を保つために、常にコルセットで身体を締め付けていた。この日、ジェノヴァのホテルを出て、モントルー行きの蒸気船乗り場へと向かうときも、エリザベートはコルセットをつけていた。

エリザベートに付き添っていた女官のイルマ・シュターレイ伯爵夫人がのちに語った話では、二人で湖岸を歩いていたところ、妃殿下が突然男に襲われて、地面に倒れたという。しかしエリザベートはすぐに立ち上がって大丈夫ですと言うと、蒸気船に乗り遅れないよう歩き始めた。蒸気船に乗った途端に、エリザベートは蒼白になって気を失ったが、突然意識を取り戻すと、何が起きたのかと訊ねた。蒸気船はすでに開水域に達していたが、船長に岸に戻ってくれと頼んだ。皇后の苦痛を和らげようと、女官がエリザベートのきつくしめつけられたコルセットを緩めたところ、皇后は再び気を失った。このとき伯爵夫人は初めて、瀕死の皇后の肌着に銀貨ほどの小さな血痕があることに気づいたという。蒸気船が着岸すると、乗組員たちが二本のオールを使って即席で作った担架にエリザベートを乗せ、すでに息をしていなかったであろう皇后をホテルへと運んだ。ホテルで医師がエリザベートの腕の動脈を切開したが、血は一滴も出なかった。医師はエリザベートの死亡を確認した。午後二時半のことだった。

検死解剖の結果、深さ八・五センチのその刺し傷は、左胸の第四肋骨付近から肺を貫通して心臓を刺し貫き、内出血が起きていることがわかった。心臓にこれほどの重傷を負った人が、どうしてモントルー行きの蒸気船に乗れたのか？

人間の身体には、重大な問題が起きたときにすぐに対処できるよう、体内を調整して維持する機能がたくさん備わっている。六〇歳のエリザベートが心臓に穴を開けられながらも、これほど長く持ちこたえられたのは、第一に健康だったからだと言える。エリザベートは健康的な女性だった。スリムで、山育ちで、タバコを吸わず、生涯乗馬を楽しんだ。健康だったということは、襲撃されたときに、彼女の体内のすべての臓器や器官が正常に機能していたということだ。

言うまでもなく、エリザベートは刺された直後から動揺して不安に駆られた。と同時に、船に乗り遅れるのではないかと心配してもいた。このような興奮状態になると、交感神経系と呼ばれる神経系の一部が刺激されて、すぐに身体が警戒状態になる。心拍数が上がり、筋肉に供給される血液量が増え、副腎が活性化されて血液中にアドレナリンが放出される。ちなみに「adrenal（副腎）」という名前は、ラテン語の「ad（上）」と「ren（腎臓）」が組み合わさったもので、元々は「腎臓の上」という意味の言葉だ。血液中に高濃度のアドレナリンが流れると、交感神経系の作用が強くなる。興奮して元気が出たおかげで、エリザベートは時間までに船着き場まで歩くことができたに違いない。

エリザベートは乗船するまで意識を保っていた。彼女が失神したのは、血圧が急落してショック症状に陥ったからだった。血圧の低下によって最初にダメージを受けるのは、もっとも酸素を必要とする器官、すなわち脳だ。ショックの最初の徴候として、しばしば意識が低下（失神）するのはそのためだ。心臓が刺されたときの出血で血圧が低下したのではないか――つまり、出血によって循環血液量減少性ショックが起きたのではないか――と思われるかもしれないが、その可能性は低い。結局のところ、心臓への刺し傷によって内出血が起きていたら、エリザベートの容態はもっと悪く、何百メートルも歩けなかっただろうから。つまり何かによって失血量が抑えられ、何か他の原因によってショック状態が引き起こされたに違いない。

エリザベートは心タンポナーデを発症していたのだ。「タンポナーデ」の語源はフランス語の「tamponner（タンポネール）」で、「軽くたたいて詰める」とか「詰まる」を意味する単語だ。心タンポナーデとは、心臓の傷から流れ出た血が心膜（心臓を包んでいる二重の膜）に貯まって心臓を圧迫する症状のことだ。ルイジが犯行に使ったやすりはかなり細く、心膜に空いた穴が小さかったため、大量の血液が外へ流れ出ることはなかった。そんなわけで最初の出血量は少なかったものの、血液が心膜に貯留するにつれて心臓のスペースがなくなり、どんどん圧迫されていったのだ。このように、一見少量に見える出血が、心臓の機能に重大な影響をもたらすことがある。

そんなわけでエリザベートがショック状態に陥った原因は、出血ではなく、心臓が圧迫されたからだったのだ。圧迫された心臓は正常に拍動できなくなるため、エリザベートはまず心原性ショックを発症した。心臓の機能が低下した結果、血圧が急落したのだ。血圧の低下は身体中に伝わる。首にある二本の動脈はどちらにもセンサーがあり、このセンサーが血圧を検知して、その情報を脳幹に伝える。すると交感神経系が活性化され、体中の血管を収縮して血圧を上げようとする。腎臓も血圧低下を検知して、体内に蓄えられた体液を一時的に保持する。もし当時のエリザベートに問いかけたら、彼女は「ひどく喉が渇いている」と答えただろう。

付き添いの女官は、シシーの顔色が真っ青だったと報告している。通常、肌は赤みがかった色をしているが、それは血液が流れているからだ。赤みがかった肌色が青白くなったら、大量出血によって貧血になった可能性はある。だが、皮膚の血流は、血管が収縮した場合も悪くなる。失神したときに皇后の顔が青白かったのは、心原性ショックによるものだろう。ちなみに人が恐怖心を抱いたときも、血管が収縮して顔色が悪くなるため、女官の顔色も女主人と同じぐらい青白かったのではないだろうか。

心タンポナーデは、二つの意味で心臓機能を低下させる。心臓は筋肉でできた中空の臓器であり、心筋を拡張させては中に血液を取り込み、心筋を縮めては血液を再び全身に送り出している。心タンポナーデを発症すると、心筋が血液を送り出すことは可能だが、心膜から圧力がかかるために、血液を十分に取り込めなくなる。したがって、拍動するたびに全身に供給される血液の量が減っていく。それだけではない。心筋が力強く機能するには、心臓が十分な量の血液で満たされていなければならない。そのため心タンポナーデを発症すると、拍動する回数が減るだけでなく、その動きも弱々しくなる。

エリザベートは船上で気を失った。しかしそれから間もなくして、女官の腕のなかで再び意識を取り戻した。なぜか？　失神したあとに、水平に寝かされたからだ。水平に横たわると、重力に逆らって血液を上へと押し流す必要がなくなり、脚や腹部から心臓へ流れる血液の量が増えるのだ。結果的に、エリザベートの心臓はたっぷりの血液で満たされて、全身に供給する血液量も増え、さらにポンプ機能もより力強くなったのだ。それから何分か経過した。おそらくその間に、かなりの量の血液が心膜に空いた小さな穴から胸腔へと流れ込んだのだろう。このことは、のちに検死解剖で確認された。では、なぜエリザベートはまだ生きていて、女官と話すことができたのか？

この医学の謎を解く鍵は、おそらくエリザベートのコルセットにあった。腹部と骨盤がコルセットできつく締め付けられていたため、上半身の血流量が通常よりも多かったのだ。女官がコルセットを緩めたとき、上半身に滞留していた血液が再びエリザベートの体中を巡り始め、相対的に心臓まわりの血流量が減ってしまったのだろう。

そのため、コルセットを緩めたあとは、心臓を満たす血液の量は十分な量ではなくなっていた。身体にはもう、緊急事態に対処するための手段が残っていなかった。血管は最大限にまで収縮し、心臓も最大限の速度で拍動していただろうから、エリザベートの年齢からして、一分間の心拍数は一六〇回ぐらいだろうか。さらに彼女は最後の一撃に見舞われたのではないだろうか。ショック状態に陥った結果、心臓に十分な酸素が行き渡らなくなった可能性がある。体のなかで、最初に酸素不足を察知するのは心筋の電気回路だ。通常、この回路から送られる電気信号のおかげで規則正しく拍動でき、心臓は最適な状態で機能できる。しかし酸素が不足すると、この回路が致命的なダメージを負うことがある。エリザベートの心臓は細動し始め、効果がないまま無秩序に心筋を収縮させたあげくに、死に至ったのだろう。

エリザベートがたどり着いた先が蒸気船ではなく、病院だったとしても、医師たちが手術に踏み切ったかどうかは疑問である。ウィーンには、長年医学界を率いた世界的に有名な外科医、テオドール・ビルロート教授がいたが、この出来事が起きる四年前に亡くなっていたうえに、彼が残した言葉は当時も外科手術の金言とみなされていた。教授は心臓手術について断固たる意見を持っていた。この傲慢な教授は、何の根拠もなく「心臓を手術しようとする外科医は、二度と同僚たちからの尊敬を得られないだろう」と威嚇して、外科医たちを萎縮させたのだ。ビルロートの死後二年が経過してようやく、ルートヴィッヒ・レーンという外科医が、大胆にも心臓の刺し傷を縫合するという初の試みをした。心臓を剣で刺された患者は、レーンの執刀のおかげで一命を取り留めた。だが、外科医たちが心臓外科という分野を開拓し始めるのは、それから何年もあとのことだった。

今では心臓外科という驚異的な新分野のおかげで、心臓を刺されたエリザベートが助かる可能性ははるかに高くなるだろう。現在は、エリザベートが襲撃されたモンブラン通りからわずか二・五キロ離れた場所にジュネーブ大学病院がある。一〇分以内に救急車が駆けつけてくれるだろう。とはいえ、ハッピーエンドにするには、埠頭か桟橋にいた見物人たちがショック状態のエリザベートに直ちに応急手当を始める必要がある。コルセットを外した途端にエリザベートが失神したら、女官は直ちに心肺蘇生法を始めなければならない。胸骨をリズミカルに上下に動かせば、胸全体が大きなポンプの役割を果たすようになる。これでエリザベートの血圧を安全なレベルに保てるだろう。心肺蘇生はかなりの労働なので、女官の青白い顔もすぐに真っ赤になるに違いない。救急車が到着するまで、交代しながら心肺蘇生を続ける必要がある。救急隊員は直ちに気管に気管チューブを挿入し、注射針を静脈に刺して数リットルの液体を直接に血管に注入するだろう——ショックに対処するには一番効果的だ。心臓が細動している場合は、除細動器を使って心臓に電気的な刺激を与え、心拍を正常化させる。さらに静脈注射からアドレナリンを、気管チューブから酸素を投与すれば、あとは皇后を病院に運ぶだけで済むだろう。その間にも、病院では手術チームが集められ、手術室では人工心肺装置の準備を整える。皇后を手術台に乗せたら、胸骨をのこぎりで垂直に切って胸腔を開き、大動脈と大静脈にそれぞれ管を挿入して、もう一方の先端を人工心肺装置につなげる。この装置が、心臓の代わりに血液のポンプ機能を、肺の代わりに呼吸機能をおこなう。外科医が心臓を止めて冷却するために胸腔に冷水を注いだら、手術を開始できる。といっても、一八九八年当時は、そのような処置はあまりに未来的だったただろうが。

エリザベートは、無政府主義者たちの「行為によるプロパガンダ」という奇妙な哲学の犠牲となった。その意味では、犠牲となったのはエリザベートだけではない。一八八一〜一九一三年にかけて、何人もの公人が無政府主義者たちによって暗殺された。たとえばロシアの皇帝アレクサンドル二世、イタリア国王ウンベルト一世、フランス大統領サディ・カルノー、ギリシア王ゲオルギオス一世、アメリカ大統領ウィリアム・マッキンリーなど。ルイジ・ルケーニは終身刑を言い渡されたが、一九一〇年に独房で自殺した。彼の頭部は、科学的に検証するために保管された。二〇〇〇年になると、ようやくこのならず者の頭部には科学的に検証する価値はほとんどないと判断され、ウィーン中央墓地に埋葬された。ベートーヴェンやビルロートが永遠の眠りに就いている墓地だ。王族やハプスブルク家の慣習に従って、エリザベートの遺骨はウィーンのカプツィーナー納骨堂に保管された。しかし義理関係にあるハプスブルク家の出身者たちと違って、エリザベートの腸はシュテファン大聖堂の地下室には保管されておらず、刺し傷のある心臓もアウグスティーナ教会の銀のゴブレットに収められてはいない。ルイジが犯行に使ったやすりは、ホーフブルク宮殿のシシー博物館に展示されている。ドレス――やすりで刺された穴が空いているもの――はブダペストの国立博物館に展示されているが、コルセットはない。

専門化

わたしは外科医ですと言うと、大抵の人から「何の外科医ですか？」と訊かれる。多くの人は、外科医が職業であることも、一般外科医という肩書きがあることも知らないようだ。医学の専門家は二種類に大別できる。内科医、すなわち内科、小児科、神経科、精神科、病理学といった切らない専門家と、外科医、いわゆる切る専門家だ。何世紀もの間、外科医はあらゆる種類の外科手術をおこなってきたが、二〇世紀になると多くの専門分野が独自に発展していった。婦人科医は女性の生殖器を、泌尿器科医は腎臓、尿路、および男性の生殖器に手術を施す。美容外科手術、再建手術、顕微手術、手の外科手術はすべて形成外科医によっておこなわれる。神経外科医は脳、脊椎、神経の手術をおこなう。整形外科医は主に筋骨格系の治療にあたり、耳鼻咽喉科医については説明するまでもないだろう。その他の分野は水平的にテーマごとに分類されるか、垂直的に器官系ごとに分類される。水平的には、外傷学（事故後の手術）、腫瘍外科（腫瘍の手術）、小児外科（小児疾患の手術）がある。垂直的には心臓外科（心臓の手術）、胸部外科（肺）、血管外科（血管）、および胃腸外科／腹部外科（腹部にある臓器）がある。このうちの五つの分野――外傷学、腫瘍外科、胸部外科、胃腸外科／腹部外科、および血管外科――は今も一般外科に含まれる。小児外科と心臓外科は他の専門分野に属する。国によっては、乳がんの治療を外科医ではなく婦人科医が、外傷の治療を整形外科医がおこなうところもある。また、一般外科のなかにも「特別分野」がいくつもあり、たとえば頭頸部外科、移植外科、肥満外科などが含まれる。

第四章 教皇も逃れられない暴食――肥満

インノケンティウス八世・レオ一〇世・ヨハネ二三世

ローマカトリック教会の歴史をたどると、教皇や対立教皇に叙任された人は現在までに三〇五人にのぼる。この長いリストを見ると、一つの驚くべき医学的な結論が導き出される。教皇に叙任されてから五年後の生存率がわずか五四％にとどまるのだ。五人に一人は生きて一周年を迎えられなかった。そんなわけで、教皇に選ばれることは悪い予感しかしないものの、なかには最高位に就いたときにすでにかなりの高齢で、在位期間が短期で終わったのも致し方ない、という例もある。最高齢はクレメンス一二世で、一七三〇年に七九歳で教皇に選ばれ、一〇年ほど務めた。一九七五年、教皇パウロ六世は教皇選挙《コンクラーベ》に立候補できる枢機卿の年齢を八〇歳以下に定めた。二〇〇五年、ベネディクト一六世は年齢制限まであと二歳というところで教皇に選出された。

昔の教皇たちはマラリアで亡くなる人が多かった。ローマ周辺の湿地帯ではしばしばマラリアが流行していたからだ。イタリア以外の国から来た教皇がよくこの感染症に罹ったが、それは彼らがこの地域の気候と、この地域に生息する蚊に慣れていなかったからだ。

教皇の死因はしばしば秘密にされるが、それは遠い過去に限った話ではない。一九七八年にヨハネ・パウロ一世が六五歳で亡くなった。教皇に選出されてわずか三三日後のことで、その詳細は今も謎に包まれている。教皇としては比較的若かったヨハネ・パウロ一世だったが、ある朝ベッドの上で遺体となって発見されたのだ。検死解剖は一度もおこなわれなかったうえに、イタリアとバチカンの銀行改革を巡って暗殺されたのではないかとの噂が飛び交った。ヨハネ・パウロ一世よりも在位期間が短かった教皇は九人にとどまる。七〇八年にはシシニウスが在位わずか二〇日間で亡くなり、八九七年にはテオドルス二世が在位後三週間で亡くなった。九〇三年にはレオ五世が一か月間で、一二四一年にはケレスティヌス四世がわずか一七日間、一五〇三年にはピウス三世が二六日間、一五五五年にはマルケルス二世が二二日間、一五九〇年にはウルバヌス七世が一二日間、一六〇五年にはレオ一一世がわずか二七日間でそれぞれ亡くなっている。激動の九世紀に選出された教皇の一人、ボニファティウス六世は、在位わずか一五日にして「痛風発作」により急逝したと言われている。といっても、ボニファティウス六世は、その後を引き継ぐこととなるステファヌス六世によって毒殺された可能性がある。悪名高い教皇ステファヌス六世は、ボニファティウス六世の前任者フォルモススへの恨みを晴らそうと、八九六年にその遺体を掘り起こして裁判にかけた。七五二年には、ステファヌス二世が教皇に選出された三日後に亡くなり、聖職授任式の日を迎えられなかった。教皇の座に就いた唯一のイギリス人ハドリアヌス四世は、一一五九年に就任から五年と経たずにワインに混入していたハエが喉に詰まって亡くなった。同じくハドリアヌス六世は、ユトレヒト出身でローマカトリック教会史上で唯一のオランダ人教皇だったが、一五二三年に在任一二か月目にしてローマで亡くなった。

外科的な観点から、さまざまな教皇たちが患った病の歴史を挙げておきたい。一四〇四年、ボニファティウス九世は二日間病に伏せったあと、結石(おそらく胆嚢結石)が原因で亡くなったと言われている。一六九一年には、アレクサンデル八世が脚の壊疽が原因で亡くなった。不運にもナポレオン・ボナパルトの時代に教皇に就任したピウス七世は、寝室で転倒して腰を骨折し、四五日後に亡くなった。前世紀の後半には、パウロ六世がバチカンの自室で尿道経由での前立腺手術を極秘でおこなった。手術のために購入した機器は、のちに途上国のキリスト教系の病院に寄贈された。二〇〇九年、ベネディクト一六世は休暇中に手首を骨折したが、前腕部にギプスをしただけの処置で済ませたという。のちに彼は、心臓の不整脈を管理するために、小さな手術を二度おこなってペースメーカーを埋め込んだ。そして現在の教皇フランシスコ、本名ホルヘ・ベルゴリオは、二一歳のときに気管支拡張症を治療するために右肺の上葉を切除している。気管支拡張症とは、肺炎を患ったのちに肺の組織が損傷して気道が拡張する病のことだ。

また、外科医から教皇になった人もいる。ヨハネス二一世は、一二七六年に教皇に選出されるまで、母国ポルトガルで医学を教えていた。おそらく外科医としても精力的に働いていたのだろう。イタリアで教皇として働く間も、哲学と医学の研究を続けた。医学と外科学に関する本も執筆している。中世の時代にはごく標準的な内容の本だったが、『Thesaurus Pauperum』［ラテン語で「貧者の宝」の意］という印象的なタイトルをつけた。年鑑のような本で、医療の成果を一般市民に知ってもらうことで、人々がその恩恵を受けられるようにすることを目的としていた（もちろん、その本が読めたらの話だが）。何世紀もの間、医師たちは患者が治療の対価を払ってくれなくなるのを恐れて、医療の知識が外部にもれないよう守ってきた。実際にはたいした知識ではないのを知られるのを恐れていたからでもあるだろう。そんなわけで、教皇の本は家庭薬とたわいのない言い伝えを広く集めたものだった。さまざまな症状への対処法、外科手術、薬の調合方法などが紹介されている。さらに、何種類かの避妊法と堕胎法も紹介されている。ローマ教皇庁は避妊も堕胎も認めていないぞと反論したい人は、教皇ヨハネス二一世が書いたこの本をぜひ読んでみてほしい。

だが、古書を読みあさる行為はあやしいとみなされた。典型的な中世の教授だったヨハネス二一世は、錬金術に精通し、蒸留器やアストロラーベ［中世の天体観測器］をいじくりまわしていたのだろう。魔女狩りが盛んだった一三世紀だったこともあり、教皇には裏の顔があるのではないかと疑われるようになった。間もなく、この奇妙な（外国人の）教授の正体は魔術師だと噂されるようになった。結局、教皇は一二七七年の春に神に罰せられることとなった。作業部屋の天井が突然崩れ落ちてきたのだ。瓦礫と原稿の山の下敷きとなった教皇は、「わたしの本が！　わたしの本を誰が完成させてくれるのか？」とつぶやくのが精一杯だったという。重傷を負った教皇は、六日後にけがに屈して息を引き取ったが、人々からは黒魔術に手を染めたのだから当然の報いだと言われた。

歴代の教皇たちには共通の弱点があった。暴飲暴食だ。たとえば教皇マルティヌス四世は、一二八五年にボルセーナ湖産のうなぎを食べ過ぎて亡くなった。教皇インノケンティウス八世もかなりの肥満で、一日中ごろごろしていた。おまけに善良な人間ではなかった。彼こそが残酷な魔女狩りを扇動して、何千人もの罪のない女性たちを焼き殺した教皇だ。インノケンティウス八世はやがて身動きできなくなるまで太り、医師のアドバイスにより若い女性たちの母乳を飲んだという。こんなアドバイスをする医師が、いとも簡単にローマ教皇庁での職を維持できたとは。この役に立たない教皇の寿命が尽きかけたとき、不可解な理由により、延命処置として教皇に輸血をおこなうことが決まった。ローマに住む三人の健康な若者たちが、金貨一枚と引き換えに血液を提供したが、その試みは無駄に終わった。教皇も三人の血液提供者も死んでしまったのだ。後日談によると、若者たちの硬直した握りこぶしから金貨をもぎ取らなければならなかったという。

輸血といっても、現代の輸血と同じだったかどうかはわからない。もしかしたら教皇に血液を飲ませただけで、若者たちを出血多量で死なせたうえに、結局患者も亡くなったのかもしれない。しかし、たとえドナーの静脈から患者の静脈へ輸血したのだとしても、四人が亡くなった理由は簡単に説明できそうだ。結局のところ、血液に型があることがカール・ラントシュタイナーによって発見されたのは、四〇〇年後の一九〇〇年のことだ。仮にインノケンティウス八世の血液型が数少ないAB型だったら、輸血された血液型が間違っていても命に別状はなかっただろう。だが、その可能性は低い。教皇の血液型が何型であったとしても、三人の若者たちの血液が全員O型で、問題なく輸血できたという可能性はもっと低い。

肥満、日中に眠り込むこと、不機嫌は、宗教的には「七つの大罪」のうちの三つ――貪食《どんしょく》、怠慢、憤怒――にあたるが、医学的には「閉塞性睡眠時無呼吸症候群(OSAS)」にあたる。OSASは主に肥満が原因で起きる睡眠障害で、症状として、夜間の睡眠中に断続的に呼吸が止まる(無呼吸)ことがある。通常、この症状にはいびきが伴う。夜間の眠りが中断されるため、患者はREM段階に入るのに必要な深い眠りに落ちることができない。その結果、日中に眠気に襲われたり、不機嫌になったり、無気力になったりする。空腹を覚えがちなため、肥満や睡眠障害が悪化することがある。チャールズ・ディケンズが一八三七年に書いた小説『ピックウィック・ペーパーズ』のなかに、まさにこの症状を体現しているキャラクターが登場する。そのためOSASは「ピックウィック症候群」と呼ばれることがある。

今日では、OSASは腹腔鏡を使った胃バイパス術で効果的に治療できる。この手術で胃の一部を切除することで、無気力、肥満、不眠の悪循環も断ち切ることができる。これで処置していたら、インノケンティウス八世の人生は大きく変わったかもしれない。というのも、彼が生きた暗黒の時代には、健康で幸せで有能なリーダーが求められていたからだ。仮に教皇が実際にＯＳＡＳを患っていたのであれば、医療過誤で亡くなった可能性がある。閉塞性睡眠時無呼吸症候群は慢性的な低酸素状態を引き起こし、赤血球の生産を活性化させる。貧血になるどころか、血液中の赤血球数が過剰に増えるのだ。つまり患者に輸血してはならないということだ。本当の原因は何だったにせよ、一四九二年にインノケンティウス八世が死去したことは、暗い中世の時代にふさわしい終わりだった。

インノケンティウス八世とは対照的に、その孫でフィレンツェの領主のジョバンニ・デ・メディチは、歴代教皇のなかでもひときわ派手な生彩を放っている。ジョバンニこと、教皇レオ一〇世は、三七歳で教皇に選出された際に「神から教皇の地位を授けられたのだから、楽しもうではないか」と言ったとされる。七年間の在任中に、せっせと五〇〇万ダカット（数億ユーロに相当する金額だ！）を浪費した。哀れな罪人に免罪符を売り、一番高い金額を提示した者に聖職者の地位を売りつけるなどして資金を調達し、そのお金を乱痴気騒ぎ、パーティ、芸術、ぜいたくな暮らしに費やした。

ルネサンス期の多くの有名人たちと同様に、レオ一〇世も同性愛者だった。痔瘻《じろう》や肛門裂傷に絶えず悩まされてもいた。そのことは教皇の叙階式の日に、純白の白馬にまたがってかつてないほど華やかにローマをパレードしたときの彼の表情からも窺える。レオ一〇世の恋人は二六歳の枢機卿、アルフォンソ・ペトルッチだったと言われている。ところが一五一六年、教皇はアルフォンソに飽きたのか、この若者を追放しようとして信じがたい話をでっちあげた。教皇は、ヴェルチェリという名の外科医から肛門の手術を受けることになっていた。そこで彼は「アルフォンソが外科医を買収して、手術中に教皇の尻に毒を注入させようとした」と主張したのだ――少なくとも、拷問室での取り調べ中に、不運なヴェルチェリははめられたのだと主張した。外科医は四つ裂きの刑に処せられたが、それはさまつな事実に過ぎない。アルフォンソ枢機卿は有罪となり、死刑を宣告された。教皇の命により、この元恋人は赤いシルクの紐で絞め殺された。

このフィレンツェ出身の教皇は外科医を軽視していたが、驚くことはない。フィレンツェはアナルセックスの温床と呼ばれていた。長年の間、男性患者が肛門に問題があると訴えてきたら、外科医は市の治安判事に通報することが義務づけられていた。通報された患者を同性愛の容疑で告訴するためだ。

ユリウス三世は、歴代の教皇のなかでも恥を厭わぬ大食漢だった。皮肉にも、この教皇は亡くなる数か月前からものを飲み込めなくなる障害に悩まされていた。最後には何も食べられなくなり、一五五五年に餓死した。胃がんや食道がんでも同じような症状が起きる。食道へとつながる胃の噴門部に悪性腫瘍ができると、このような症状が起きて、予後は困難なものとなる。一番の問題は嚥下障害だ――医学用語で、ものをうまく飲み込めない症状を表す。腫瘍が小さい間は、固形の食べ物を飲み込むのに苦労する。特に肉のような、よく噛まなければならないものがなかなか飲み込めず、患者はやがて肉を恐れるようになる（食肉恐怖症）。食道に食べ物がこびりつくと、患者の息がくさくなる。口臭だ（ラテン語で「foetor ex ore」。「口の臭い」という意味）。食べ物の飲み込みはどんどん難しくなり、数か月と経たずに、液体しか摂取できなくなる。成長の早い癌性腫瘍は次々とエネルギーを必要とするため、体内に蓄えられたタンパク質や脂質を消費してしまう。患者は栄養が必要なときなのに、もはや食べることができない。患者はやがてやせ細って悪液質――深刻な栄養失調状態――になり、最後には死に至る。

それから四〇〇年後、アンジェロ・ロンカッリという名のイタリア人が万人に愛される心やさしき教皇ヨハネ二三世になった。カトリック教会の現代化をはかろうと、一九六〇年代に第二バチカン公会議を開催した人物でもある。彼もまたかなりの肥満だった。教皇に任命されたあと、サンピエトロ大聖堂のバルコニーから観衆にあいさつしなければならなかったものの、太りすぎて着られる服がなかったほどだ。仕方なく、彼は背中が開いたガウンを羽織ったが、広場に集まった観衆は何もおかしいと気づかなかったそうだ。この教皇も胃がんで亡くなった。

胃のなかに腫瘍ができても、通常は末期になるまで嚥下障害は起きない。食道には影響しないからだ。しかし胃がんの典型的な初期症状の一つとして「食肉恐怖症」が起きる。胃のなかで腫瘍が胃液の攻撃にさらされると、潰瘍ができて上腹部に痛みを感じるようになる。潰瘍は出血してやがて貧血症を引き起こすか、突然吐血してメレナ――腸の出血により便の色が黒くなる症状のこと――を発症する。

腫瘍が大きくなると、患者は――食道がんの場合と同様に――食べることが困難になる。食べ物を未消化のまま吐き出し、やがて深刻な悪液質の状態に陥る。教皇ヨハネ二三世はその状態にまではならなかった。彼の場合は、貧血の原因を調べるために胃のX線を撮ったところ、胃がんを患っていることがわかったのだ。その診断結果はできるだけ長期間秘密にされていた。第二バチカン公会議には、世界中から二〇〇〇人以上の司教たちが参加したからだ。ヨハネ二三世は注目の的だったが、絶えず痛みや胃の不調に悩まされていたに違いない。胃腸出血を繰り返し、何度か入院を余儀なくされた。一九六三年に、胃穿孔《いせんこう》が原因で八一歳で亡くなった。潰瘍が胃壁を侵食して穴を空ける病のことだ。

胃に穿孔が空くと、胃の内容物や胃酸が腹腔に漏れ出し、患者は突然、みぞおちに激痛を覚える。刺されたような痛みだ。そのあとは必ずと言っていいほど腹膜炎が起きる。腹膜炎は命にかかわる症状であり、緊急手術で処置しなければならない。胃の穿孔を閉じるか、胃の一部を切除して、腹腔内を徹底的に洗うのだ。ところが教皇ヨハネ二三世には、この手術をおこなわないことになった。これは医学的にも、倫理的にも、賢明な判断だった。すでに回復の見込みはなく、悪液質の状態だった教皇は、そのおかげでみじめな死を迎えずに済んだ。胃穿孔から腹膜炎を発症したあと、教皇ヨハネ二三世は九日間生き延びた。教皇の遺体は防腐処理されてガラス製の棺に入れられ、サンピエトロ大聖堂に安置されている。

教皇ヨハネ二三世は、のちの教皇の一人であるヨハネ・パウロ二世と共に列聖されることとなった。ポーランド出身のヨハネ・パウロ二世は、人気があったうえに、外科的な観点からはもっとも興味深い人物でもある。歴代の三〇五人の教皇のなかで、誰よりも多く手術を受けた人物なのだ。

【手術と肥満症】

肥満外科手術は、胃腸手術の一種で、肥満症を解決するためにおこなう。「肥満外科手術(bariatric surgery)」の「bariatric」の語源は、ギリシア語の「baros(体重)」と「iater(医師)」である。身体の機能を修正する手術で、主に二種類に分けられる。一つは胃を小さくすることで、患者の食事量を減らすことだ。この手術には胃バイパス術、胃バンディング術、スリーブ状胃切除術などがある。二つめは腸バイパス形成術と呼ばれる手術で、腸の機能を縮小させることで、食べ物の消化を抑える。この二つを組み合わせる場合もある。一九六九年からおこなわれるようになった胃バイパス術は、胃を小さくするのにもっとも効果的な手術だ。今では、こうした手術は肥満症以外の治療にも有効であることがわかっている。二型糖尿病、閉塞性睡眠時無呼吸症候群(OSAS)、高血圧、高コレステロールの治療にも有効だ。肥満は、あらゆる手術におけるリスクファクターとして知られている。患者の肥満が重度であればあるほど、合併症を併発しやすくなる。そのため他の外科手術よりも、肥満外科手術の方が合併症が起きやすいとも言える。といっても、腹腔鏡(キーホール)手術が導入されたおかげで、かつてよりもはるかに安全になった。肥満外科手術はぜいたくな手術ではない——肥満症は、患者の健康を脅かす深刻な問題であり、今のところ、肥満症の治療法のなかでも、減量後の体重を維持できると患者が期待できる唯一の治療法なのである。

第五章 ヨハネ・パウロ二世

人気教皇、銃撃され腸が穴だらけ——人工肛門《ストーマ》

彼はメディア受けする人気者で、前任者だったイタリア人と違って、若くて、スポーツ好きで、熱意があって、賢くて、行動力があった。さらに、共産主義下にあった東欧の民主化に大きな役割を担った。一九八一年五月一三日、腹部を銃撃されて一命を取り留めると、彼の人気は前例がないほどに高まった。彼に向けて発砲されたのは、今回が二回目だった。子どもの頃、友人が誤って銃を発砲したが、彼には当たらずに済んだ。だが今回は重傷を負った。彼を救ったのはイタリア人外科医だった。外科医は彼の命を救うために闘うと共に、手術そのものを巡っても闘った。

その日の午後五時頃、サンピエトロ広場でおこなわれたパレードで、教皇ヨハネ・パウロ二世は白いジープの後部座席に立って、二万人もの群衆の歓声を浴びていた。その群衆のなかに、銃と爆弾を忍ばせた二人のトルコ人、メフメト・アリ・アジャとオーラル・チェリクも紛れ込んでいた。五時一九分、二三歳のアジャは、九ミリ口径のブローニングの拳銃を二発撃った。発射された銃弾は、六

メートル離れた場所にいた六〇歳のアメリカ人アン・オードレの胸部、ジャマイカ出身の二一歳の女性ローズ・ヒルの左腕の上腕部、六〇歳の教皇カロル・ユゼフ・ヴォイティワ（ヨハネ・パウロ二世）の腹部に命中した。このトルコ人は、シスター・レティーシアという修道女に取り押さえられた。チェリクは何もしなかった。群衆から悲鳴があがるなか、教皇専用車は速度を上げて広場を走り去った。重傷を負った教皇は、救急車で五キロ離れたジェメッリ病院へと運ばれた。市内で一番近い大学病院だ。病院に到着すると、教皇は救急部門ではなく、一〇階にある教皇用のスイートルームへ運ばれた。

当直の外科医ジョバンニ・サルガレロは、教皇のへその左側に小さな銃創が一つと、右腕の上腕部と左手の人差し指にも傷があるのを発見した。患者はしばらく意識があったため、「病者の塗油《とゆ》」と呼ばれる儀式がおこなわれた。意識を失ってショック状態に陥ると、教皇は手術部へと運ばれた。撃たれてから約四五分後の午後六時四分、教皇に全身麻酔がかけられた。口から気管チューブを挿入する際（気管挿管）、麻酔科医が誤って教皇の歯を一本折ってしまった。サルガレロは腹部を消毒して、患部を無菌布で覆った。外科用メスを手にして手術を始めようとしたとき、上司のフランチェスコ・クルティッチが大急ぎで手術室に入ってきた。この日、彼は個人開業している病院で診療をおこなっていたが、ニュースを聞くやいなや、車に飛び乗ってローマ市内を高速で走り、手術にぎりぎり間に合って到着したのだ。

外科医らがイタリアのメディアに語ったわずかな情報と、外科的な想像力をわずかに駆使すると、手術は次のように進んだようだ。クルティッチとサルガレロは、教皇の腹部を正中線に沿って上から下までメスを入れた。腹膜(腹腔を覆う薄い膜)を開いたところ、血液が流れ出た。血圧は通常の一〇〇mmHgから七〇mmHgまで低下した。外科医は大きな凝血を手ですくい取ると、あふれた血液を吸引器で吸い取り、出血している創口をガーゼで押さえた。のちの推測では、教皇の出血量は三リットルに達したが、手術中に輸血されたのはA型Rh(－)の血液を一〇単位程度だった。つまり出血量の方がはるかに多かったことになる。腹腔のなかには血液だけでなく、便も含まれていた。外科医たちが腸管をくまなく触診したところ、小腸と腸間膜《ちょうかんまく》(腸管を後腹壁につなぐ膜のこと)に五つ穴が空いていることがわかった。彼らは出血箇所だと判別できたところをすべて鉗子で留めたが、腹腔内は血がたまり続けた。下方から出血しているようだ。手術台を傾けて、教皇の頭が下になるようにした。外科医たちは、四本の手で腸をできるだけ上に押し上げて、腹腔の下にある骨盤のあたりをのぞき込んだ。そこには両脚に血液を運ぶ主要な血管がある。血だまりのせいで損傷部位を特定しにくかったが、クルティッチは奥の方のどこかに、指ぐらいの大きさの穴があることを感じ取った。脊柱の下方にある三角形の骨、仙骨のあたりだ。そこを手でぐいと押さえると、大量出血が止まったようだった。

クルティッチは滅菌済みのワックスで穴を埋めると、その周辺を調べた。穴のそばには左脚へと続く重要な動脈と静脈が流れていたが、損傷は見られなかった。これはいい徴候だ。手術台を囲んでいた人々は、深い安堵のため息をもらしたに違いない。出血は抑えられているように思えた。

手術台の頭側にいた麻酔チームと相談する絶好のチャンスだった。彼らにとっても忙しい一日だった。大量に失血はしたが、すぐさま輸液と輸血を投与して補い、教皇の血圧と心拍も注意深くモニタリングした。これらもほぼ管理できているように思えた。とりあえず患者は峠を越えたように見えた。

さて、このような手術では次に何をするだろうか？　通常、外科医はもう一度腹腔内を確認し、計画を立ててから、実行する。まずは止血のために留めた鉗子を一つずつ外し、吸収性縫合糸で創口を縫合する。手術助手がすべての鉗子を数えて、置き忘れがないことを確認する。それから外科医が腹腔内のガーゼを一つずつ取り除いて、出血が止まったかを確認する。看護師はガーゼを出し入れするたびに、ガーゼの数と重さを測る。

外科医たちは教皇の腹壁内を調べた。弾痕は左側に見つかった。外科医たちは上腹部にある内臓——肝臓、横行結腸《おうこう》［腹部上部を横断する大腸部分］、胃、および脾臓《ひぞう》——をチェックし、どれも無傷であることを確認した。それから腎臓も確認したが、こちらも損傷はない。それから腸管を延ばして、何メートルにも及ぶ小腸と大腸をくまなく調べた。すると左下腹部、大腸の末端部分にあるS状結腸（S字型にカーブしているため、そう名づけられた）に長い裂傷が見つかった。さあ、これで損傷部位の再建手術ができる。

これまでに見つかった弾痕を辿ると、一つの弾道がくっきりと描かれていることがわかった——弾丸は前方から入って腹壁の左側を貫通し、小腸と大腸の一部を通って、後方の仙骨に達したようだ。「弾丸は仙骨から先に抜けたのか？ 誰か、教皇の背中に射出銃創を見なかったか？ 誰も教皇の背中を確認しなかったのかよ？ 畜生」といった叫び声が手術室で響き渡ったに違いない。教皇の身体を今からひっくり返すのでは遅すぎる。彼らは手術を終えたらレントゲンを撮って、銃弾が仙骨か臀部にとどまっていないか確認することにした。

それから骨盤からガーゼを取り除いた。ガーゼはそれほど濡れてはいなかった。仙骨に空いた穴のそばには、左側の腸骨動脈と腸骨静脈（血液を左脚に供給したり、左脚から心臓に送り返したりする主要な血管）が流れていたが、損傷はなかった。左の尿管（腎臓から膀胱へ尿を運ぶ管）も無傷だ。思いがけない幸運だ。さて、手術をどうしようか。小腸に空いた穴はたいした問題ではない。外科医たちは小腸を二か所切除して、新たに接続することにした。回腸末端（小腸の末端部分）に空いた小さな穴は簡単に修復できたが、大腸の裂傷はそれよりもはるかにやっかいな問題だった。

小腸と大腸では、なぜ違うのかって？ 小腸の内容物は液体だ。消化中の食べ物に、胃や肝臓（胆汁）や膵臓から分泌される消化液が混ざっている。これらの消化液はすべて、細菌の増殖を抑えるためのものだ。そのため小腸の内容物は比較的処理しやすく、強い悪臭を放つわけでもない。また、小腸には非常に多くの血管が張りめぐらされているうえに、外層が結合組織でできた頑丈で筋肉質な内壁がある。他方で、大腸のなかは細菌と密度の濃い便で詰まっているうえに、小腸よりも腸壁が薄くて血管も少ない。そのため、手術で縫合した際には、小腸よりも大腸の方が内容物が漏れ出す確率が高くなり、症状がさらに深刻化する恐れがあるのだ。

通常の状況でも、大腸の縫合不全により内容物が漏れ出す確率は高く、五％程度、つまり二〇件に一件の割合だ。しかも、腹部が細菌感染していると(腹膜炎)、縫合不全が起きるリスクはさらに高くなる。ヨハネ・パウロ二世の場合は、腸の内容物が四五分間腹腔に漏れ続けていたのだから、手術後に縫合不全が起きる可能性がきわめて高かったと考えられる。この高い危険性を外科的に解決するのが、ストーマ(人工肛門)だ。腹壁に穴を空け、腸の内容物をその穴から体外に排出すれば、腸の病変部を通過せずに済む。ストーマを使えば、腸の内容物がこれ以上漏れ出ることはなくなる。

外科手術の歴史において、ストーマは必要に迫られて使用されるようになった。一九世紀になるまで、誰もあえて腹部を切開しようとはしなかった。とはいえナイフや剣などによって腹を切り裂かれた患者がいれば、外科医は少なくとも腹のなかを探る機会に恵まれることとなった。たとえ患者が亡くなっても、責められることもない。記録によると、最初にストーマを使用したのは中世後期においてもっとも有名で成功を収めた外科医の一人、テオフラストゥス・ボンバストゥス・フォン・ホーエンハイムだ。パラケルススという通称の方が知られている。彼は損傷した腸の上部にストーマを造設したが、それは彼が患者を救う唯一の方法だと考えたからだった。ストーマはラテン語で「anus praeternaturalis」と言う。「天然の肛門を超えたもの」という意味だ。ストーマは何種類かに分かれる。短期間だけ使用するもの（一時的ストーマ）、一生使うもの（永久ストーマ）、さらには小腸に造設するもの（イレオストミー）、大腸に造設するもの（コロストミー）、開口部が一つのもの（単孔式）と開口部が二つあるもの（双孔式）などがある。

ヨハネ・パウロ二世の場合、一番安全な解決策は、フランス人のアンリ・ハルトマンが一九二一年に考案した術式だったと思われる。今ではハルトマン手術と呼ばれるその術式では、損傷した大腸の末端部分（S状結腸）を切除したあと、開いた両端を吻合《ふんごう》しない。肛門側断端はそのまま閉鎖し、口側腸管断端を使って人工肛門を造るのだ。この手術なら腸を縫合する必要がなく、内容物が漏れる恐れもないため、安全だ。患者の腹部が細菌感染している場合は（腹膜炎）、病変部が治るのを待ってから、二回目の手術で腸を吻合することもできる。つまり患者と腹部が最適な状態になってから、手術ができるのだ。腹部が炎症を起こしている状態よりも、この方が大腸の接合部分がうまく治癒する確率が高くなる。これこそがハルトマン手術の一番のメリットだ――大腸が最適な状態になるまで縫合手術を延期することで、縫合箇所から内容物が漏れるリスクを減らせる。

ところが、イタリア人外科医たちは他の手段を取った。大腸の損傷部を切除せずに裂傷を縫合し、裂傷から五〇センチほど手前の大腸の上部にストーマを造設したのだ。この選択肢を取ると、ハルトマン手術をした場合よりも、次の手術でストーマを取り外しやすくなるというメリットがある。といってもデメリットもある。細菌が含まれる腹腔に、縫合した大腸を残すというリスクを冒すことになるのだ。

手術が始まって数時間が経過した頃、今度はクルティッチの上司、ジャンカルロ・カスティリオーネが手術室に飛び込んできた。このニュースを聞いたときミラノにいたカスティリオーネは、ローマ行きの飛行機に飛び乗って、手術が終わる前にジェメッリ病院に到着したのだった。カスティリオーネ、クルティッチ、サルガレロは教皇の腹腔を洗浄すると、ドレーンを五本挿入した。ドレーンとは、腹部にたまった液体を排出するのに使う、シリコン製またはゴム製の管のことだ。それから腹壁を閉じてレントゲンを撮ったが、弾丸は見つからなかった。のちに、教皇の臀部に射出銃創が見つかり、教皇専用車の車内で弾丸が発見された。

人差し指と上腕部のけがの処置が終わる頃には、五時間二五分が経過していた。言うまでもなく、マスコミに対応したのは、手術を執りおこなった真のヒーロー、サルガレロとクルティッチではなく、上司のカスティリオーネだった。演劇的なセンスに長けていたカスティリオーネは、教皇が一命を取り留めたのは奇跡だと言い、「解剖学の本を見ればわかりますが、一発の銃弾が重要な器官を次々と外しながら貫通できるスペースなんて、ほとんどないんですよ」などと主張した。もちろん、これはナンセンスだ。教皇の身体の解剖学的構造は普通の人と同じだったし、弾丸によって合計で六つの穴があいた二つの腸と、三リットルも出血した大きな骨は「重要な器官」に他ならない。カスティリオーネが言いたかったのは、弾丸の弾道が少しでも一方に寄っていたら、主要な血管に当たっていたということだろう。血管に命中した場合は、狙撃されてから手術するまでに四五分もかかっていては手遅れになる。のちに教皇自身がこの神話を確たるものにした。彼によると、発射された弾丸は「母の手」によって下腹部へと導かれたのだという。つまり聖母マリアが救ってくれたというわけだ。

手術から五日後、教皇はジェメッリ病院の集中治療部で六一歳の誕生日を祝った。六月三日には再び自宅に戻った。ところが、輸血が原因でサイトメガロウイルス（CMV）に感染したうえに、手術創も感染していることが判明した。六月二〇日、教皇は再入院した。排泄物が腹腔内に漏れ出すケースでは、緊急手術のあとに創傷感染症が起きることがある。多くの場合、腹壁の傷がきちんと治癒しなかったことが原因で、何年か後に傷口がふくらんで腹壁瘢痕ヘルニアを発症することがある。その場合は再度手術をする必要がある。同じ運命が教皇にも降りかかったのだ。とはいえ、腹膜炎が早々に治ったこともあり、教皇は早くストーマを外したがってもいた。八月五日、狙撃事件から一〇週間と経たずして、クルティッチは教皇の大腸を吻合し――手術はごく短く、四五分間で終わった――、その九日後に教皇は再び自宅に戻ることができた。

事件後、教皇専用車には防弾ガラス製のキャビンが据え付けられた。狙撃犯のアジャは――のちに自分はイエス・キリストだと主張した――イタリアで一九年間服役したが、その間に、ヨハネ・パウロ二世が何度か面会に訪れたという。その後、アジャはトルコの刑務所に移送されて、さらに一〇年間服役し、二〇一〇年に釈放された。狙撃されたとき、ヨハネ・パウロ二世はスイスの下着メーカー、ハンロ社製の白い肌着を身につけていた。血で汚れたその下着は、聖ヴァンカン・ド・ポール慈愛姉妹会のローマの教会の礼拝堂で聖遺物として保管された。教皇は、サルガレロと同僚の外科医たちの尽力に報いて、大聖グレゴリウス勲章――ローマ教皇庁から贈られる最高の栄誉だ――を授けた。

一年後、ヨハネ・パウロ二世は二度目の襲撃を受けた。精神的に不安定だったスペイン人司祭が、教皇を銃剣で刺して軽傷を負わせたのだ。ファン・マリア・フェルナンデス・イ・クローン司祭は、逮捕されて三年間服役したあと、ベルギーで弁護士として開業した。

一九八四年以降は、アブルッツォ州にある山間部でヨハネ・パウロ二世がお忍びでスキーする姿がたびたび目撃された。ところが一九九一年からは健康状態が悪化し始めた。パーキンソン病を発症し、一九九二年には大腸に腫瘍性ポリープがあると診断された。腫瘍が見つかったS状結腸は、正確には、アジャの弾丸が貫通した大腸のあの部位だ。あの負傷と腫瘍との関連性は低いものの、もし一九八一年に手術した際に、外科医がハルトマン手術をおこなって裂傷した大腸の部位を切除していたら、この部位には腫瘍ができようがなかった。今回の手術では、このS状結腸が切除され、教皇自身も術後は順調に回復した。手術をしたのは一一年前の執刀医の一人、フランチェスコ・クルティッチだ。手術中には、教皇の胆石症の症状を軽減するために胆嚢の摘出手術もおこなわれた。

一九九三年、ヨハネ・パウロ二世は階段から落ちて肩を脱臼した。一九九四年には浴室で足を滑らせて股関節を痛めた。教皇は手術を受けて、人工股関節をつけてもらった。一九九五年には、三番目の暗殺計画がフィリピンのアルカイダによって企てられたが、未然に阻止された。一九九六年にも虫垂炎の疑いで手術を受けている。

教皇ヨハネ・パウロ二世は高齢になっても、ユーモアのセンスを失わなかった。股関節の手術を受けてから間もなく、スツールからなかなか立ち上がれなかったとき、教皇は痛みで顔を引きつらせ、身体をこわばらせながらも、明るくふざけた様子でガリレオ・ガリレイの言葉を引用した――「それでも地球は動く」。

老いた教皇が衰えていく様子は、メディアによって痛々しいほど生々しく報道された。二〇〇五年には、すでに認知症の疑いがあったこの老人に気管切開がおこなわれた。呼吸がつまるなどの問題があったため、首に気管チューブを挿入したのだ。一か月後、教皇は尿路感染症が悪化して亡くなった。歴代の教皇のなかで、彼ほど多くの手術を受けた教皇はいないだろう。二〇一四年、ヨハネ・パウロ二世は列聖された。

教皇は、自身の腹部を貫通した銃弾を、ポルトガルの聖母ファティマ像に寄贈した――弾丸が主要な血管を外れたのは、聖母マリアの導きのおかげと考え、その思いがけない介入に感謝してのことだ。ファティマ像がかぶっている王冠の真ん中にダモクレスの剣のようにぶら下がっているのが見える。

外科チーム

手術中、現代の手術室は二つの領域に厳密に分けられる——無菌手術野（清潔で無菌の状態）と無菌でない手術野（清潔ではあるが、無菌ではない状態）だ。患者の術野は、消毒薬で清潔にする。身体の他の箇所は、紙製の無菌布で覆う。手術室にいる全員が手術前に手洗い消毒をして、手術帽とマスクを身につける。手術は執刀医と手術まわりのサポートをする外科医とでおこなわれる。これらの外科医をサポートするのが手術室看護師だ。いわゆる外科手術の助手で、手術器具やその他の道具を管理する責任を負う。これら三人は滅菌された手術着と手袋を身につけて、無菌状態を保つ。彼らは無菌手術野以外のものに触れないようにして、無菌状態を維持しなければならない。手術器具や道具（縫合するための縫合糸など）はすべて滅菌して、この三人しか触れないことになっている。二番目の手術助手——いわゆる外回り看護師、または手術技術者——は滅菌された衣類は身につけず、必要な道具を無菌状態を保ちながら手術チームに供給する。手術で使用されたガーゼを数えることは、外回り看護師の重要な仕事の一つだ。手術台の頭側には麻酔科医（麻酔を導入する医師）と助手がいる。こうして、手術では患者一人につき六人が必要となり、うちの三人は滅菌された衣類を身につけている（過去にも、外科医は一人で手術することは不可能だった——患者の手足を押さえつけるために四人の助手が必要だったからだ）。

第六章　ペルシア帝国ダレイオス王

「手術で死んだら、外科医の手を切り落とす」
——脱臼

史上最高の歴史書とも呼べる『歴史』は、二四〇〇年以上前に書かれた。この本のなかで著者のヘロドトスは、一〇〇年前のことだと言ってこんな話を紹介している。三三歳ぐらいの男が、狩猟中に落馬して足首を脱臼し、足の位置がずれたのだという。

落馬事故の状況についてはわずかしか書かれていないが、その後については詳しい。医師は足を元の位置に戻した。これを医学用語で「整復」と言う。その処置があまりに痛かったため、男は別の医師にセカンドオピニオンを求めた。二番目の医師のアドバイスは明快かつシンプルで「安静にしなさい」というものだった。その後、彼の足首は全快したようだ。というのも、男は最終的にギリシアのマラトンで敗北するまで、何度も軍事攻撃を率いたからだ。この男こそがダレイオス王、すなわちペルシア帝国の王に他ならない。史上で初めて舗装された幹線道路を造り、アケメネス王朝の首都ペルセポリスを建設した人物でもある。彼は自らを「諸王の王」と呼んだ。

最初の医師——ダレイオスに荒療治をおこなった医師——は、王に仕えるエジプト人外科医だった。当時、エジプト人は名医だと言われていたのだ。ダレイオスは不満があったようだが、実のところ、この医師の処置に間違いはなかった。ねじ曲がった足首を正しい位置に戻さなかったら、大変なことになっていただろう。脱臼した足は、できるだけ早く下脚に正しくつなげる必要がある。整復するまで足に十分な血が通わないため、壊死が始まってしまうからだ。とはいえ、ダレイオスの脱臼した足首を整復するには勇気がいっただろう。結局のところ、ペルシア帝国の医師たちは、一〇〇〇年前にバビロニア帝国のハンムラビ王が定めた法、いわゆるハンムラビ法典に従わなければならなかったからだ。この法典は、後世まで残すために二メートル超の黒い玄武岩に刻まれ、今はパリのルーブル美術館に所蔵されている。

この法典は取引のルールも定めている。外科医は顧客と契約を結ぶことが多く、治療が成功したら、報酬が支払われるしきたりだった。効果がなければ報酬はなく、失敗すれば責任を問われた。他の人たちと同様に「目には目を、歯には歯を」である。ハンムラビ法典の第一九七条には、「誰かの骨を折ったら、その当事者の骨も一本折らなければならない——ただし、奴隷の骨を折った場合は別だ」とある。第一九九条によると、奴隷の骨を折った場合は、その奴隷の価値の半分を支払えばよかったようだ。第一九八条によると、「ムシュケヌ（解放された奴隷）の場合は、金一ムナを支払うように」とある。第二一八条には、「外科医が手術で患者を死なせた場合は、その外科医の手を切り落とす」とされている。奴隷を治療しても儲からなかったかもしれないが、奴隷の方がはるかに安全だった。第二一九条によると、奴隷を手術した結果その奴隷が死んでも、同等の奴隷で弁償できたようだ――しかも手を切り落とされずに済む。

ハンムラビ法典は、患者が王だった場合の医師と患者の関係について定めていない。第二〇二条には、自分よりも身分や地位の高い人を殴ったら、集会で雄牛の尾の鞭で六〇回叩かれる、とある。言うまでもなく、ダレイオス王は法を超越した存在だ。足の激痛に怒り狂ったダレイオスは、エジプト人の外科医を全員、磔《はりつけ》の刑に処するよう命じた。

ダレイオスに「安静にするように」とアドバイスした医師は、クロトン出身のデモケデスに他ならなかった。ギリシア中に知られた名医だったが、当時はダレイオスの捕虜となっていた。それ以前、デモケデスはサモス島の僭主《せんしゅ》、ポリュクラテスのかかりつけ医だったが、ポリュクラテスの側近たちと共に捕らえられたのだ。ダレイオスがセカンドオピニオンを求めて、ただちに医師を探し出せと言い出すまで、誰もデモケデスの存在に気づいていなかった。

ヘロドトスによると、デモケデスはダレイオスの足首をギリシア流に――つまり「やさしい手つきで」――治療したようだ。ヘロドトスの文章から察するに、デモケデスは自分の処置を正確に理解していたが、他の医師(つまりギリシア人以外の医師)はみな、やみくもに治療したようだ。デモケデスの処置はうまくいったらしく、ダレイオスは完治すると、デモケデスに数々のほうびを与えて、ペルシアの宮廷付き奴隷に任命した。といってもおそらくデモケデスがやったのは患者の足を診察したぐらいだろう。（エジプト人外科医のおかげで）足首はまっすぐで健全な状態だっただろうから。彼はただ王を安心させて、安静を命じ――つまり病人《ペイシエント》らしく我慢《ペイシエント》するようにと申し伝え――身体の治癒力が魔法のような力を発揮するのを待つだけで良かったのだ。良い治療というものは、かくもシンプルなときもあるのだ。

もっとも、この話は作り話である可能性が高い。ヘロドトスにはギリシア人とその治療技術を自慢したい正当な理由があったのだ。まず、ヘロドトスはギリシア人だった。おまけに、彼がペルシア人の王を救ったギリシア人奴隷の話を書いたときは、ペルシア戦争第二回遠征のさなかで、アテナイがちょうどペルシア人に征服されたときだからだ。ダレイオスはペルシア戦争を始めたが、紀元前四九〇年にマラトンの戦いで敗北した。すると今度は、息子のクセルクセスが父に次いで二度目のギリシア遠征をおこなった。史上最大級の軍事行動だったが、またもやギリシア軍は屈服しなかった。ヘロドトスはペルシア人についてできるだけ客観的に書こうと努力したものの、ダレイオスの足首にまつわるこの話は、二度にわたるペルシアとの戦争の後、ギリシアのプロパガンダだと思われたに違いない。歴史上これほど重要な人物が足首を脱臼したのに、記録がまったく残っていないなんて、現在の外科知識では信じがたい。また、足首の関節を、機能障害で長く悩まされることも、慢性的な痛みもないほどに治すにはかなりの精度が必要で、この時代ではあり得ないからだ。

足首は、足の一番上に位置する距骨《きょこつ》が下脚の果間関節窩のほぞ(凸起《とっき》)にぴったりと収まっている。果間関節窩は、上の内側には脛骨《けいこつ》が、外側には腓骨《ひこつ》があって、長方形の形をしている。足はこの構造にぴったりと接合しているため、足首が外傷を負って果間関節窩が脱臼すると、骨の位置がずれてしまう。ここで脱臼した骨を(ミリ単位で)正確に元の位置に戻さなければ、距骨は果間関節窩に正確に接触できず、骨が摩耗したり断裂したりして、やがて変形性関節症に発展する。これが足首に起きるとやっかいだ。足関節は、歩くたびに身体の全体重を支えるだけでなく、走ったりジャンプしたりするとその負荷が増すからだ。そのため、足関節をひどく骨折すると、慢性的な機能障害、痛み、歩行障害を引き起こすと言われている。にもかかわらず、ダレイオス王の症例では、これらの症状はいっさい見られなかったようだ。

足関節を正確な位置に戻すなどの、骨折した骨を正確に整復する技術は、近代の数々の発明によって可能となった。正確には、オランダの軍医アントニウス・マタイセンが一八五一年に発明したギプス、ヴィルヘルム・コンラート・レントゲンが一八九五年に発見したX線、それからスイスのAOファウンデーションが一九五八年に発展させた斬新な術式のおかげだ。今日、骨折を治療するときは、患部のレントゲンを撮り、それから金属板やねじを使って折れた部位をしっかり固定する手術をおこなう。この方法は「骨接合術」と呼ばれている。骨の小片をすべて元通りにつなぎ合わせてねじで固定するのは、非常に手間のかかる作業だ。足首の場合は、切開してから縫い合わせるまでに、かなりの時間がかかる。

では、ダレイオスの足首が骨折していなかったら？　足関節は骨折しなかったが、足が脱臼した可能性はあるだろうか？　ダレイオスは関節の転移、いわゆる関節の脱臼に悩まされていたのかもしれない。他の部位を損傷せず、足首だけを脱臼するケースはごくまれで、骨が驚異的に強くなければならない。だが、ダレイオスの骨はそんなに強くなかったことが、ヘロドトスが——意図せずに——おこなった科学的実験から判明した。

歴史家のヘロドトスは、エジプトを旅行したときに、カンビュセス王率いるペルシア軍(ダレイオスの前任者)とプサムテク三世率いるエジプト軍との最初の戦いがおこなわれた砂漠の地を訪れた。そのペルシウムの戦いでは、ペルシア軍が勝利したものの、両軍ともに多大な犠牲を払うこととなった。例によって、争いの後(虐殺の後、と言うべきか)には、遺体が軍ごとに分けられて山のように積み上げられた。骸骨の山を見つめていたヘロドトスは、ふと、この山を壊したくなった。このいかにも旅行者らしい衝動に突き動かされ、彼は遺体の山に向かって石を投げつけた。ヘロドトスによると、ペルシア人の頭蓋骨は小さな石があたっただけで穴が空いたが、エジプト人の頭蓋骨は、大きな石を打ちつけても割れなかったという。ヘロドトスは、頭蓋骨の強度が違うのは日光が原因だと考えた。日光は帽子を被らないエジプト人の頭に生涯降り注ぎ続けるが、ペルシア人はフェルト帽を被ったり、日傘を差したりするからだ、と(確かに日光に当たると骨が強くなるが、それはヘロドトスが提案した理由によるものではない――日光に当たるとビタミンDが生成されるからだ)。

ダレイオスの骨格を調べれば、その骨の強度を測ることができる。実際に足首を骨折したのであれば、その痕跡も見つかるだろう。皮膚が傷つくと、必ずその傷跡が残るのと同様に、少なくとも大人になってから骨が傷つくと――つまり骨折すると――その痕跡は何年もあとまで残る。というのも、皮膚と同様に骨も生きている組織だからだ。

骨を構成する細胞は、厚いカルシウムの層に張りめぐらされた無数の小さな血管から血液を供給されている。骨折すると出血するのはそのためだ。とはいえ治癒する過程ではカルシウムは邪魔になる。その問題を解決してくれるのが破骨《はこつ》細胞だ(文字どおり、「骨を破壊する細胞」だ)。骨折した部位の両側にある数ミリ程度の骨組織を吸収して、損傷した部位のまわりをきれいにしてくれる、特別な細胞だ。破骨細胞の作業が終わったら、今度は骨芽《こつが》細胞(骨を作る細胞)の出番だ。この細胞は結合組織を形成して、欠損部を新しい骨で埋めてくれる。このプロセスでは、新しくできる骨は欠損部よりも大きくなるため、骨折した部位にこぶができる。このこぶ――仮骨《かこつ》という――には骨細胞《こつさいぼう》と呼ばれる骨を形成する細胞が含まれている。この細胞はカルシウムを蓄えるため、新しい仮骨はどんどん強くなる。仮骨が骨欠損部を十分に埋めるまでに二か月ほどかかる。若い骨は徐々に成長し、やがて他の骨と構造的に何ら変わりがなくなるが、仮骨は傷跡として残る。
　残念ながら、ダレイオスの足首に仮骨があるかを解剖して確認することはできない。ペルシア人は遺体をミイラ化する習慣をエジプト人から取り入れたし、ダレイオスの墓も見つかった。王の墓は現在のイランのナクシェ・ロスタムの岩壁に掘り込まれていたが、ダレイオスのミイラはもはやそこにはない。狩猟中にダレイオスの足首に何が起きたのかは、永遠に謎のままだ。

　ヘロドトスは、デモケデスの運命についてどう語ってるかって？　デモケデスは「やさしい手つき」だっただけでなく、紳士でもあったようだ。エジプト人医師たちと強い絆で結ばれていて、彼らを殺さないでくれとダレイオスを説得した。ひどいホームシックに悩まされた彼は、王に医療技術を気に入られたせいで故郷ギリシアに二度と戻れなくなるのではないかと不安になった。アトッサ女王の胸に膿瘍ができたときに、デモケデスはそれを見事に切除し、成功した褒美としてギリシアに帰らせてほしいと王に頼んだ。ダレイオスはギリシア遠征に備えて、デモケデスに現地をスパイする任務を与えることにした。こうしてデモケデスは、現地の偵察部隊のガイド兼通訳として働くことになった。ところがギリシアに着くと、デモケデスは隙を突いて逃亡した。故郷クロトンに帰ったデモケデスは、力士ミロンの娘と結婚した。こうしてアイギナから始まった彼のすばらしいキャリアは終わった。アイギナでは、国家への奉仕で年に六〇ミナ（一タラント）の報酬を得ていた。彼の報酬はのちにアテネに移ってからは一〇〇ミナに、その一年後にサモス島の僭主ポリュクラテスの外科医を務めた頃には一二〇ミナになった――パンの価格を基にして当時と現在との通貨の価値を比較した場合、現代の外科医の給料とほぼ同じぐらいになる。しかし、不運によってキャリアが変わり、ダレイオスに仕えることになった。デモケデスは当時もっとも有名な医師だったが、歴史の本を紐解くと、彼の存在は他のギリシア人医師の陰に完全に隠れてしまっている――デモケデスと同じように、やさしい手つきと仲間との絆が強かった人物、ヒポクラテスだ。

そして、言うまでもなく『ハンムラビ法典』は時の試練に耐えられなかった。ハンムラビ王は、この法を変えようとする者は、女神ニンカラクによって「高熱と癒えぬ重傷」を負わされ、ベル神の無慈悲な呪いに打ちのめされるだろうと警告した。その警告にもかかわらず、成果を出す義務（「治らなければ、報酬はない」）は別の義務にとって代わられた。現代の医療法では、患者はもはや商品やサービスを買う顧客とは見なされなくなった。医師の義務も最善を尽くす義務に変わった（「ケアする義務」）。外科医はもはや全力を尽くして結果を出す必要はなく、結果を出すために全力を尽くせば良いとされるようになった。結果を出すことが不可能な場合もあるため、この変更によって外科医は守られるようになった。患者に害を与えてしまった場合でも、その結果ではなく意図によって、その罪の責任を課されるようになった。つまり、患者に害を与えないよう全力を尽くした外科医は、結果的に害を加えてしまったとしても、その責任を問われなくなったのだ。

ナイフで他人に害を加えた者と、メスを使って人を治療する外科医との違いは、現代の法律で定められている。誰が有罪で、誰が無罪かを決めるのは、能力と権限という概念だ。医師免許を持つ外科医にはそのような権限があるが、この職業に従事する限りは、経験を積み、再教育研修を受け、良い結果を出すことで、医師としての能力を申し分のないレベルに維持しなければならない。

外傷学、外科、整形外科

外傷学――災害による障害や外傷の治療にあたること――は、ごく一般的な外科治療だ。この分野は、戦時に非常に重要になる。兵士が負傷しても手当すれば再び戦えるようになるのだから、王にとって腕の良い軍医は非常に貴重な存在だった。平時になると、外傷学の専門医は、犯罪や交通事故や労働災害への対応に追われる。骨折を治療したり、ぱっくり開いた傷口の手当てをしたりするのは、外科医の仕事だった。外科医の仕事は「治癒する」こと、すなわちすべてを元に戻すことなのである。長年の間、平時には理髪師が外傷の治療をおこなった。床屋には、治療にぴったりの椅子、洗面台、清潔な刃物があったからだ。手術が成功すると、理髪師は、店の外の棒に血だらけの白い包帯を吊して、商売を宣伝したものだった。今では、床屋の外には赤と白のポールが立っているが、その起源は血だらけの白い包帯だったのだ。整形外科は当初、外科手術とは何の関係もなく、ナイフも刃物もメスも使わなかった。「整形外科(orthopedics)」の語源はギリシア語で、「orthos」は「まっすぐ」、「paidion」は「子ども」を意味した。彼らの仕事は主に、子どもたちに装具をつけたり添え木を当てたりして、骨のゆがみを矯正することだったのだ。今では整形外科医は、骨や関節に異常があれば何でも対応するし、その対象は子どもにとどまらなくなり、メスも扱うようになった。人工関節置換術がおこなわれるようになってから、整形外科は本格的な外科分野になったのだ。

第七章 世界が見つめる世紀の大解剖——気管

ジョン・F・ケネディ

金曜日の昼下がりのことだ。ダラスにあるパークランド記念病院の緊急治療室に、頭を撃たれた四五歳の男が運ばれてくる。ぱっくりと開いた傷口から血と脳の組織がしたたり落ちている。他の患者たちはすぐに他の診療科へと運び出される。運ばれてくる被害者を追うように、大勢の人たちが院内に入ってくる。全員が取り乱した様子だ。外は報道関係者たちでひしめき合っている。男の妻が担架に付き添って歩いていたが、その顔には男の血が飛び散っている。被害者が担架で第一外傷室に運ばれると、その背後でドアが閉められた。男のそばには医師と看護師しかおらず、妻は外の廊下で待っている。

医師はチャールズ・キャリコ、二八歳。二年目の外科研修医で、この日は緊急治療室の当直だった。被害者が誰かはすぐにわかった。彼の目の前で、頭に大きな穴を開いたまま血まみれで横たわっているのは、ジョン・F・ケネディ大統領だ。意識はなく、体はゆっくりと痙攣するように動いている。大統領が苦しそうに呼吸するのを見て、キャリコはすぐに口から気管に気管チューブを挿入する。喉頭鏡《こうとうきょう》――小型ライトがついたフック型の器具――を使って口内をのぞき込む。大統領の舌を片側へ寄せ、喉をできるだけ大きく開くと、喉頭蓋《こうとうがい》――気管の入り口にある軟骨でできた弁――が見える。その奥にある声帯が見えると、彼は二本の声帯の間にプラスチックチューブを押し込む。大統領の傷はどれも処置が必要だったが、まずは肺に空気を送り込まねばならない。首の真ん中に空いた小さな穴からはゆっくりと血が流れ落ちている。ドアが開くと、廊下がざわざわと騒がしい。当直勤務の外科医、マルコム・ペリー医師が室内に入ってくる。

ご存知のように、ケネディ大統領は助からず、外傷室で亡くなった。大統領の遺体はすぐさま遠く離れたワシントンD・Cにあるベセズダ海軍病院へ運ばれ、その日の晩に、軍の病理学者ジェームズ・ヒュームズ医師が解剖をおこなった。ヒュームズは、それが世紀の大解剖になることを意識していた。失敗は許されない。大勢の人々が彼の一挙手一投足に注目していた。黒いスーツに身を包んだ正体不明な男たちもいた。目の前にあるのはただの死体ではない。その日に何が起きたのかを正確に突き止めるうえでもっとも重要な証拠であり、国益に関わるものでもあった。ヒュームズが見つけた銃創がすべて同じ方角からつけられたものであれば、単独犯、おそらく精神的に不安定な異常者が一人で狙撃したのだろう。だが、もし銃弾が別々の方向から発射されたことが判明すれば、複数の殺し屋による組織的な犯行である可能性が高い。

ところが、初っぱなから問題が見つかった。レントゲンに銃弾が映っていなかったのだ。つまり、銃弾はすべて体を貫通していて、射入銃創と射出銃創しか残っていなかったのだ。にもかかわらず銃創は三つしか見つからなかった。うち二つは一直線につながっており、頭の後ろに小さな穴が一つ、右側頭部に大きな穴が一つ空いていた。三つ目は小さな銃創で、右側の背面、首の付け根のすぐ下にあった。きわめて小さいことから射入銃創に違いない。射入銃創は射出銃創よりも小さいのが普通だが、高速弾にあたって負った射出銃創もこれぐらい小さいことがある。いずれにせよ、問題はその穴に対応する射出銃創、または射入銃創がどこにあるかだ。体のどこにもその跡がないのだ。

ケネディのあとを引き継いだのは、副大統領のリンドン・ベインズ・ジョンソンだった。銃撃されたケネディをダラスからワシントンへと運ぶ際、ジョンソンも大統領専用機に同乗し、その日のうちに機内で大統領就任宣誓をおこなった。ジョンソン大統領はすぐさま狙撃事件を究明しようと、ケネディの死からちょうど一週間後に、アール・ウォーレン連邦最高裁長官をトップとするウォーレン委員会を設置した。委員会はケネディの処置に関わった医師たちにも尋問した。委員会の最終報告書は一般公開されており、医師たちの証言もインターネットで簡単に見つかる。医師たちの証言から次のことが推察できる。

ダラスで狙撃されてから八分と経たずに、ジョン・F・ケネディはパークランド記念病院の緊急治療室へと運ばれ、看護師のマーガレット・ヘンチクリフと外科研修医のチャールズ・ジェイムズ・キャリコが対応した。キャリコはすぐに気管チューブを挿管して、人工呼吸器に接続した。そのとき、三四歳のマルコム・オリバー・ペリー医師が治療室に入ってきた。キャリコと同様に、彼も大統領が息を詰まらせているのに気づいた。前頸部《ぜんけいぶ》の真ん中にある小さな傷から、血がゆっくりとしたたり落ちているのが目に入った。ペリーは瞬時に状況を判断して、決断したに違いない。

大統領の意識はなかったが、胸はゆっくりと上下していた。もっとも、気管チューブを使っているにもかかわらず、呼吸の仕方が普通とは違った。チューブの挿入位置が悪いのか、あるいは何らかの異常、おそらく気胸《ききょう》(肺が虚脱すること)か血胸《けっきょう》(胸膜腔内に血液がたまること)が原因だろうか。おまけに前頸部に小さな傷がある。気管を損傷したのか?　キャリコが気管に気管チューブを挿入したのなら、どうして傷口から気泡が出てこないのか?　もしチューブが間違った場所、たとえば気管ではなく食道に挿入されていたら?　すぐに対処しなければならない。

ペリーは外科用メスを手にして、気管切開を始めた――肺に空気を送り込むために、首と気管を切開する手術だ。ここを切開すれば、気管に特別な気管切開チューブを差し込むことができる。首の小さな銃創の位置が、メスを入れる場所――首の真ん中で、喉仏の真下――と重なっていたため、ペリーはこの穴を使うことにした。メスで銃創の穴を真横に広げて、気管切開をおこなったのだ。

ヒュームズが四つめの銃創を見つけられなかったのはそのためだ。

ペリーが入室して間もなく、第一外傷室は医師でいっぱいになった。ペリーの次に現れた二人の医師、チャールズ・バクスターとロバート・マクレランドはすぐに気管切開を手伝った。医師たちが気管に気管切開チューブを挿入している間に、次に現場にやって来た二人の医師、外科研修医と泌尿器科医がそれぞれ大統領の胸部に胸腔《きょうこう》ドレーンを通した。これはプラスチックのチューブで、気胸か血胸のときに、胸壁内の肋間《ろっかん》を通して胸腔まで挿管して、肺のまわりにたまった空気や血液を抜くためのものだ。麻酔科医が人工呼吸器を扱い、心臓の動きは心電図でモニタリングされ、腕の静脈は切開されて輸血と点滴がおこなわれた。O型Rhマイナスの血液を輸血し、乳酸リンゲル液（水とミネラルでできた溶液）を点滴投与した。

神経外科医のウィリアム・ケンプ・クラークは脳の損傷を入念に調べた。患者の頭の近くに立っていたこともあり、彼がケネディの口から気管チューブを外して、ペリーが気管に気管切開チューブを挿入した。クラークがチューブを取り外したとき、ケネディの喉に血がたまっているのが見えたという。次に、経鼻胃管を食道経由で胃まで挿入した。こうして八方手を尽くしたにもかかわらず、大統領の呼吸状態は一向に良くならなかった。頭の傷から血が大量に流れ出ていて、看護師がガーゼを押しあてて圧迫している。床とストレッチャーには血と脳組織が飛び散っている。気道を確保しようと全力を尽くしたものの、もはや脈拍を感じ取れなくなっていた。クラークとペリーがすぐさま心臓マッサージを始めると、頭の傷口からさらに血があふれ出した。クラーク医師はついに勇気を出して心肺蘇生を中止し、午後一時に大統領の死亡を宣告した。病院に運ばれてから二一分後のことだった。

それから間もなく、大統領の遺体はシークレットサービスのエージェントによって運び出され、ワシントンにある海軍病院に移送された。ダラスの医師たちと軍の医師たちとの間で情報は共有されなかった。そのため銃創をめぐって議論が起き、多くの陰謀説が生まれて根強くささやかれ続けることになった。ダラスの第一外傷室にいたペリーと一〇人の医師たちは、大統領をうつ伏せにして後ろ側を診る時間がなかったため、後頸部《こうけいぶ》の首の付け根にある銃創も後頭部の銃創も見ていなかった。その日の午後、悲劇的な出来事が起きてすぐに、ペリーは臨時の記者会見に臨み記者たちから質問攻めにあった。ペリーが前頸部《ぜんけいぶ》の傷を射入銃創と呼んだため、メディアは暗殺事件の数時間後から何日もの間、ケネディが前方から一発または数発の銃弾を浴びたと推測した。言うまでもなく、だとすればリー・ハーヴェイ・オズワルドを逮捕した理由とはつじつまが合わない。この若者は大統領を背後から撃ったにもかかわらず、暗殺事件から一時間半と経たずに逮捕され、すぐに単独犯と断定されたからだ。

そんなわけで、大統領の死にまつわる報告が検死解剖の報告書と矛盾していたため、事実を隠蔽したのではないかとの疑惑が生じた。ヒュームズがようやくペリーに電話をかけたのは翌朝のことで、そこで初めて気管に弾痕があったことを知らされた。ヒュームズにとってその情報は、パズルの最後の一ピースとなった――首の後ろの付け根付近にあった銃創、大統領の胸腔を開いたときに右肺の上部に見つかった弾痕、それからペリーが気管切開のときに使った穴は一直線につながっており、背後から発射されたものだった。頭の傷も同様で、つまり大統領は後方から二発撃たれて亡くなったことになる。暗殺者は一人で、組織的な陰謀ではなかった。にもかかわらず大勢の人々は、夜中に海軍病院で極秘におこなわれた検死結果をまとめた報告書よりも、大統領がまだ存命だったときに、自分の目で傷を確認した英雄的な若き外科医の口から発せられた言葉を重要視し続けた。

ケネディの銃弾の謎を解く鍵は、エイブラハム・ザプルーダーという一市民が撮影したフィルム映像から見つかる。秘書の助けもあって、ザプルーダーは大統領の車列――つまり大統領が狙撃される瞬間――にピントを合わせてはっきりと当時の状況を撮影していたのだ。ザプルーダーはパレードがよく見えるよう日陰棚の上に立ったが、体勢が不安定だったため、撮影する間は秘書が彼の脚を支えていた。事件から一五年後にようやく公開されたその映像には、今やおなじみとなった光景が映っている。大統領の頭の断片が飛び散る様子と、移動中の車の中で妻のジャッキーが助けを求めてトランクにはい上がる様子だ。それほど有名ではないが、この映像には頭を打ち抜かれる五秒前の出来事も映っていた。非常にわかりにくいが、ケネディが突然しかめ面をして、両手で喉をつかむ。誰もその異変に気づかないようで、みんなが笑みを浮かべて手を振るなか、大統領は息を詰まらせているように見える。

何が起きたのかを説明しよう。あの無残な頭の傷は三発目の銃弾によるものだった。二発目の銃弾はケネディの後ろから命中し、気管を斜めに貫通して声帯の下を突き抜けた。そのためケネディは声を出すことも叫ぶこともできず、誰も彼が窒息状態にあることに気づかなかった。弾丸はケネディの前頸部から体外へ飛び出して、前の席に座っていたテキサス州知事ジョン・コナリーの胸部を貫通して、右手首と左大腿部にも命中した。その弾道が奇妙だったために、この弾丸は「魔法の銃弾」、別名「証拠物件三九九」と呼ばれるようになった。だが、ザプルーダーの映像をもとに再現すると、弾道は奇妙でも何でもないことがわかる。二発目の前に発射された一発目の銃弾は標的をそれて、パレードの観客だったジェイムズ・テイグの右頬に傷を負わせた。一発目の銃声を聞いたコナリーが、車内で振り返ってステットソン［つばの広いカウボーイ帽］を持ち上げた。そんなわけで、コナリーとケネディが負った傷はすべて一直線につながっているのだ。その弾道を辿ると、テキサス教科書倉庫六階の開いた窓へと行き着く。そこの窓際にいたリー・ハーヴェイ・オズワルドの犯行か、あるいは別の狙撃手の仕業かは、依然として不明だ。オズワルドが犯行を否定したうえに、その二日後に射殺されたからだ。

では、医学的な観点からは何が起きたと言えるか？　二発の銃弾は、三つの点から大統領の命を脅かすこととなった。頭部が被弾したときに、右脳の大部分が吹き飛ばされた。具体的にどの部位をどれぐらい失ったのかはわからない——ジョン・F・ケネディの脳は紛失して行方不明だからだ。とはいえ、脳の損傷がどれだけ深刻だったとしても、必ずしも致命的になるとは限らない。右脳を損傷すると、麻痺（半身不随）、感覚が鈍くなる症状（片側感覚鈍麻《へんそくかんかくどんま》）、左半身への刺激に対する反応欠損（半側空間無視）、左側の視野が見えにくくなる症状（片側視野欠損）が起きる。人格の変化（前頭葉症候群）、簡単な計算ができなくなる（失算）、音楽を理解できなくなる（失音楽）、記憶の喪失（健忘症）も起こりうる。とはいえ、言語を話し理解するための言語野は左脳に偏っている一方で、呼吸や意識を調整するためのもっとも重要な領域はさらに離れた、脳幹にある。そのため、右脳の損傷によってケネディの人格の多くが失われたかもしれないが、身体は生き続けた可能性がある。

さらに、頭部からの大量出血も致命的なものとは限らない。大量の血を失っても、心臓が血圧を維持できる限り輸液や輸血で補うことができる。病院に搬送されたとき、ケネディの脈拍が測定できて、身体もまだ動いていたことから、血圧は危険なほど低くはなかったに違いない。検死解剖の結果、他に想定外の内出血はなかったことが判明した。言うまでもなく、事後となった今では、ぱっくり開いた脳から流れ出る血液を止められたかどうかを判断するのは難しい。

失血以上に致命的となったのは気管の損傷だ。気管を撃ち抜かれてから、キャリコが気管チューブを挿入するまでの八分間、ケネディは呼吸ができなかった。血中の酸素が不足した状態が長く続くと無酸素症になる――これは窒息状態を表す医学用語だ。無酸素症に陥ると、すぐさま脳と脳幹が――身体のすべての部位も――ダメージを受ける。酸素がなければ機能不全に陥るからだ。ダメージを負った直後は回復可能だ。被害者は意識を失って失神する。その後、ダメージは回復不可能なものとなる。被害者の意識は戻らなくなるが、意識とは無関係に呼吸はできる。昏睡と呼ばれる状態だ。最終的にそのダメージは致命的となり、生命の維持に欠かせないシステム――脳幹にある意識、呼吸、血圧を制御する中枢――が完全に止まってしまうからだ。酸素不足によって脳幹の呼吸中枢がダメージを負うと、窒息した大統領に見られたように、身体が奇妙な動きをするようになる。検死解剖の結果、肺の虚脱は見られず、肺の内外にも大量の血液は貯留していなかった。よって気管チューブの挿入や気管切開によって大統領の命を救えたかもしれないが、それも、もっと速く処置していればの話だ。今では、意識を失った患者は気管チューブを挿入してから動かす。一刻を争うため、救急隊員が気管チューブを挿入するのだ。

そんなわけで、アメリカの第三五代大統領が亡くなったのは、大勢の医師が手を尽くしても止められなかった多量の失血と、気管切開に取りかかるのが遅すぎたために窒息したからだ。奇妙なことに、アメリカの初代大統領ジョージ・ワシントンも同じような症状で亡くなっている。もっともワシントンの場合は、医師たちの手で大量に失血させられたあげく、その医師たちが気管切開を拒否したために、窒息死したのだが。

ワシントンの最期の数時間に何が起きたかについては、その目撃者で個人秘書でもあったトビアス・リア大佐が詳しく書き残している。一七九九年一二月一三日の金曜日、ワシントンは喉の痛みで目を覚ました。その前日に、雪が降るなか馬に乗って出かけたのが原因だろう。声がかすれて咳が止まらなかったが、ワシントンは寒い冬の天候のさなかに農園へと出かけていった。その晩は高熱で目覚めたという。ほとんど声が出ず、呼吸も苦しくなってきた。何も飲み込めなくなり、不安が増してきた。酢でうがいをしたところ、喉が詰まりそうになった。土曜日の朝、妻の反対を押し切って、ワシントンは支配人に血を抜くよう命じた。しかし一向に症状が改善しなかったため、三人の医師が呼ばれた。ジェームズ・クレイク、グスタヴス・リチャード・ブラウン、エライシャ・カレン・ディックだ。医師たちは大統領を何度も瀉血し、一六時間弱の間に二・五リットルもの血を抜いたという！ワシントンは徐々に衰弱していき、背筋を伸ばして座ることもできなくなった。呼吸を整えるにはこの姿勢を取るのが重要なのだが。日が暮れるに従って、ワシントンの呼吸はどんどん苦しくなっていった。おそらく彼は咽喉感染症にかかり、喉頭蓋が腫れて気管が塞がれそうになっていたに違いない。そのような状態になると、患者は今にも窒息しそうな気がして、不安でたまらなくなるものだ。しかしすでに血液の半分近くを失っていたワシントンは、とても穏やかだった。三人の医師のなかで一番若いディック医師が、大統領を救うために気管を切開したいと提案したが、他の二人の医師、クレイクとブラウンは危険すぎると言って却下した。ワシントンはその夜一〇時に息を引き取った。大量失血による衰弱と、咽喉感染症による無酸素症が原因だった。六八歳だった。

今では、急性呼吸不全を緩和するために、必ずしも気管切開をおこなう必要はない。二〇世紀初頭から気管挿管——気管チューブを口から気管まで挿入すること——がおこなわれるようになったからだ。気管チューブは現代医学においてもっとも効果的な救命器具の一つに数えられる。直径一センチ、長さ三〇センチほどの使い捨てできるプラスチック製のチューブで、シンプルで柔軟性がある。チューブの先端に小さなバルーンがついていて、チューブが声帯を通って気管に入ったら、バルーンを膨らませて、人工呼吸中の肺の気密性を保つことができる。この方法は、息苦しさを軽減するためだけではなく、全身麻酔をかけて手術するときにも使われる。大がかりな手術をおこなうときは、患者の気管に気管チューブを挿入することが基本条件となっている。ごくまれに、気管挿管がうまくいかず患者が窒息する恐れがあるときは、最後の手段として気管切開がおこなわれる。

一九六三年一一月二二日金曜日の出来事は、マルコム・ペリー医師のその後の人生に影響を及ぼし続けた。あの衝撃的な事件が起きたとき、外科医になって二か月しか経っていなかったペリーは、その後数日間慌ただしい日々を送った。だが、ケネディの緊急対応だけでは終わらなかった。彼はすぐに手術室に呼び出されて、ケネディと共に被弾したコナリー知事の手術をサポートし、その二日後にも彼の姿は手術室にあった。今度はケネディ大統領暗殺事件の容疑者リー・ハーヴェイ・オズワルドが銃撃されたのだ。ペリーはオズワルドの腹部に両手を置いて、動脈出血を止めようとしていた。

救急医療のＡＢＣ

アルファベットは、緊急医療に何が必要かを覚えておくのに役に立つ。生命の危機に瀕した患者を安定させるには、ＡＢＣの順番で一連の行動を実行しよう。Ａは気道(airway)だ。気道を確保しなければ、患者は数分と持たずに窒息死するだろう。気道を確保するには、気管チューブを口から入れて、二つある声帯の間を通って気管まで挿入する。これを「挿管」と呼ぶ。何らかの理由でこの方法がうまくいかないときは、ただちに前頸部から気管を切開しなければならない。これを「気管切開」という。一刻を争うため、躊躇している暇はない。「気管切開を思いついたら即実行！」。緊急医療とはそういうものだ。Ｂは呼吸(breathing)のことだ。患者の肺が十分な酸素を取り込んで、十分な二酸化炭素を放出するようにしなければならない。人工呼吸器に接続すれば、患者の呼吸を助けることができる。外部環境から酸素を取り込んで二酸化炭素を放出することをガス交換と呼ぶが、ガス交換が不十分だと脳や心臓やその他の重要な臓器に十分な酸素が行き渡らず、機能不全に陥る恐れがある。この状態を「虚血」と呼ぶ。筋肉は酸素がなくても六時間持つが、脳は四分しかもたない。次に、血液中に含まれる二酸化炭素が放出されないと、血中のｐＨ値が下がる。このようにして血液が酸性になると、さらに内臓を傷つけ、循環に悪影響を及ぼす。Ｃはこの循環(circulation)のことだ。循環を安定させ、患者が出血多量で亡くならないようにし、心臓と血圧を管理しなければならない。同様にしてＤ、Ｅへと続くのだが……。

第八章 リー・ハーヴェイ・オズワルド

ケネディと同じ外科医が暗殺者も

――手術の限界

マルコム・ペリー医師はまだ働いていた。ダラスに住む若き医師だった彼は、ほんの二日前に、わずか数年のキャリアのなかでもっとも恐ろしい瞬間を経験した。銃撃されたジョン・F・ケネディ大統領の命を助けようとしたが、暗殺者の銃弾による無残な傷を前に、なすすべもなかった。ケネディは彼の腕のなかで息を引き取り、国中の人々が彼のところへ押しよせた。

ペリーはまだ世間の注目の的だったが、休暇を取ることも、同僚とシフトを交代することもなく、ただひたすら仕事を続けていた。かくして二日後の一九六三年一一月二四日の日曜日も、彼が当直医として働いていたときに、ケネディが運ばれたのと同じ緊急治療室に、奇妙な小男が運び込まれた。ケネディの暗殺者とされる人物だった。銃で撃たれたばかりで、救急車で到着したときはすでに意識がなかった。目撃者によると、彼が撃たれたのは一発だけだったという。男の口から気管まで気管チューブを挿入して、輸血と輸液が投与された。

左胸の下側に銃創が一か所あるのが見て取れた。男の胸部から胸腔ドレーンを挿入して左肺のそばに留置したが、血液は一滴も排出されなかった。患者はやせていて、右上半身の背中側を確認すると皮膚のすぐ下に銃弾があるのが手で感じ取れた。銃弾は上腹部を通過して体内に留まっていたのだ。拍動は弱く、脈拍は一分間に一三〇回と頻脈で、血圧は測定できなかった。すぐさま男を手術室へ運び込み、三人の外科医が彼の命を救うために闘うことになった。

全米中がテレビの前に陣取っていた。画面越しに彼らが見守るなか、故ジョン・F・ケネディの棺を乗せた車が、ワシントンD・Cにある連邦議会議事堂へと向かった。国民が大統領に別れを告げられるよう、議事堂に一時的に棺を安置するためだ。次にテレビ画面は、ダラス警察署の地下にある駐車場を映し出した。大統領を暗殺した容疑者を囚人護送車に乗せるところだった。視聴者の目には、手錠をかけられたやせぎみの若者が、カウボーイハットを被った二人の警官に連れられてくるのが見えた。突如、大勢のレポーターのなかから一人の男が現れた。男はやせた男に近づき、あばら骨にピストルを押しつけて発砲した。それはテレビで生中継された史上初の殺人事件となった。銃口は男の心臓に向けられていたが、男がよけようとしたために心臓の下に命中した。現場にはテレビのレポーターやカメラマンが大勢いたため、この銃撃はさまざまな角度から撮られた。そのうちの何本かはＹｏｕＴｕｂｅで見られる。

銃撃犯のジャック・ルビーはすぐにレポーターたちに取り押さえられ、先ほどまでオズワルドが収監されていた独房に入れられた。警察署の地下駐車場が騒然とするなか、カメラは回り続けた。数分後に救急車が到着すると、意識を失った男を担架に乗せて車内に運び入れた。ワシントンD・Cの連邦議会議事堂前につめかけた群衆は、トランジスタラジオからダラスでの銃撃事件を聞いて歓声を上げた。リー・ハーヴェイ・オズワルドが撃たれたのだ。

オズワルドは、ダラスにあるパークランド記念病院の第二外傷センターへと運ばれた。誰もがこのやせた男の顔を知っており、マルコム・ペリーは「またか」と思ったに違いない。

待機的手術と緊急手術との間には違いがある。待機的手術は計画を立てられるし、必ずしもおこなう必要はない。緊急手術の場合、患者は窮地に立たされていて生きるか死ぬかを争う状況だ。だが、それよりもはるかに大きい違いがある——緊急手術の場合、手術をすると直近のリスクが大きくなるが、そのリスクはどんなに大きくなろうとも、何もしないよりはリスクが小さい。待機的手術の場合は、何もしないよりも手術をする方が直近のリスクは高くなるものの、リスクの差は小さいため、手術を正当化できる。現代の外科学では、待機的手術をおこなうことで合併症が起きるリスクが一〇％以下で、死亡するリスクが一％以下であれば、許容できるリスクとみなされる。合併症が起きる確率は、手術の大きさによって大きく異なるが、通常、大手術の方が深刻な合併症が起きる確率が上がる。もちろんさほど過酷でない手術でも合併症は起きるが、頻度は少ない。

手術後に合併症が起きる確率は「罹患率」と呼ばれ、%単位で表される。通常の合併症には、創傷感染症、出血、膀胱や肺の感染症、脚の血栓症、心臓発作、床ずれ、嘔吐、便秘、小腸の機能低下などがある。死ぬリスクを「死亡率」と呼び、こちらも%単位で表される。手術を受けたから、または合併症が起きたからといって、死ぬわけではない。合併症が致命的になるのは、治療に取りかかるのが遅すぎるか、合併症が別の合併症を引き起こして連鎖反応が起きるなどして、医師の手に負えなくなった場合だけだ。

どんな手術でも、合併症は(致命的な合併症も含めて)リスクとして計算されている。もちろん、患者にはこうしたリスクを前もって伝えなければならない。インフォームド・コンセントの原則に基づいて、外科医と患者は手術方法について合意する必要があるのだ。外科医は手術の四つの側面を説明し、患者はそれを理解して、お互いが合意することだ。四つの側面とは、適応症であること(手術する理由)、手術の性質と影響、手術の代替案、手術によって起こりうるすべての合併症についてだ。

合併症は医療過誤ではない。医療過誤と見なされるのは、外科医が誤った行動を取ったために問題が生じた場合だけだ。もしも手術が「規則通りに」(つまり、あるべき形で)おこなわれたが、それでも問題が起きたのであれば、それは「合併症」と呼ばれるが、医療過誤ではない。合併症は副作用とも異なる。合併症は意図せず起きるが、副作用は予測できる。手術の副作用には、痛み、発熱、吐き気、疲労感、心理的なストレスなどがある。

手術による合併症は、外科医の技術、手術の大きさ、手術方法、手術前・手術中・手術後の患者のケア、単なる偶然、運の悪さ、そして患者自身にも左右される。すべての患者が同じわけではないし、患者の違いは合併症の発症に大きく影響する。合併症が起きやすいのは、肥満の人、タバコを吸う人、栄養状態の悪い人、生物学的年齢が高い人（実年齢ではない）や、深刻な併存症を抱えている人、たとえば糖尿病、高血圧、喘息などの高リスクな病気を併存している人だ。したがって、患者は自分でもある程度リスクを減らすことができる。たとえば、タバコをやめる、健康的なレベルになるまでやせる、手術の前にタンパク質を十分に取る、手術までに他の病気をできるだけ治しておく、など。

外科医は、合併症が起きた症例を記録しておくことが求められる。合併症の症例をきちんと記録すれば、品質管理に役立つからだ。といっても、さまざまな病院のさまざまな医師たちの実績を比べるだけでは意味がない。結局のところ、喫煙習慣のある肥満の高齢患者ばかりを手術する外科医は、若くて健康な患者ばかりを手術する外科医よりも、合併症が起きる確率が高くなるからだ。

手術合併症は手術中に起きやすいという説があるが、それは作り話だ。ほとんどの合併症は手術後に起きる。外科医が患者を一番コントロールできるのは手術中であり、ここでうまく処置すれば術後もうまくいきやすい。実際、手術中には外科医の手にはリスクが握られている。合併症は主に術後に起きるため、外科医は四次元メガネをかけて手術する必要がある——四つめの次元は時間だ。外科医は今現在目に見えるもの、解剖した箇所、再建した箇所、縫合した箇所が、一時間後、一日後、そして一週間後にどうなっているかを想像できなければならない。たとえば今、ある器官に十分な血液が供給されていれば、現在その器官は健康的な肌色をしているし、一時間後、一週間後も変わりはないだろう。だが、もしその器官がやや青白ければ、数時間後に黒色に変色して壊死する可能性があると予測できなければならない。さらに、手術中にわずかに出血しているように見えても、出血が完全に止まらなければ、数時間で致命的な量に達することもある。腸に空いた穴を縫合するときは、外科医の予測力はもっと正確でなければならない。修復された腸は、水も漏らさないほどしっかり閉じられている。だが、縫い目の周りの腸壁の組織に十分な血液が供給されなければ、創は治らず、術後数時間か数日で細胞が死んで、腸の内容物が漏れ出すだろう。

そんなわけで、外科医は術後よりも手術中の方がはるかに状況をコントロールできる。よって、よほどのことがない限り患者が手術台の上で亡くなることはない。「手術台で患者が死亡」――外科医にとってこれは最悪の悪夢なのだ。

リー・ハーヴェイ・オズワルドの手術記録は公開されている。一九六四年に発表されたウォーレン委員会の報告書の一部として、付録八「テキサス州ダラス、パークランド記念病院の医師らによるメディカルレポート」に収められている。「パークランド記念病院の手術記録――リー・ハーヴェイ・オズワルドの手術」の「委員会の証拠文書第三九二号」を参照し、何が起きたのかを検証しよう。執刀したのは、トム・シャイアーズ、マルコム・ペリー、ロバート・マックリーランド、そしてチーフレジデントのロン・ジョーンズだ。

医師たちは、胸骨の下部にある剣状突起から恥骨まで正中線に沿って大きく切開する開腹手術をおこなった。彼らは腹腔を開いてすぐに、できたての血塊も含めた三リットルの血液を排出した。患者は失血多量で死ぬ恐れがあり、一刻を争う状況だ。血液のほとんどは右半身から流れ出ているように見えた。

右上腹部には、五つの重要な構造が重なり合っている。まず、大腸は肝臓の前で屈曲しており、この箇所を右結腸曲と呼ぶ。医師らは注意しながらすばやくここを分離して、肝臓を確認した。肝臓の下には十二指腸がある。大腸と十二指腸は無傷のようだったが、肝臓は少し損傷していた。さらに調べようと、彼らは肝臓を脇に動かして、十二指腸を分離した。その後ろにある右側の腎臓は、上部から血が流れ出ていて、最初はひどく損傷しているように見えた。だが、外科医らが腎臓を分離して詳しく調べてみると、腹部のさらに奥にあるもっと大きな構造から出血していることがわかった。下大静脈だった。下大静脈の血管は親指ぐらい太く、血管壁はとても薄く、心臓の右心房に直接つながっている。体内の血液はすべて右心房を通るため、この主要な血管に穴が空くと、循環系の血液が文字どおり枯渇してしまう。医師らはすぐに湾曲した鉗子で血管をはさんで穴を塞ぎ、右上腹部の背中と肝臓と腎臓との間にガーゼを詰めて一時的に出血を止めた。

これで物語が終わるわけではないことは、外科医たちの目には明らかだった。腹腔の後ろの組織である後腹膜腔に、巨大な血腫(血液が一局所に大量に溜まって凝固したもの)があった。腹腔の後方が広く腫れて、腸が押し出されていた。医師らは問題を突き止めようと、左側からアプローチすることにした。左上腹部でも、臓器は互いに重なり合うように位置している。まず、大腸が脾臓の前で屈曲している(左結腸曲)。外科医らは、この箇所を注意しながらすばやく分離した。すると、脾臓が露わになった。その隣には胃がある。脾臓の上部が損傷していて、その近くの横隔膜に一か所穴が空いているのが見えた。胃を分離して脇にどけて、膵臓を調べたところ、膵臓はかなり損傷しているようだ。さらに中心部へ進み、手で腹部の奥深くを探ると大動脈があった。この主要な動脈も銃弾を受けていた。上腸間膜動脈——上腹部の大動脈から分岐して小腸に血液を供給する役割を担う太い動脈——も撃ち抜かれていたのだ。ペリーは指で大動脈の穴を塞ぐと、その穴の周りと大動脈から切り離された小腸動脈を鉗子で挟んだ。すべてがぐちゃぐちゃの状態だったが、とりあえず出血は止まったようだ。当時の手術報告書を読めば、この時に外科医チームの全員が安堵したことが感じ取れるだろう。患者の血圧が比較的安全なレベルにまで上がり始めた。

とはいえ、オズワルドが助かる見込みはほとんどないとわかっていたに違いない。体内にある一番太い静脈(下大静脈)と一番太い動脈(大動脈)の両方を同時に損傷した場合、死亡するリスクは六〇%以上と、きわめて高くなる。予後が悪いのは、両方の傷が大量出血しているためだ——大動脈は高い圧力がかかるため、下大静脈は心臓に直接つながっているため、出血量が多くなる。奥に隠れた構造のせいで到達しにくく、近くにあるたくさんの臓器のいずれかを誤って損傷してしまう可能性もあるため、手術が成功する確率は小さくなる。戦場では人々は主に高速の銃撃を受けて負傷するが、主要な血管に重傷を負った兵士が、生きたまま手術台に辿り着くことはめったにない。市民の発砲による負傷は、主に拳銃が使われるため、戦場とは異なる。ルビーがオズワルドを銃撃した今回のケースもそうだ。

手術中に麻酔科医を務めたのはM・T・ジェンキンス医師だ。報告書によると、すべての処置は麻酔なしでおこなわれたという。患者は最初から痛みに反応しなかったため、純酸素だけを投与した。のちのインタビューで、手術に立ち会ったポール・ピーターズ医師は、手術室には緑の手術着を着てはいたが、手術チームとは無関係の男たちが三人いたと語った。オズワルドは、気管に気管チューブが挿入されていたためしゃべれず、意識を喪失して死にかけていたうえに、三人の外科医に腹のなかをつつかれていたが、三人の男たちはオズワルドの頭側に立って、「おまえがやったのか？　おまえがやったのか？」と彼の耳元で大声で詰問していたという。その様子を見たピーターズは、当局はまだ容疑者から完全な自白を引き出せていないのだろうと思ったという。

鉗子はしっかり挟まっていて、出血も収まったように見えた。全部合わせて輸液が九リットル、輸血が一六・五リットル投与された。にもかかわらず脈拍はどんどん弱くなり、遅くなり、突如、完全に止まった。このように心拍が完全に止まることを心静止、または心停止と呼ぶ。まだ他に出血しているところがあるのか？　胸か？　心臓も撃たれたのか？　外科医たちは奮闘し続け、すぐさま開胸手術をおこなって、左胸腔にある二本のあばら骨の間を切開した。胸部を開いたが出血は見られない。心膜も確認したが、やはり出血はない。ペリーとマックリーランドとジョーンズは、順々にオズワルドの心臓を手に取って、リズミカルに圧縮しながら心臓マッサージをおこなった。しばらく開胸心臓マッサージを続けたあと、シャイアーズがオズワルドの右半身、皮膚のすぐ下にあった弾丸を証拠として取り出した。

カルシウム、アドレナリン、キロシカインを直接心臓に注射したが、効果はなかった。循環系の血液が枯渇し、心臓にはほとんど血液が供給されなくなっていた。やがて心臓が細動し始めた。リズミカルに収縮する代わりに、心筋が無秩序に痙攣し始めた。外科医らは心臓の細動を止めようと、電気ショックの電圧を段階的に七五〇ボルトまで引き上げた。心臓の細動は止まったが、鼓動を再開することはなかった。あきらめるわけにはいかないと、医師らはペースメーカーの銅線を挿入したが、やはり力強い心拍は戻ってこなかった。麻酔科医のジェンキンスは、患者がもはや刺激に対して反応せず、自力で呼吸できず、光を当てても瞳孔が収縮しなくなったことを確認した。外科医たちは蘇生を試みるのをやめた――オズワルドは死んだのだ。オズワルドの胸腔を閉じたあと、彼らはガーゼが二枚足りないことに気づいた。手術は八五分間続いた。失血量は八・五リットル弱だったと推定されている（人間の身体に含まれる血液は六リットル程度だ）。

オズワルドはありきたりな男ではなかった。米軍に所属したこともあれば、ソ連で数年ほど暮らしたこともある。彼は精神に障害のある一匹狼だったのか？　それとも、彼の過去から察するにソ連のスパイだったのか？　銃撃されるまで、彼は「はめられた」と主張していた。亡くなったとき、彼は二四歳だった。

だが、ペリーと同僚たちが、オズワルドの命を救ったらどうなっていただろうか？　彼らは、生存確率を上げるためにオズワルドを人工的に昏睡状態にしただろうし、術後もオズワルドは何か月間も集中治療室で過ごすことになっただろう。さらに何度も手術が必要になったかもしれない。精神的にも肉体的にもぼろぼろになっただろう。仮に彼が合併症や他の問題で死ぬことなく、生きて退院できたとしても、銃撃される前と同じようなリー・ハーヴェイ・オズワルドに戻るには、さらに一年の療養が必要だっただろう。が、それでどうなるのか？　結局彼は有罪になり、死刑を宣告されたのではないか？

後腹膜腔

大ざっぱに言うと、肺と心臓は異なる腔に位置している。肺は右胸腔と左胸腔に、心臓は心膜のなかにある。人間の体内で一番大きい腔は腹腔で、そのなかには胃、小腸、大腸(結腸)と虫垂、大網、肝臓、胆嚢、脾臓、子宮、卵巣などが含まれている。胴体に含まれている残りの器官は、脂肪または結合組織に埋まっていて、腔のなかで「自由」に動けない。たとえば食道、胸腺、主要血管、膵臓、腎臓、副腎、前立腺、膀胱、直腸がこれに当てはまる。腹部は二つの区画に分けられる——身体の前側には腹腔があり、その後ろには後腹膜腔がある。後腹膜腔は腹腔と背中の間に位置するため、手術中にここへアプローチするのは容易ではない。胴体の奥にあるし、その前には腹腔内のすべての器官があるからだ。おまけに、後腹膜腔にある器官はどれも脂肪や結合組織に囲まれているため、そのどれかを探すことは、福引き箱のなかをかき回すようなものだ。患者が仰向けに横たわると、腹腔の「階層」が形成されるため、腹腔から後腹膜腔に到達できる。さらに、患者が横向きに寝ると、脇腹から後腹膜腔へアクセスすることができる。腎臓や尿管を手術するときは、通常、患者にこのように側臥《そくが》位《い》の姿勢を取ってもらう。

第九章 二足歩行とひきかえに——静脈瘤

アウストラロピテクス・アファレンシスのルーシー

人間の身体はさまざまな要素で構成されているが、これらの要素は、何十億年もの試行錯誤を経て、肉眼レベルでも、細胞レベルでも、分子レベルでも密接に関連しあうようになった。これらを理解するには、生物学や生化学や遺伝学を含めた、さまざまな自然科学の知識が必要になる。その仕組みは非常に複雑なため、これらの要素が驚くほどシンプルに機能していることを見落としがちだ。その良い例が、静脈にある静脈弁だ。血液の逆流を防ぐ働きをする。逆流を防ぐ仕組みを説明するとやや専門的な話になるが、重力と圧力のちょっとした知識があれば、すぐに理解できるだろう。

両脚の内側には、足首から股間にかけて、皮膚のすぐ下に長い静脈が走っている。これは大伏在《だいふくざい》静脈(great saphenous vein)といい、略してＧＳＶと呼ばれている(「saphenous」の語源は、ラテン語で「太い綱」を意味する「saphon」だ)。たくさんの細い静脈と共に、大伏在静脈は鼠径部《そけいぶ》にある羊飼いの杖のように短くカーブした静脈に到達する。「大伏在静脈が流れるアーチ」と呼ばれるこの部位には、小さな弁がある。これは何ら特別なことではなく、ここより下の静脈にはすべて弁があり、重力に引っ張られる形で血液が逆流して下方向に流れるのを防いでいる。ところが奇妙なことに、このアーチより上の長い静脈、すなわち鼠径部から心臓までの静脈には弁が一つもないのだ。つまり大人の場合、日中は「大伏在静脈が流れるアーチ」にある小さな弁が、五〇センチもの長さの液柱の圧力に耐えなければならないということだ。これは体内にある他の静脈弁が受ける圧力よりも五倍も大きい。高い圧力に耐えられるようつくられた特別に強い弁ならともかく、ごく通常の弁にとってこの負担は並大抵ではない。結果的に、このアーチにある小さな弁は機能不全に陥ることがある。血液の逆流を防げなくなり、血液が「漏れ」始めるのだ。こうして静脈瘤が起きる。

静脈瘤とは異常に拡張した表在静脈のことだ。静脈が拡張すると、心臓方向への血流が滞ったり、血流が止まったり、逆流したりする。見た目が悪くなるだけでなく、周囲の皮膚に痛み、かゆみ、湿疹などのトラブルが起きることがある。大抵の場合、静脈瘤になると静脈弁が血液の逆流を止められなくなる。弁不全が起きやすいのは、もっとも圧力がかかる「大伏在静脈が流れるアーチ」の静脈弁だ。この静脈弁が効かなくなると、そこよりも下にある次の静脈弁に静脈圧がかかる。次の静脈弁は脚を一〇センチほど下ったところにあるため、この静脈弁は、一〇センチ長くなった液柱の圧力に対処しなければならない。その静脈弁も弁不全を起こすと、次の静脈弁にさらに圧力がかかることになる。こうして静脈圧が徐々に高くなると、大伏在静脈は細長い風船のように膨らんでいく。やがて、すべての静脈弁が血液の逆流を止められなくなると、通常は直径が五ミリ程度しかない大伏在静脈が拡張して静脈瘤になる。部位によっては、ブドウの房のように膨れ上がる。

そんなわけで、静脈瘤が起きる原因は、「大伏在静脈が流れるアーチ」にある小さな静脈弁が弱すぎて圧力に耐えられないためだ。というのも、何らかの理由によりこの太い静脈には伏在アーチから上には弁がないからだ。どうしてないのかって？　答えは驚くほどシンプルだ。

その答えを突き止めるために、三二〇万年前にさかのぼろう。推定年齢二五歳のアウストラロピテクス・アファレンシス、ルーシーだ。ルーシーとその種族は、我々の祖先のなかでも早い時期から二足歩行を始めた猿人だ。直立二足歩行で歩き始めたことで、ルーシーは現代的な外科手術のルーツに貢献することとなった。ルーシーの骨格の一部は、一九七四年にエチオピアで古人類学者のドナルド・ヨハンソンとトム・グレイによって発見された。発掘作業中にラジオからビートルズの曲「ルーシー・イン・ザ・スカイ・ウィズ・ダイアモンズ」が流れていたため、ルーシーと名づけたのだ。現在ルーシーは、エチオピアの首都アディスアベバの国立博物館で展示されており、世界中の博物館でそのレプリカが展示されている。

ここで、ルーシーの母親が四足歩行をしていたと仮定してみよう。四足歩行の場合、鼠径部から心臓まで流れる主要な静脈の液柱は、地面と水平になる。液柱が水平だと静脈圧がかからないため、ルーシーの祖先は静脈瘤に悩まされることはなかった。「大伏在静脈が流れるアーチ」から心臓までの主要な静脈が同じ高さにあるのだから、そもそも静脈弁など必要ないのだ。

したがって、静脈瘤は現生人類の歴史と共に始まったと言える。史上初の静脈瘤の記録はエジプトで見つかっているが、三五〇〇年以上前のものだという。静脈瘤にまつわる最古の絵はアテネの黄金期に描かれたもので、包帯を使って静脈瘤を治療した最初の人物はヒポクラテスだ。古代ローマのケルススは、患部を切開して尖ったかぎで静脈瘤を引っぱって取り除いたと記述している。伝記作家のプルタルコスは、ローマの執政官ガイウス・マリウス――ユリウス・カエサルの叔父でもある――は、手術の成果よりも痛みを避けることを重視し、もう片方の脚の手術を拒否したと記述している。プリニウスによると、このタフな政治家は手術台に縛られるのを拒否して、立ったまま手術を受けた唯一の人物だったという。確かにタフだが、ちょっと愚かな行為でもある。というのも、立つと液柱が垂直になって圧力が増してしまうからだ。手術中に静脈瘤にメスを入れたとき、患者が横たわっている時よりも立っている時の方が、噴出する血液の量がはるかに多くなるのだ。

静脈弁について記述されるようになったのは、中世になってからだ。とはいえ、静脈弁の働きがきちんと理解されていたかはわからない。アンブロワーズ・パレは、太ももの上部の大伏在静脈を糸で縛って(結紮《けっさつ》)血流を止めようとした最初の外科医だ。今では、大伏在静脈を結紮しても害がないことがわかっている。静脈は他にもたくさんあり、これらが大伏在静脈の役目を担うからだ。だが、パレはそのことを知っていたのだろうか？

一八九〇年に、ドイツの外科医フリードリッヒ・トレンデレンブルクが、太ももの上部を結紮する方法について詳しく記述している。さらに彼は、静脈弁の機能不全と静脈圧の上昇が静脈瘤を引き起こすと気づいた最初の人物でもある。これを機に機能的な治療がおこなわれるようになった。手術台に患者を仰向けに横たわらせて傾斜をつけて、頭を下に、脚を上にする体位は、彼の名にちなんで「トレンデレンブルク体位」と呼ばれるようになった。この体位だと、静脈圧が逆になる。脚の方が圧力が低く、心臓の方が高くなる。心臓への圧力が高い方がショック状態の患者には都合が良いし、脚への圧力が下がる方が静脈瘤の手術をおこなうには都合が良いのだ。

一九世紀末には、オーストラリアの外科医ジェリー・ムーアが、パレとトレンデレンブルクの治療法を組み合わせた方法を完成させた。ムーアは、大伏在静脈をできるだけ脚の付け根付近で結紮するのではなく、もう一歩踏み込んで「大伏在静脈が流れるアーチ」を結紮した方が良いことに気づいた。近代ではこの方法がスタンダードとなり、「羊飼いの杖」を意味するフランス語の「crosse」にちなんで「クロスセクトミー（高位結紮術）」と名づけられた。この方法により、目に見える既存の静脈瘤を治療できるようになっただけでなく、再発を予防できるようにもなった。

二〇世紀になると、クロスセクトミーはストリッピング手術と併用しておこなわれるようになった。ストリッピング手術とは、皮膚を少しだけ切開して大伏在静脈を一度で完全に引き抜く方法だ。

この術式は静脈瘤の治療法としてごく一般的におこなわれ、その傾向は二〇〇五年頃まで続いた。片脚の静脈を除去するのに一五分とかからない。

だが、外科学の歴史に残る名医であるテオドール・ビルロートは、明確な説明もなく、静脈瘤の手術に断固として反対した。そこへ現れたのが、スウェーデンの放射線科医スヴェン・イヴァル・セルディンガーだ。彼は血管外科の常識をひっくり返した。一九五三年、彼は血管を内側から治療する方法を編み出した。このセルディンガー法のおかげで、一九六四年にチャールズ・ドッターという別の放射線科医が、経皮的血管形成術を発明した。小さな風船を挿入して血管を拡張させることで、狭くなった動脈を治療するという聡明でシンプルなアイデアだ。二一世紀には、セルディンガー法は動脈だけでなく、静脈瘤の治療にも用いられるようになった。レーザーかマイクロ波を使って大伏在静脈を内側から焼灼して血管を閉じるのだ。しかも外科用メスを一切使わない。

ルーシーが人類にもたらした問題は静脈瘤だけではない。もし直腸に肛門の閉鎖に関わる三つの細い血管(直腸静脈)がなかったら、ルーシーは二足歩行でほんの少し歩いただけで、気を変えて四足歩行に戻ってしまっていただろう。ちなみに、排便のやり方はうまく適応したとは言えない。わたしたちはいまだに腰を九〇度に曲げて排便するからだ。この姿勢では排便時に力まなければならないため、痔、(子宮や直腸の)脱出症、便秘といった人類ならではの問題が起きるようになった。

もう一つ、外科医の日常業務についてルーシーに感謝しなければならないことがある——鼠径管《そけいかん》だ。腹壁の底にある鼠径管は構造的な弱点となっているが、本来ここは強くなければならない。重力によって、腹部にある内臓の圧力が常にこの弱点の内側にかかるからだ。重力がかかると、そこに穴が空いて内臓の一部が脱出して、いわゆる鼠径ヘルニアを発症することがある。この穴は進化せずに残ってしまったらしい。だが、ここでもし人間が四足歩行だったらと想像してみよう。四足歩行なら、鼠径管の位置は腹部の重心よりも高くなり、低くなることはない。そんなわけで、鼠径管は四足動物には問題ないが、わたしたち二足動物にとっては設計上の欠陥でしかない。直立歩行のせいで、現代人が生涯で鼠径ヘルニアを発症する確率は二五％にもなる。おかげで外科医の仕事はなくならずに済む。

四足歩行から二足歩行へ移行したということは、腰や膝にかかる重さが二倍に増えたことを意味する。おまけに椎間板——脊椎を形成している椎骨《ついこつ》と椎骨との間にあるクッション——は、四足歩行のときは何も支えずに済んだが、二足歩行になると、体重の半分を支えなければならない。こうして膝、腰、背中に過度な負荷がかかるようになり、外科の一分野である整形外科が発達した。整形外科医は、負荷がかかりすぎる腰や膝を人工のものに置き換えたり、腰のヘルニアを取り除いたりするのに大忙しだ。

もっとも目立つ欠陥は、脚に流れている動脈に見られる。四足動物と同じように、人間の脚の動脈も骨盤の奥で九〇度に曲がっているのだ。四足動物の後ろ脚は胴体と直角になるため、血管がこのように曲がる必要があった。原始的な陸上動物から人類に進化するまでの間、人類は長年四足歩行をおこなっていたため、脚の動脈は広く緩やかなカーブを描きながら九〇度に曲がるようになった。これで血液循環のこの箇所の血流が不規則に変動［乱流という］しにくくなった。人間が生き残るためにこれは重要なことだった。動脈に乱流が起きると動脈壁が傷つくことがあるからだ。ところが、今やわたしたちは直立歩行するため、四足だった頃には広くて緩やかなカーブを描いていた脚の動脈が、今では鼠径部のところで逆方向に九〇度曲がることになった。カーブは滑らかな曲線ではなく、不自然な形で鋭くねじれていて、血液の乱流が起きやすくなった。この形状によって動脈は堅くなり（動脈硬化）、ねじれ付近の血管が狭くなった。人間の身体のなかでも鼠径部の動脈が堅くなりやすいのはそのためだ。動脈が徐々に狭くなっていくと、脚がもっとも酸素を必要とするとき――つまり運動中――に十分な酸素を含んだ血液が供給されなくなる。すると、歩くと痛みを感じるが、立ち止まると痛みが治まるようになる。医学的に、このような症状を間欠性跛行《かんけつせいはこう》という（跛行（claudication）の語源は、ラテン語で「足を引きずる」を意味する「claudicare」だ）。オランダ語では「ウィンドウショッピング・レッグ」という絶妙な名前がついている。これは道を歩くときに脚が痛くなっても、足を止めて店のウィンドウを覗くたびに痛みが引くからだ。人間の場合は、やがて脚が壊死し始めて壊疽になるが、このような問題は四足動物には起きない。

そんなわけで、現代の外科医が治療する症状はたくさんあるが、どれも元を辿ればルーシーに行き着く。静脈瘤、痔、鼠径ヘルニア、動脈の狭窄だけでも、外科医の治療の半分ぐらいを占めるのではなかろうか。言い換えると、外科医の仕事の大半は、ルーシーが二本脚で歩き始めた時に生じた問題を手当てすることなのだ。ちなみに、ルーシーには「ディンキネシュ」というミドルネームがある。エチオピア語で「きみはすごい」という意味だが、外科医たちも「まさに」と頷くことだろう。

血液循環

心臓は右側と左側で構成されている。心臓の右半分は、わずかな圧力で体内から肺へ血液を送り出す。肺はデリケートで、高い圧力には耐えられないからだ。心臓の左半分は肺から送られてきた血液を身体全体へと送り出す。こちら側の血圧は右側よりもずっと高い。動脈は、酸素を豊富に含んだ色鮮やかな血液を心臓から身体の末端まで運ぶ。静脈は体中から血液を集めて心臓へと戻す。長年の間、心臓と血管の働き(血液循環)は謎に包まれていたが、一六二八年にイギリス人のウィリアム・ハーヴェイが、瀕死の鹿を生きたまま切開して、心臓が鼓動する様子を数時間にわたって観察した。彼はその知見を『動物の心臓ならびに血液の運動に関する解剖学的研究』と題する論文にまとめて発表した。それまで誰も身体の循環系を理解できなかったのは、人が死ぬと血液が凝固するため、死体の血管には空気しか含まれていないように見えたからだろう。四肢が動き、静脈弁が機能することで、身体中の血液が心臓へと戻される。この働きは筋肉ポンプと呼ばれている。胸の吸引力もこのプロセスに役立っている。息を吸い込むと胸腔に陰圧が生じて、腹部や四肢から血液が吸い上げられるからだ。血液循環のなかで、消化器系と脾臓を流れる静脈は例外的な存在だ。肝門脈と呼ばれるこれらの静脈は、血液を心臓へ戻すのではなく、肝臓へ運ぶ役割を担う。

第一〇章 奇術師フーディーニ

水拷問よりも腹パンチよりも

――虫垂炎

一九二六年一〇月三一日にエーリッヒ・ワイズが亡くなると、その訃報は世界中を駆け巡った。大西洋を隔てたヨーロッパでは、人々は慎重ながらも楽観的に生きていた。といっても貧困と不安はあったし、当時はまだ無名だった二人の男――アドルフ・ヒトラーとベニート・ムッソリーニ――が世界政治の主役になろうと準備を進めているところだった。クロード・モネが亡くなり、マリリン・モンローが生まれた年でもある。ヨーロッパは、羨望のまなざしでアメリカを見ていた。アメリカでは何だって実現可能に見えたし、一九二九年の世界恐慌が起きるまでの数年間は「狂騒の二〇年代」と呼ばれるほど繁栄していたからだ。チャールストン〔一九二〇年代に流行したダンス〕と禁酒法の時代であり、石油王ロックフェラーやギャングのアル・カポネの時代でもあった。

チャーリー・チャップリンや、スタン・ローレルとオリヴァー・ハーディらのコメディアンと同じように、エーリッヒ・ワイズもまたアメリカの繁栄の時代の精神を代表する存在だった。大多数の人は彼の本名を知らなかったが、その芸名は——一〇〇年近く経った今でも——世界中に知られていて、彼が考案したトリックの代名詞になっている。エーリッヒ・ワイズの正体は、世界的に有名なハリー・フーディーニだ。「脱出奇術王」と呼ばれた彼は、拘束衣をしっかり着せられて逆さ吊りになったり、鎖で縛られて木製の収納箱に密閉されてニューヨーク港から水中に投げ落とされたり、手錠をかけられて水が満タンに入った大型のミルク缶に入れられたりした。青銅の棺に入って生き埋めにされたこともあったが、彼はいつも無傷で脱出した。というと、多くの人は彼の死に様もその人生に負けないぐらい派手だったと思うのではないか。彼の有名なトリックのなかに中国式の水拷問——手錠をはめられ、逆さ吊りにされて水槽に沈められたあと、脱出するトリック——があるが、満員の観客の前でこのパフォーマンス中に溺死したのではないかと思うかもしれない。だが、現実はまったく違ったものとなった。

フーディーニは心霊術や伝統的なサーカス芸も使って、その驚異的な脱出芸を盛り上げた。彼は奇術師であり、曲芸師であり、怪力男でもあった。たとえば彼は、自分の腹筋はどんな一撃にも耐えられると主張して、誰でもいいからチャレンジしてみろと挑発した。長年の間、彼が亡くなった原因は、こうした挑戦者たちが彼の腹に力を込めてパンチを繰り出したためだと思われてきた。だが今となっては、彼が亡くなった原因はこの腹筋芸とは無関係で、むしろ彼が医者に行くことを頑なに拒んだことが主な原因だと言われている。

ゴードン・ホワイトヘッド、ジャック・プライス、サム・スミロヴィッツはカナダ出身の学生たちだった。モントリオールの劇場でフーディーニの公演を見た三人は、翌日の一九二六年一〇月二二日の午前中に、フーディーニに会いに楽屋へ来た。スミロヴィッツが肖像画を描きたいと言ったため、フーディーニはソファベッドに横たわってポーズを取っていた。ホワイトヘッドは、腹にどんなパンチを食らっても耐えられるというのは本当か、自分も試してみてもいいかと尋ねた。フーディーニが了承すると、学生はすぐさまパンチを繰り出した。フーディーニの右下腹部に強烈なパンチを数回浴びせたのだ。のちに他の二人の学生たちは、脱出奇術王が友人の急襲を受ける準備ができていなかったようだと語った。彼らは、フーディーニが腹筋を堅くしたのは三発目を浴びたあとだったことや、前夜の公演であれほど不死身に見えた脱出奇術王が、数発の強烈なパンチを受けたあとにソファベッドに横たわり、予想以上の激痛に襲われて苦しんでいるように見えたと語った。

フーディーニは翌日の夜の公演を終えたあと、次の公演のためにデトロイトへ列車で向かった。体調がすぐれなかったため、目的地に着いたら医師に診てもらいたいと先方に電報を打った。ところがいざデトロイトに着くと、診察してもらう時間がなく、高熱を出しながら人生最後の公演をおこなった。そこで彼は水中脱出芸をやったかもしれない。この芸は、水中で数分間息を止めなければならないため、お見事と言うほかはない。というのも、公演のあとで医師がすぐさま手術が必要だと言い放つほどひどい容態だったからだ。そんなわけで観客は、ステージ上のフーディーニがどれほどすごいスタントマンかを知らずに見ていたのだろう。

デトロイトの病院で、外科医は簡単な触診で診断を下した。フーディーニの腹部に手を置くと、医師は脱出奇術王が患っているのはごく日常的な病――虫垂炎［盲腸ともいう］――だと診断した。当時、虫垂炎はようやく理解され始めたばかりだった。この病の特徴が正確に突き止められたのはほんの四〇年前（フーディーニが一二歳の頃だ）、ボストンの医師レジナルド・フィッツによってであった。虫垂炎が何千年にもわたって人々の命を脅かした病気だったことを思うと、解明されるまでにこれほど時間がかかるとは実に驚くべきことだ。古代メソポタミア、ギリシア、ローマの医学書には、この病に関する記述がない。これらの文明では、医療の知識がかなり進歩していて、虫垂炎の症状は散見されたはずなのに。虫垂炎について最初に記録を残したのは、一八世紀の解剖学者ジョヴァンニ・バッティスタ・モルガーニだったが、彼もこの病が致命的な結果をもたらす理由を正確に指摘することができなかった。そして一八八七年、フィラデルフィアの医師トーマス・モートンが初めて手術で虫垂炎の治療に成功して、この病は不治の病ではなくなった。

フーディーニは、モントリオールにいる間に医者に行くだけで良かったのだ。そこで手術を受けていれば助かっただろう。フーディーニは頑固だったのか、見栄っ張りだったのか、お金を最優先したのか、それとも医者へ行くのが怖かっただけなのか？　おそらく「ショーを続けなければならない」と思ったのだろう。結局、彼が手術を受けたのはデトロイトで、腹痛に見舞われてから三日後のことだった。外科医が切開したときには、虫垂が破裂して腹膜炎が起きていた。フーディーニの腹腔は細菌に感染して膿がたまっていた。四日後に、患部を洗浄するために再切開がおこなわれた。しかし状況は改善しておらず、しかも当時はまだ感染症と戦うための抗生物質はなかった。

ハリー・フーディーニは二日後に亡くなった。五二歳だった。人々が混乱しながら見守るなか、彼は脱出芸で使った青銅の棺に収められ、ニューヨーク市クイーンズに埋葬された。エーリッヒ・ワイズ、奇術師、スタントマン、心霊術師、そして脱出奇術王——天才魔術師として世界中で知られた男は、ごく日常的でありふれた病、虫垂炎で亡くなったのである。

虫垂炎は一般的な病気《コモンディジーズ》だ。男性の八％以上、女性の約七％が一生のうち一度は虫垂炎に罹ると言われている。年齢に関係なく発症する可能性があり、急性腹痛といえば大抵は虫垂炎が原因だ。虫垂は——「虫様突起」とも呼ばれる——大腸から突出している盲管で、右下腹部の大腸と小腸の接合点の近くに位置している。直径は一センチ未満、長さは一〇センチぐらいだ。

長い間、医師たちはこの小さな臓器の存在には気づいていたが、こんなに小さなものがこれほど悲惨な結果をもたらすとは想像すらできなかった。虫垂はとても小さいために、炎症が起きるとすぐに破裂してしまう。虫垂が破裂すると、腸の内容物が腹腔に漏れ出して、腹膜炎を引き起こす。腹腔の内面を覆っている腹膜全体が炎症を起こす症状だ。小さな虫垂と致命的な病である腹膜炎とを、誰も関連づけなかったのはそのためだ。外科医が、生きた患者の腹部を切開して手術である程度の成功を収められるようになったのは一九世紀のことで、それ以前は、遺体の体内にある虫垂の残骸を見るだけだったのだ。遺体を解剖するときも、小さな虫の形をした付属器官の破片は腹膜炎に冒された組織片に紛れてしまい、誰も気づくことはなかった。

虫垂炎は虫垂の炎症から始まり、病の進行に伴って次のような典型的な症状が見られるようになる。虫垂が炎症を起こすと、みぞおちあたりの臓器が鈍く痛むようになる。一日と経たずに、炎症は虫垂の周りにも拡大して、虫垂のある右下腹部の腹膜を刺激し始める。この局所的な痛みは、臓器の鈍い痛みよりもはるかに強く鋭い。一般的に虫垂炎患者は、痛みがみぞおちから右下腹部へと移っていく、さらに移動するたびに痛みもひどくなると訴える。腹膜の局所的な痛みは、発熱や食欲不振を引き起こし、そして何よりも身動きを取ると痛むようになる。患者はもはや、誰かに腹部を触られるのも、反射的にすばやく動くこともままならなくなり、膝を立てて仰向けにじっと横たわるだけになる。この段階になると、通常、人は満席の劇場のステージに立てないし、ましてやフーディーニがやったように、縛られて逆さ吊りにされ、中国式の水拷問の水槽に沈められるなんて不可能だろう。

やがて虫垂の周りが化膿する。最初、膿は虫垂のまわりの腸内にとどまるが、進行すると虫垂の一部が壊死して破裂する。すると大便や腸ガスが腹腔に漏れ出す。右下腹部が突然焼けつくように痛くなり、その痛みがやがて腹部全体に広がる。激痛はひどくなる一方で、痛む場所を正確に指摘できなくなるほどだ。この段階まで腹膜炎が進行すると致命的となる。

腹膜炎とはひと言で言うと「腹部が炎症した状態」のことだ。腹筋が緊張して腹部が硬くなり、動こうとするたびに痛みを覚える。腹部を手で触ると痛むだけでなく、その手を離すと激痛が走る——これを「反跳痛《はんちょうつう》」と呼ぶ。患者の顔は青白く、不安そうにこわばり、目は落ちくぼみ、頬はやせこける。炎症に反応して、腸は通常通りに動かなくなる。聴診器を当てると、腹部は異常なほど静かだ。どれも腹膜炎の典型的な症状であり、ほんの数秒で診断できる——まずは患者を見て（顔と姿勢）、いくつか質問して（どこが痛むか、いつから痛むのか）、腹部を一度手で押さえる（腹部が硬く、腹部を押さえたあと手を離すと痛がる）、聴診器で確認する（腸の動きが聞き取れない）だけだ。最終段階になると、患者は敗血症を発症し、やがて敗血症性ショックに陥る——腹膜は表面積が大きいため、血液中に大量の細菌を放出できるのだ。すると身体中に感染症が広がって発熱や臓器障害が起き、やがては死に至る。

腹膜炎は緊急手術が必要だ。外科医は問題箇所をできるだけ早く治療または切除して、腹腔を洗浄しなければならない。処置はできるだけ早く、できれば敗血症性ショックに陥る前、あるいは汎発性《はんぱつせい》腹膜炎（炎症が腹腔全体に広がった状態のこと）を発症する前がいい。一番いいのは、問題の臓器——小さな虫垂——から炎症が広がる前に医療介入することだ。結局のところ、急性虫垂炎を発症した時点で緊急手術が必要ということだ。

一八八九年、アメリカの外科医チャールズ・マックバーニーは虫垂炎を手術するときの原則を定めた——手術するタイミングが早ければ早いほど、完治する可能性が高くなることや、腹膜炎を発症する前に、炎症している器官を切除するだけで十分だ、など。その結果、マックバーニーは虫垂炎と関連づけられるようになった。虫垂炎になると腹部でもっとも痛くなるところは「マックバーニーの圧《あっ》痛点《つうてん》」と呼ばれ、腹壁を切開する虫垂切除術も彼の名にちなんで「マックバーニー切開」と呼ばれている。病院の同僚から「マックバーニーの圧痛点を触ると患者が痛がる」と言われれば、外科医ならすぐに何が問題か気づくだろう。

虫垂炎の古典的な手術は次の手順でおこなわれる。患者は仰向けに横たわり、外科医は患者の右側に、アシスタントは患者の左側に立つ。外科医が、右下腹部にあるマックバーニーの圧痛点——へそと腸骨稜《ちょうこつりょう》(骨盤の一番上の縁)の前縁にある骨の突起部を線で結んで三等分して、へそから右方向へ三分の二下ったところ——に小さく斜めにメスを入れる。この箇所では、皮膚と皮下組織の下に三枚の腹筋が重なり合っている。腹壁のこの場所から筋線維の間を巧みにメスを動かしていけば、三枚のカーテンを開くように、三枚の腹筋を切らずに奥まで切開できる。三枚目の筋肉の下には腹膜がある。腹膜を注意深くつかんだら、腸を傷つけないよう慎重にメスを入れる。運が良ければ虫垂が見つかるが、大抵の場合、虫垂は腹部の奥深くに隠れている。指で探りながら虫垂を探し出し、注意深く引っ張り出す。まずは虫垂に血液を供給している血管を切って、小型の鉗子と吸収性縫合糸を使って縛る。それから虫垂にも同じ処置をする。それから腹膜を閉じて筋肉を元の状態に戻し、腱膜(三枚の腹筋の一番外側にある平らな腱)を閉じる。最後に皮下組織と皮膚を閉じて終わりだ。この行程は二〇分ぐらいで完了する。といっても、今日では伝統的なやり方で虫垂を切除することはない。今はキーホール手術と言って、腹部を二か所ほど小さく切開し、その穴とへその穴から腹腔鏡を挿入して虫垂切除術をおこなうやり方が主流となっている。

フーディーニは発熱と右下腹部の痛みを訴えたが、これらは虫垂炎に典型的な症状だった。デトロイトの公演後の楽屋で、ようやくフーディーニを診察できた医師が目にしたのは、右下腹部に痛みがある重病人だった。虫垂炎であることが明白だったため、医師は三日前にゴードン・ホワイトヘッドがフーディーニの腹を殴打したことなど気にも留めなかった。診断が正しかったことは手術中に証明された――虫垂が破裂して、腹膜炎も起きていた。にもかかわらず、その後人々が注目したのは腹部への殴打だった。腹部を直撃したケース、倒れて腹を打ったケース、その他の腹部への外傷によって「外傷性虫垂炎」が起きたと考えられるケースが検証された。だが、外傷と虫垂炎との因果関係は見つからず、ほんの数日間の間にフーディーニの身に二つの出来事――虫垂炎と腹部への殴打――が起きたことは偶然としか考えられなかった。とはいえ、虫垂炎の原因は必ずしも明確ではない。人生のある時期に虫垂炎に罹る人もいれば、罹らない人もいるのはなぜか。その理由はわかっていない。

フーディーニのケースは、死因を突き止めることが重要だったようだ。三人の学生は警察から徹底的に取り調べを受けたあげくに、不運なゴードン・ホワイトヘッドが繰り出したパンチがフーディーニの死を招いたと結論づけられた。決して安全とはいえない職業であることを考慮して、フーディーニが生命保険に不慮の事故特約をつけていたことも触れておかなければなるまい。その条項には、フーディーニが曲芸中に不慮の事故で亡くなった場合は、彼の妻であり長年のアシスタントであったベス・ワイズが倍額の保険金――五〇万ドル――を受け取ることが定められていたからだ。力強さを誇示するために腹部を殴打されたフーディーニは事故死と見なされたが、通常は、虫垂炎のような一般的な病は事故死とは見なされなかっただろう。幸いにも、ホワイトヘッドは傷害罪や故殺罪で起訴されることはなかった。プライスとスミロヴィッツが、フーディーニが彼の腹にパンチすることを許可したと証言したからだ。

一九二六年一〇月二四日に、デトロイトのギャリック・シアターでおこなわれたフーディーニの最後の公演を見た観客のなかに、ハリー・リックルズという名の男がいた。のちに彼は、期待はずれな公演だったと語った。開演が三〇分以上も遅れたうえに、フーディーニは体調が悪そうだった。へまをして観客にトリックを見破られたり、アシスタントに何度か身体を支えてもらったりしていたという。だが、脱出奇術王が虫垂炎を患いながら公演をやり遂げ、数日後に亡くなったことを新聞で読んだとき、リックルズは、フーディーニがファンのために、最後の瞬間まで命をかけて公演をやったのだと悟ったという。

医学用語について

語尾が「osis」で終わる単語は、身体の不調や病気を表す。つまり「Arthrosis」は、関節(arthron)の(摩耗や断裂による)不調を表す(関節症)。「itis」で終わる言葉は炎症を表す。たとえば「arthritis」は「関節炎」のこと。炎症が起きたからといって原因がすべて感染症というわけではない。感染症と呼ばれるのは、細菌やウイルスやその他の寄生虫などの増殖する病原菌によって起きる症状だけだ。接頭辞の「a」や「an」は「〜なしで」を、「ec」や「ex」は「外」を意味する。「Apnoea」は「無呼吸」を、「tumorectomy」は「腫瘍摘出」を意味する。「Hem(at)o」は血を表す。「Hematuria」は尿に血が混ざること(血尿症)を、「hemoptysis」は咳と共に血を吐き出すこと(喀血)を意味する。語尾に「oma」(「腫」、「瘤」の意味)をつけると、「tumor(ラテン語で「腫れる」という意味)」を意味する。液体が一か所にたまることを表すこともあり、たとえば「hematoma」で「血腫」を表す。だが、頑丈な組織でできた腫瘍もある。「lipoma」は脂肪組織にできる腫瘍(脂肪腫)のことだ。腫瘍には悪性と良性がある。悪性腫瘍はがん性の腫瘍のことで、病名は「××がん」で終わるもの(皮膚がん、粘膜がん、腺がんなど)と、「××肉腫」で終わるもの(骨や筋肉といった他の組織に発生する悪性腫がん)がある。良性腫瘍はがん性ではない腫瘍のことだ。検査の結果診断が裏づけられるか、異常が見つかると、陽性と判定される。そのため検査結果が陽性《ポジティブ》と出ると、患者はしばしばネガティブな気持ちになる。おまけに一〇〇%正確な診断はないため、診断結果で陽性または陰性と出ても、間違っている場合もある。最後が「genic」で終わる単語は原因を表す。何かが「carcinogenic」だと言われたら、それはがんを引き起こす可能性がある(発がん性)ということだ。

第一一章 ヴィクトリア女王 無痛分娩、歴史が動くとき――麻酔

ヴィクトリアはハノーヴァー朝下のイギリスの女王であり、インド女帝でもあった。その治世下では太陽が沈むことはなかった。ヴィクトリアの子どもとその孫たちは、ヨーロッパ各地の王室と婚姻を結び、彼女が統治した期間は、その名にちなんで「ヴィクトリア朝」と呼ばれている。彼女は、従兄弟にあたるザクセン゠コーブルク・ゴータ公家のアルバート王子と結婚し、イギリス王室の歴史のなかでも一番のおしどり夫婦となり、理想のカップルと見なされた。あまり知られていないが、二人はけんかが絶えず、手が出ることもあったうえに、ある問題がたびたびバッキンガム宮殿の雰囲気を悪くしていたという。ヴィクトリア女王は出産に伴う耐えがたい苦痛に我慢がならなかったようなのだ。しばしばこの動物的な体験に怒り狂ったため、ついにアルバート王子は「もう一回わたしを殴ったらおまえと別れる」と脅したという。ヴィクトリア女王は強い女性だったが、こうした自身の精神や神経を踏みにじるような暴言は聞くに堪えないと感じた。七人目までの出産は何とか乗りきったも

の の、 その壮絶な経験は言い表せないほどのトラウマになった。子どもを産むたびに一年以上も産後うつ病に苦しみ、精神状態が回復する前に次の子を妊娠するというサイクルを繰り返した。一八五三年、再び妊娠したヴィクトリア女王は、出産の日が近づくにつれて再びヒステリックになった。アルバートはもうこんな騒ぎはやめにしようと決意し、ジョン・スノウという医師を呼んだ。麻酔の登場だ。

患者を眠らせる、または意識を消失させる技術を、全身麻酔、あるいは(麻酔による)昏睡状態(「narcosis」。ギリシア語で「麻痺」の意)と呼ぶ。初めて全身麻酔を用いて手術がおこなわれたのは、このときより七年前の一八四六年一〇月一六日のことだ。アメリカのボストンにあるマサチューセッツ総合病院で、ウィリアム・モートンという歯科医が、患者のエドワード・アボットにエーテル(正確には、ジエチルエーテル)を吸い込ませて麻酔をかけた。アボットの首には腫瘍があり、取り除く必要があったのだ。アボットが麻酔で眠っている間に、ジョン・ウォーレンという外科医が腫瘍を摘出した。すべてがうまくいって、患者は痛みを感じることなく、手術後に目を覚ました。ウォーレンはいたく感動すると、「諸君、これはいかさまではない」と、歴史に残る名言——ちょっと大げさか——を吐いた。この出来事は外科学史における転換点となった。

鋭利な手術器具が発明されて以来、患者を救うために患部を切開しようとする者は、手術中にのたうちまわる患者に対処しなければならなくなった。切開されることは痛いだけではない。患者は何よりも、この試練を生き延びられないのではないかと怖がる。そのため外科医は常に迅速でなければならなかった。痛みを感じる時間をできるだけ短くするだけではない。患者がアシスタントや助手に押さえつけられている間に処置しなければならず、時間をかける余裕がほとんどない。つまり「早ければ早いほど良い」ということだ。ロンドンの外科医ロバート・リストンは、手術を始める前にいつも「みなさん、時間を計ってくれ。さあ計って！」と見学者たちに呼びかけたという。手術が終わる前に、手術台に押さえつけられていた患者が暴れて助手の腕を振りほどこうものなら、悲惨な結果になる。出血のひどい患者が暴れまわってパニックになると、あちこちに血が飛び散る。すると患者はさらに怯えて取り乱し、ますます手に負えなくなる。こうした経験から、服装も特殊なものになった。ほんの一五〇〇年ほど前まで、手術のとき外科医はいつも黒衣を着たものだった。黒衣なら血まみれになっても目につきにくいし、頻繁に洗濯せずに済む。外科医のなかには、黒衣にこびりついた血がコチコチに固まって自立できるようになったと自慢する者もいたそうだ。

そんなわけで、迅速に手術をやらなければ、悲惨な結果になった。スピードは安全を意味したのだ。そして迅速にやるには、正確に、深く、スパッと切らなければならない――正確な位置にメスを入れて、できるだけ多くの組織の層を一気に切るのだ。すると切り口から出血するため、組織の層を縫合したり、焼きごてをあてて焼灼したり、包帯をきつく巻いたりして、血液を「体内に戻そう」とした。この方法は効果的だったが、確実ではなかった。自分がやった処置をじっくり確認する時間がなく、不測の事態に対応する時間も余地もほとんどなかった。そんなわけで、一八四六年一〇月一六日まで、手術とは「迅速さ」と「血まみれ」、そして「画一化」が常だった――こまかいことに対処する時間がなかったからだ。

かくして、手早く手術できる外科医は全身麻酔を時間の無駄と見なし、ヨーロッパでは、外科手術でごく普通に全身麻酔が用いられるようになるまでに時間がかかった。麻酔を見た外科医の多くは、不必要で危険な愚行だと言って公然と反対したのだ。イギリスでは、麻酔は「ヤンキーのいかさま」と呼ばれ、手早く手術できないやぶ医者が用いる手段とされた。だがその傾向は、ヴィクトリア女王のかんしゃくのおかげで変わることとなった。ヴィクトリア女王が勇敢にも麻酔に挑戦して、その多大な恩恵に預かったおかげで、誰も麻酔を無視できなくなった。この新しくて未知で歓迎すべき発見を、世間一般の人々が受け入れるきっかけとなった。

アルバートがヴィクトリア女王のために呼んだジョン・スノウは農家の出身だった。アマチュア麻酔科医としてエーテルとクロロホルムに関する本を書き、所定の量のクロロホルムをゆっくりと投与できるよう、特別なマスクをデザインしたこともある。ボストンで史上初のエーテル麻酔がおこなわれてから一年後の一八四七年、エディンバラでジェームズ・ヤング・シンプソンが初めてクロロホルムを使って麻酔をした。そんなわけで一八五三年にジョン・スノウがヴィクトリア女王の分娩時におこなったことは、斬新なことではなかったものの、希なことではあった。スノウは麻酔の専門家ではなく、女王と生まれてくる子どもにどんなリスクがあるかを理解していなかったが、女王はそのことを知っていたのだろうか？　宮殿に入って階段を上って女王の寝室に向かう間、スノウの心臓は早鐘を打っていたに違いない。晩の出来事だったため、廊下や客間や階段はガス灯で照らされていた。使用人たちは緊張していたに違いない。大臣らが待機し、民衆がはらはらしながら待つなか、宮殿では、控えの間の向こうの、いくつもの扉を隔てた奥から聞こえてくる女王のうめき声がスノウの耳に入っただろうか。スノウは見ず知らずの庶民である自分に、ヴィクトリア女王が穏やかに敬意を払って接してくれるだろうかと、あれこれと気をもんだに違いない。寝室に入ると、スノウはベッドの頭側に立ったことだろう。彼がデザインした吸引用のマスクは使用が許可されなかったため、スノウは清潔なハンカチを女王の鼻と口元に置いた。それから瓶に入ったクロロホルムを、ピペットを使って数滴ずつハンカチの上にたらしたのだろう。当然、彼も若干はクロロホルムを吸い込んだだろうから、たびたび顔を背けては新鮮な空気を深く吸い込んだのではないか。

スノウは詳細を記録していた。女王が痛みを感じなくなるまでクロロホルムを一滴ずつ投与しながら、クロロホルムが子宮の収縮に影響しないことに気づいた。ただし陣痛の過酷さは変わらなかったという。一八五三年四月七日の午前一二時を二〇分過ぎたときには、陣痛が起きるたびに、ハンカチにクロロホルムを一五滴たらした。「投与するたびに、女王陛下はほっと安堵された」と記している。「子宮収縮時にはわずかに痛みがあるものの、陣痛から次の陣痛までの間は平穏そのものだった」。女王はクロロホルムによって意識が朦朧とすることは一度もなく、出産するまで意識を保っていた。五三分後の午前一時一三分、赤ん坊が生まれた。数分後に胎盤が出て来ると、女王は満面の笑みを浮かべた。「……女王陛下はクロロホルムが効いてとても良かったとおっしゃった」。女王自身はクロロホルムのことを「あのすばらしいクロロホルムは、計りしれないほどの癒やしと喜びを与えてくれる」と表現している。誕生した王子はレオポルドと命名された。夫妻にとって八番目の子どもで、四男にあたる。

アルバートは大喜びしたが、夫妻の喜びは長くは続かなかった。間もなく、女王がいつもの産後うつ病を発症したうえに、その症状がこれまで以上に重かったのだ。クロロホルムの麻酔について、医学専門誌『ランセット』には批判的な意見が掲載され、聖書学の研究者たちは激怒して、『聖書』に女性は出産の痛みに耐えなければならないと書いてあるじゃないかと主張した。だが、麻酔のニュースはヨーロッパ中の大衆に衝撃を与えた。フランスではクロロホルムの使用が大流行して、「女王の麻酔」というキャッチーな名前がつけられた。患者たちは麻酔なしで手術を受けるのを嫌がり、外科医は患者の要求に応えなければならなくなった。

数十年と経たずに、迅速に手術する時代が終わって、新たな秩序が生まれた。麻酔薬のおかげで、外科医は時間をかけて正確に処置できるようになり、痛みで暴れたり叫んだりする患者に気を散らされなくなった。手術は正確で、綿密で、事務的になり、騒がしさも血が飛び散ることもなくなった。外科医は、注意深く正確にメスを入れるようになった。組織を一度に切断する代わりに組織の層ごとに切り、次の層を切る前に血流を止めるようになった——止めるといっても、切断された血管の断端ではなく、血管の途中を止血鉗子で止めるのだ。そして、フリードリッヒ・トレンデレンブルク、テオドール・ビルロート、リヒャルト・フォン・フォルクマンといった新たな英雄が登場して、外科学は正確さが求められる科学になった。手術着も黒衣から白衣に変わった。

アメリカ人のウィリアム・ハルステッドも、新たに注目を浴びることになった。鼠径ヘルニアと乳がんの手術方法の刷新者だったハルステッドは、初めて手術でゴム手袋を使用したり、同僚たちと分科会を作って局所麻酔の開発に励んだりした。局所麻酔はまだ夢の発明だったのだ。彼らが編み出したのは、麻酔薬を神経の近くに注射する方法だ。すると患者は意識を保ったままで、注射した部位が感覚を失って麻痺状態になる。分科会のメンバーは定期的に集まり、互いに麻酔をかけあって夢のような夕べを過ごした。ハルステッドは、局所麻酔のパイオニアにとどまらなかった。彼らがコカインを麻酔薬に使ったため、彼自身もコカイン中毒になったのだ。やがてコカインは使われなくなり、今では局所的に効果をもたらす、副作用の少ない誘導体が用いられている。

麻酔が手術に革命をもたらすと、次は衛生観念を実践する番だった。一八四七年、ハンガリー人医師のイグナーツ・ゼンメルワイスは、医学生が解剖室で死体を解剖したあとに、手を洗わずに出産の介助をすると、赤ん坊が産褥熱――生まれたばかりの赤ん坊が母親から移される感染症――を発症しがちなことに気づいた。だが、手を洗うという簡単な行為が、生死を分けるほど大きな影響を与えるなどとは誰も信じず、ゼンメルワイスの主張はばかばかしいと一蹴された（不運にも彼は神経障害を患っていて、徐々に正気を失っていったため、訴えるだけ無駄だった）。ゼンメルワイスが提唱した衛生に関する基本的な原則がようやく受け入れられるようになったのは、ルイ・パスツールが病気を引き起こすのは細菌であることを発見し、一八六五年にジョゼフ・リスターが手術創の感染を防ぐために初めて消毒薬を使うようになってからだ。これらの方法は革命的ではあったが、消毒薬が傷口にしみるうえに、投与に時間がかかったため、当初この処置はかなりの苦痛を伴った。つまり消毒薬が使用されるようになったのは、麻酔の発明のおかげなのだ。

ヴィクトリア女王を喜ばせたクロロホルムは、二〇世紀には使用されなくなった。肝臓にダメージを与え、不整脈を引き起こす可能性があることが判明したからだ。エーテルも他のものにとって変わられた――亜酸化窒素、通称「笑気ガス」と呼ばれる強力な麻酔剤だ。だが亜酸化窒素は二酸化炭素よりも三〇〇倍もの温室効果があり、環境に有害だとわかったため、使用されなくなった。

現在、麻酔をするときは血液中に直接薬剤を注入するため、効き目が早く、手術中に投与量を正確に調整できる。現在麻酔剤として一般的に使われるのは2・6—ジイソプロピルフェノール、通称プロポフォールだ。プロポフォールには大きなメリットがあり、投与を中止するとすぐに効果がなくなる。おまけに目覚めた患者は、熟睡したかのように感じる。牛乳のような外見をしていることから、「ハッピーミルク」または「記憶喪失のミルク」などと呼ばれる。とはいえ、この奇跡の麻酔剤にもリスクがないわけではない。人気シンガーのマイケル・ジャクソンはプロポフォール依存症になり、二〇〇九年にこの薬を服用したあと亡くなった。医師がプロポフォールを投与したあとに、ジャクソンの健康状態に十分注意を払わなかったからだ。これは医療過誤に他ならない。すぐれた麻酔科医は、患者が目を覚ましてから二四時間は患者の状態をしっかり監視するものだ。

ジョン・スノウがこのように患者の状態を監視できたのかはわからない。また、ヴィクトリア女王のために尽力したにもかかわらず、スノウ医師はすぐれた麻酔科医として歴史に残ることはなかった。だが彼は、まったく別の理由で歴史にその足跡を残している。一八五四年にロンドンでコレラが大流行すると、彼はそれを調査して、公共の給水ポンプが感染源だと突き止めたのだ。彼は病気がいかにして伝染するかを示した最初の人物であり、疫学(病気が広まる過程を研究する学問)の創始者でもある。

ヴィクトリア女王は、次の出産にもスノウに麻酔剤を持って立ち会ってほしいと要望した。そして一八五七年四月一四日に生まれたのが、プリンセス・ベアトリスだ。そして誰もが驚いたことに、この出産のあとに産後うつ病を発症しなかった。ベアトリスはヴィクトリア女王の九番目にして、最後の子どもとなった。

【麻酔科学】

今日では、麻酔科学は本格的な学問として正当に扱われている。エーテルを数滴ハンカチにたらした時代はとうの昔に終わった。今日の全身麻酔には、三種類の薬剤が使われている。鎮静薬は意識を低下させる働きがあり、患者は眠くなって(昏睡状態)、手術中の出来事を忘れる(健忘作用)。鎮静薬だけでは、手術の痛みに対する身体の反応——たとえば心拍数や血圧の上昇、鳥肌、発汗など——を完全には抑えられないため、強力な鎮痛剤も投与する。鎮痛剤の多くはアヘン誘導体だ。「anesthesia(麻酔)」は、「無感覚」という意味だ。手術中の処置に対して筋肉が緊張するのを抑えるため、麻酔剤を調合するときにしばしば筋肉弛緩剤も用いられる。アマゾン川の先住民が毒矢に塗った毒物でもある、クラーレを由来とする筋弛緩剤だ。これら三つの薬剤を組み合わせることで、患者はリラックスして眠ることができ、手術中に身体が反応することもない。麻酔科医は鼻か口から気管に気管チューブを挿入し(気管挿管)、ベンチレーター(患者の呼吸を引き継ぐ人工呼吸器のこと)を使う。患者を全身麻酔にかけたら、血圧測定用にはめたバンドや、胸と指に装着された電極から、心拍、血液中の酸素含有量、呼気に含まれる二酸化炭素含有量を常時モニタリングする。手術中、麻酔科医は血球数、尿量、血糖値、血液凝固を含め、実に多くの項目をチェックする。患者を眠らせる段階は「導入」、目覚めさせる段階は「覚醒」と呼ばれている。

第二一章　大航海時代の貿易商ストイフェサント

砲弾で砕かれた脚はどうなるのか
——壊疽《えそ》

クリストファー・コロンブスは、二度目の航海でインドをめざして西へ向かった。彼が最初に目にしたのは地平線からそそり立つ島で、その日にちなんでドミニカ（日曜日《ドミンゴ》）と名づけた。コロンブスはさらに北西に航行し、八日後に別の島に到着した。到着したのが一四九三年一一月一一日の月曜日だったため、今回も、彼はその日にちなんだ名前をつけた。だが、コロンブスが発見したのは新大陸ではなかった。何千年も前からその島には人々が住んでいたからだ。先住民であるカリブ族は、自分たちの島を「スアリガ」と呼んでいた。「塩の島」という意味だ。一六二七年以降、大きな入り江を見下ろす丘の間にある広大な塩田から取れる塩を求めて、オランダ船が定期的にこの島を訪れるようになった。一七世紀のオランダでは、ニシンを保存するために塩の需要が非常に高かったのだ。近くのシント・ユースタティウス島には奴隷が大勢いたため、彼らは塩の採取に駆り出された。奴隷たちはアフリカから直接この島へ連れてこられ、ここからさらに新世界（アメリカ大陸）へと送られた。ところが、スペイン人はその島を自分たちの領土だと思っていた。おまけに当時彼らはオランダと戦争中だったため、オランダ人が自分たちの塩を取っていくのを容認するつもりもなかった。一六三三年、彼らは島を再び占領して、いくつもの砦を築いた。そのうちの一つは、グレイト・ベイとその近くのリトル・ベイの間にある、海に大きく張り出した岬の上にあった。その砦から、彼らは塩を運ぶオランダのフリュート［輸送用の帆船］の航行を妨害した。一六四四年、キュラソーにあるオランダ西インド会社の支配人ピーター・ストイフェサントが、この状況を解決しにやって来た。

この島には三四か所ものすばらしいビーチがあり、今では人気の観光地となっている──ちなみに、その島はマンデー島ではなくセント・マーチン島と名づけられた。コロンブスが目撃したのが、一一月一一日の聖マルティヌスの日だったからだ。この島を攻撃する際、ピーター・ストイフェサントには三四か所の選択肢があったが、彼はリトル・ベイを征服することにした。ここを征服すれば、スペインの砦を攻撃しやすくなるからだ。ストイフェサントはこのビーチ──今では、観光客が日光浴をしたり、澄んだ青緑色の海でシュノーケリングしたりしているが──を手に入れれば、島全体を掌握できることを知っていたのだ。

ストイフェサントはすぐれた戦略家ではなかった。この襲撃は失敗し、オランダ軍は大打撃を受け、彼個人も痛恨の屈辱を味わうこととなった。ストイフェサントが乗った船は、リーワード諸島を出発して、五〇〇海里離れたセント・マーチン島へ向かって何日もかけてカリブ海を航海した。主要船のブラウ・ハーン号がセント・マーチン島に近づいたが、攻撃されることはなかった。そして一六四四年三月二〇日、ブラウ・ハーン号はリトル・ベイの絶景より少し先にある小さな入り江、ケイ・ベイに入った。彼らは浅瀬をボートを漕いで海岸に向かった。ストイフェサントは誇らしげにあたたかい海に降り立ち、浜辺に向かって大股で歩いた。ボネール島の総督ヤコブ・ポラックの指揮の下、男たちはリトル・ベイを一望できる丘の上へと大砲を引っ張り上げた。反対側の岬にはスペインの砦がある。しかし、リトル・ベイが広すぎたのか、大砲が小さすぎたのか、砲弾を撃っても砦に届かなかった。そのためもっと標的に近い砲床を見つけなければならなかった。側面から攻撃しようと、ストイフェサントはリトル・ベイのビーチのすぐ上にあるベルエアーと呼ばれる小山へとみんなを導いた。ベルエアーに到着すると、彼はオランダ国旗を立てた。スペインの砦はすぐ目の前、大砲の射程範囲内にある。

ドーン！　スペイン人が最初に発射した砲弾がストイフェサントの右脚に命中して、脚を砕いた。ストイフェサントの隣に立っていたブフウ・ハーン号の船長にもあたって、片方の頬と片目を失った。彼らはすぐさまストイフェサントを運び出し、ボートを漕いで船に戻り、負傷者を船上に引き上げた。

帆船のなかでうめきながら、ピーター・ストイフェサントは自らの運命をただちに悟ったに違いない。それは、幸いにもわたしたち現代人が何年も前から直面せずに済んでいる運命でもあった。たとえ彼に自分の脚を見る勇気がなかったとしても、すぐに理解したはずだ――けがの大きさや重症度とは関係なく、脚を切断しなければならないことを。今から一五〇年ほど前まで、脚が開放骨折したら［骨折した際に、皮膚が破れて骨が露出した状態になること］それを効果的に治療するには、切断する他はなかった。それほど複雑な負傷でなくても、すぐに脚を切断しなければ命取りになることが多かったのだ。傷の回復を妨げる最大の敵――ガス壊疽《えそ》――に罹る恐れがあるからだ。

「壊疽」は、生きている組織が死ぬことを表す一般的な言葉だ。皮膚、皮下組織、筋肉、時には四肢全体すら低酸素状態に陥ってしまう、恐ろしい末期症状のことだ。壊死した組織は氷のように冷たいが、被害者は高熱が出る。動脈が閉塞されたときも壊疽は起きるが、その場合は「梗塞《こうそく》」と呼ばれる。梗塞が起きると、四肢の一部から水分が蒸発して乾燥縮小して黒く変色する。こうして壊死した部位がミイラ化することを「乾性壊疽」と呼ぶ。だが、組織も傷口が感染すると壊死することがある。壊死した組織から膿が出て壊死組織が融解することがあり、これを「湿性壊疽」と呼ぶ。細菌がガスを発生させて湿性壊疽を引き起こすこともあり、これはガス壊疽と呼ばれている。

壊疽のなかでもっとも致命的なのがガス壊疽で、ウェルシュ菌と呼ばれる微生物が感染源となる場合が多い。正式名称は「Clostridium（クロストリジウム属の）perfringens」で、ラテン語の動詞「perfringere」は「粉砕する」、「破壊する」、「攻撃する」、「暴力で打ち砕く」などを意味する。ウェルシュ菌は地球上のどこにでも存在する。砂、土、大便、路上のゴミのなかにもうじゃうじゃいる。ウェルシュ菌が属するクロストリジウム属は危険な菌が多く、たとえば破傷風菌は破傷風という危険な感染症を、クロストリジウム・ディフィシルは深刻な人腸炎を、ボツリヌス菌は致命率の高い食中毒を引き起こす。非衛生的な環境下では、出産後の女性たちがウェルシュ菌に感染して産褥熱に罹り、大勢の命が奪われた。

ウェルシュ菌は嫌気性《けんきせい》の生物で、要するに、酸素のない環境でしか生きられない。この細菌には二つの危険な性質がある——ガスを発生させて、毒素と呼ばれる有毒物質を産生するのだ。何世紀にもわたって、ガス壊疽や創傷感染症の外科的治療は失敗してきた。だが、感染症に罹る傷と、罹らない傷があるのはなぜか？ ピーター・ストイフェサントの傷はなぜガス壊疽を発症したのか？ そしてなぜ、現代ではガス壊疽はめったに発症しないのか？

創傷から感染症または壊疽を発症するか否かは、三つの要素で決まる。一番目は、当然ながら、創傷がなければならない。皮膚の開口部の大きさはそれほど重要ではない。細菌は小さいため、ちょっとした傷口からでも侵入できるからだ。二つめの要素は、創傷のなかで細菌がどれだけ繁殖するかだ。傷口を洗って清潔にしておけば、菌の繁殖を最小限に抑えられる。そしてもっとも重要なのは、創傷のまわりの組織、つまり「創縁《そうえん》」の損傷だ。創縁の状態は、その後の経過に大きく影響する。

鋭利なナイフで切られた場合、創縁はほとんど傷つかない。創端は無傷の状態で組織が健康なため、傷口から細菌が侵入しても免疫系が殺してくれる。鋭利なナイフでスパッと切られた傷口は、すぐに水か石けんか消毒薬で洗えば、早く塞がるだろう。これを一次癒合と呼ぶ。傷口が不衛生だと、創傷が細菌感染して膿が出る。細菌感染した創傷は一次癒合で閉鎖される見込みはなく、二次癒合で回復させなければならないだろう。とはいえ、創縁が健康であれば十分な酸素が供給される。ウェルシュ菌は酸素のあるところでは生きられないため、傷口がどんなに不衛生でも、組織が健康ならガス壊疽を発症することはほとんどない。

創傷とは対照的に挫傷《ざしょう》の場合は、打撲、打撃、断裂などによって組織が損傷する。創縁の血管も損傷するため、酸素の供給量が減る。すると傷の大きさからは考えられないほど多くの組織が死ぬだろう。壊死した組織はあらゆる種類の細菌にとって絶好の温床となる。しかも傷口が低酸素状態になるため、ウェルシュ菌がもっとも繁殖しやすくなる。こうしてガス壊疽を発症するのである。

こうした知識がある人にとっては、やるべきことは実に簡単だ。できるだけ早く傷口を洗うのだ。清潔な水（セント・マーチン島の入り江から汲んだ透明な海水など）で患部を洗って、傷口を開いたままにしておく。それから健康的な組織に辿り着くまで、鋭利な刃物で壊死した組織をすべて切除するのだ。この処置を表す外科用語には、心地よい響きがするものがいくつもある――フランス語では「débridement（創面切除）」や「nettoyage（掃除、浄化）」、ドイツ語では「anfrischen（新鮮にする）」、英語では「necrosectomy（壊死組織切除術）」（語源はラテン語／ギリシア語）と呼ばれている。あとは傷口が完全に回復する（二次癒合）まで患部を清潔に保つ。

残念ながら、昔の外科医はいつも正反対の処置をおこなっていた。ゆすぐか洗うかして傷口を清潔にする代わりに、焼灼したのだ。焼灼すると、確かに細菌は死ぬが、創縁の組織や血管も傷ついて、酸素が急激に足りなくなる。焼灼のあとに患者が発熱すると、外科医は瀉血で処置したが、その結果患者は貧血になって、患部への酸素の供給量がさらに減るという有様だったのだ。

ピーター・ストイフェサントの傷は、二次的な損傷も負っていた。砲弾の衝撃で骨が砕かれて、傷口から骨が飛び出ていたのだ。ストイフェサントの脚は、微小なウェルシュ菌にとってごちそうだったに違いない。この状況では、嫌気性の細菌は急激に増殖しただろう。このような攻撃を受けると、免疫系は炎症反応を起こし、発熱して炎症部から膿が出る。すると細菌は付近の健全な細胞を殺そうと毒素を産生し、やがて細胞が融解して液化し、さらに膿も加わって湿性壊疽になる。細菌が放出するガスが充満して健全な組織のなかに入り込むと、やがて血液が行き届かなくなる。ガスは皮膚の上からでも感じ取ることができ、まるで新雪の上を歩くみたいにカサカサときしむ。ガスと毒素は次々と組織を破壊し、感染症はどんどん広がっていく。壊死した組織が増えれば増えるほど、酸素の供給量は減り、病原菌にとって都合のいい環境になる。こうして増殖した病原菌から攻撃を受けると、命取りになるのが常だった。

ピーター・ストイフェサントの傷口にはウェルシュ菌がうじゃうじゃいた。この細菌はベルエアーの土のなか、スペイン軍側の領土に置かれていた砲弾のなか、主要船へと運ぶために彼を乗せた不衛生な帆船のなか、外科医の洗っていない手や黒ずんだ爪の際、不衛生な手術台の上、外科医が使った未消毒ののこぎりや、包帯のなかにもいた。船医は細菌については知らなかったが、脚を切断すればストイフェサントの命を救えることは知っていた。もっとも、損傷した部位よりも高い位置、健全な組織があるところを切断することが前提だが。外科医にとって切断手術はごく日常的な手術で、四つの道具があればできた。

まず、患者を手術台に横たえる。外科医は患者の太ももに止血帯を巻く。これで出血を抑制できるだけでなく、脚の感覚をいくらか麻痺させられるのだ。三〇分もすれば患者はちくちくする脚が気になり始め、切断したときの痛みから気を逸らせられるだろう。

次に、外科医は切断刀を手に取る。メスのような小さな器具ではなく、どちらかというと肉切り包丁に近いやつだ。刃渡り三〇センチ、刃幅三センチで、先端が尖っていて切れ味が鋭く、柄も丈夫だ。膝のすぐ上の上腿《じょうたい》を、骨にあたるまで切断刀で一気に切る。もちろん、切るだけでも耐えがたいほどの痛みだが、患者が激痛のあまり叫び声を上げるのは、太いケーブルのように脚に通っている主要な神経が切断されて、突然情け容赦のない激痛が走るからだ。ストイフェサントの歯と歯の間に木片を差し込んで嚙ませれば、痛ましい叫び声を抑えるのに役立つだろう。

言うまでもなく、筋肉や腱や神経の間に流れている主要な血管も切断しなければならない。上腿に巻いた止血帯のおかげで、血が吹き出ることはないが、切断された下腿《かたい》側の血管からの流血は包帯で止めることはできない。下腿に含まれている一リットルもの血液が、切断創から手術台へと流れ出し、間もなくあらゆるものが血まみれになる。

切断するのは脚の健全な箇所、砲弾で負傷したところよりもかなり上の部位でなければならない。もっとも骨はそれよりも上のところで切り落として、骨の末端を筋肉と皮膚でしっかりと覆えるようにする。そんなわけで次の段階は、骨から筋肉を剝がす作業だ。手幅ほどの長さの筋肉を剝がす。外科医は「骨膜剝離子」というぞっとする名前の器具を用いてその作業をした。まるでかんなで木材を削るかのように、四、五回力を込めて削って、骨膜(骨を覆っている薄膜)を骨から剝離させるのだ。患者が声を失っていなければ、断末魔のような叫び声が四、五回ほど響き渡ったはずだ。次に外科医はのこぎりを手にする。頑丈で切れ味の鋭いのこぎりなら、一〇回も引けば大腿部の骨を切り落とせる。患者は文字どおりのこぎりの刃の振動を骨まで感じ取ったことだろう。骨のくず、血、嘔吐物、尿、汗など、すべてが混ぜ合わさって不衛生な状態だったことだろう。それから、脚が下に落ちてドサッと響く音もしただろう。脚はびっくりするほど重く、読者が予測するよりもずっと重い。言い換えると、脚を失った人はびっくりするほど軽くなったと感じるだろう。

切断された脚の断端はそのまま包帯でグルグル巻きにし、そのあとで止血帯をほどく。傷口からの出血が止まらなければ、外科医はいつでも焼きごてをあてて止血できた。いずれにせよ、患者はとっくの昔に意識を失っているだろう。開放創は二次癒合での回復を待つ。

戦争の歴史のなかで、このような方法で何万本もの脚が切断されてきたに違いない。切断手術の最高記録保持者はフランス軍医のドミニク・ジャン・ラレーで、ピレネー戦争中の一七九四年に、スペインで四日間で七〇〇件もの切断手術をやったと言われている。四日間一睡もせずにのこぎりを引き続けたとしても、四分に一本の割合で脚を切り落としたことになる。そんなことが可能だったのは、彼の名前を冠した「ラレー式開創器」なる発明品のおかげだ。柄を外して開創器を骨にピタリと合わせ、力強くぐいと引っ張れば、骨から筋肉と皮膚を一気に剝離できる。あとはのこぎりで切るだけだ。これを使えば、骨膜剝離子で剝離する必要もない。おそらく不運な犠牲者たちは並ばされて、一人ずつ止血帯を装着されたのだろう。そこへナイフと開創器を手にしたラレーがやって来て、続いてのこぎりを持った助手と包帯を持った助手がやって来たのではなかろうか。

現在、わたしたちがこの広く知られた処置を受けずに済むのは、一一歳の無邪気な孤児に対しておこなわれた一か八かの実験のおかげだ。ある日、グラスゴーでジェームズ・グリーンリーズ少年が馬車から転落した。すねの骨が折れて、皮膚を突き破って外に露出した。路上に倒れたため傷口は泥まみれになった。脚を切断しなければ、壊疽が進行して少年は死んでしまうだろう。だが、ジョゼフ・

リスター医師は少年の脚を切らないことにした。一八六五年八月一二日、切断手術をおこなう代わりに、リスターは患部に腐食性の液体である石炭酸(フェノール)を吹き付けた。この実験的な治療は成功し、ジェームズの命と脚は救われ、リスターは男爵の称号を授かり、消毒法——傷を治療するときに消毒薬を使うこと——が誕生した。こんなやり方で消毒の有効性を発見していいのかと疑問視する者はいなかった。子どもで実験するのはごく普通のことだったようだ。

スペインの砦を攻撃するというピーター・ストイフェサントの計画は大失敗に終わった。スペイン人たちは高笑いしたに違いない。だが、オランダ人は屈服しようとはせず、その後も何日間にもわたってスペインの砦を陥落させようと、陸や海から何度も無駄な攻撃をしかけた。そのうちの一隻がブラウ・ハーン号で、切断手術から回復途上にあったストイフェサントが乗っていた船でもあった。この船も攻撃を受けて、三度砲弾に当たった。四月一七日、島に到着してちょうど四週間後にオランダ人たちは尻尾を巻いて撤退し、セント・マーチン島はさらに四年間スペインに支配された。

ピーター・ストイフェサントはオランダに帰国した。片脚を失った彼は、もはや貿易商として航海する生活ができなくなったため、会社から陸上でのデスクワークを任されることとなった。やがてニュー・ネーデルラントの総督に就任して、マンハッタン島の入植地だったニュー・アムステルダムで初代首長となった。どうやら脚を切断したからといって、キャリアが終わるわけではないようだ。とはいえ、四肢のうちの一本を失った普通の船員の多くは、そんな厚遇で復帰することは期待できなかった。大抵の場合、彼らは解雇されて、陸上でホームレスになるか、海に戻って海賊になった。

一六六四年、ニュー・アムステルダムの村落がイギリス人に占領されて、ニューヨークと改名された。ストイフェサントは一度はオランダに帰国したが、再びニューヨークに戻ってきて一市民として暮らした。一六七二年、彼はその地で六一歳で亡くなり、バウリー地区にあるセント・マークス教会に埋葬された。

一六四八年、オランダはミュンスター条約に基づいて、セント・マーチン島を取り戻した。といっても、島の半分だったが。フランスが島の北部を、オランダが南部を植民地化して、それぞれサン・マルタン島とシント・マールテン島と呼ばれるようになった。四世紀近くもの間、両植民地は平和に共存してきたが、島民はみな英語を話している。グレイト・ベイ沿岸に広がっていた広大な塩田は、今では埋め立て地になっている。

【ナイフとフォーク】

標準的な食卓には、食事を楽しむためにナイフ、フォーク、スプーン、コップ、ナプキンがそろっているように、現代的な外科手術をおこなうときは、手術台に標準的な道具がそろっている。外科用メスは、かつては刃と柄が一体型の小刀だったが、今ではホルダー型の柄に使い捨ての刃をカチッとはめ込んで使用する。そのため刃は常に切れ味が鋭く、清潔で、傷一つない状態を保っている。手術にはさまざまな刃が用いられるため、刃には番号がついている。よく用いられるのは一〇番（大きめの円刃《えんじん》）、一五番（小さめの円刃）、一一番（先の鋭い尖刃《せんじん》）だ。組織を把持《はじ》するときは、ピンセットのような形をした鉗子を用いる。先端が鈍い解剖向きの鉗子と、先端が尖った手術向きの非外傷性の鉗子がある。剪刀《せんとう》類には、組織を切離・剥離するはさみもあれば、糸を切るはさみもある。縫合針は、持針器《じしんき》と呼ばれる特別な鉗子で把持する。傷口を広げておくときは開創器を使う。血を拭うときは、さまざまなサイズの滅菌ガーゼを用いる。洗浄液や消毒薬はそれぞれ小さなボウルに入れて機械台の上に置いてある。他にも幅広い用途のために、いろいろな形と大きさの鉗子がある。骨の手術のときは、ドライバー、のこぎり、手術用切骨器、のみ、ドリル、ハンマー、やすりも用意される。手術用の探針、拡張器、検鏡、吸引チューブもある。現代の手術では、腹部にある胃や腸を接合するときのためにさまざまな種類の医療用ステイプラー（ホッチキス）がある。最後に、ほぼすべての手術で電気凝固法――電気メスを使って組織を切ったり、焼灼したりする方法――が用いられる。

第一三章

名探偵ポアロとシャーロック・ホームズ

外科医は金星人、内科医は火星人
——診断

かつて医者は患者の往診に訪れても、指一本動かさずに診察することがあった。自分は優秀だからありふれた症状など診るまでもないと思ったのか、あるいは感染するのを恐れたのかもしれない。アジアやアラビア半島では、患者は木製または象牙の像で痛いところを指し示したという。といっても医者が患者の話に耳を傾けたかどうかは、また別の話だが。大抵の場合、そんなことをしても無駄だった。効果的な治療法がなかったからだ。彼らの処方はいつも同じだった——肛門から浣腸し、口から嘔吐させ、万能薬を飲ませるのだ。たとえば万能な解毒薬と言われたテリアカや、ベネチア産の蛇粉入りクッキーでできた丸薬などは、どんな不定愁訴にも効くと言われていた。医者と対照的なのが外科医だ。外科医は何でも自分の手を使ってやったからだ。おまけに外科医の治療は、医者の治療よりもはるかに具体的だった。結局のところ、外科手術には万能薬などない——ある問題を治すのに、別の箇所にメスを入れていては、治りようがない。

幸いにも、医療は大きく変化した。外科以外の医師による治療も、外科医と同じぐらい有益で具体的になった。とはいえ患者の病気との関わりについて、この二つの職業の間にはいつもギャップがあった。外科以外の医師は、正しい診断を下すことを期待される。つまり患者の愁訴の原因を突き止めることだ。今や、ほとんどの診断に対して最適な治療法がある。病気は、定められたプロトコルやガイドラインに従って薬で治療するのだ。薬を処方したら、あとは患者の治癒力に任せるだけだ。診断が正しいのに患者が回復しない場合、医師にできることはもうない。

外科医は違う。手術が成功するか否かは、正しい診断、プロトコル、患者の治癒力だけでなく、外科医が治療にどう関わったかにもよる。診断が正しいのに患者が回復しなかった場合、外科医が失敗した可能性がある。つまり外科医は、外科以外の医師よりもはるかに患者の病気に個人的に関わるのだ。ハッピーエンドか否かに関係なく、外科医は文字どおり病気の結末の一部なのである。

そのため外科医は、外科医以外の医師とは違うやり方で患者の問題を明らかにしようとするときがある。外科医としては、患者の回復は自分の腕にかかっているのだから、治療に取りかかる前に何が問題なのか確信を得ておきたいと考える。外科以外の医師は、それほど確証を必要としない。外科以外の医師は最初から、もっと客観的に物事を見るだけの余裕があるのだ。

では、患者のどこに問題があるかをどう決定するのか？　つまり、どう診断するのか？　医学の歴史のなかで、医師たちはその問いに答えようと努力し続けてきた。太古の昔から、医師は常に患者の不安と向かい合ってきた。死期が近いと感じる人はみな、自分はどう死ぬのかを医師から聞きだそうとする。まだ希望はあるか？　あと何日生きられるのか？　痛くて苦しむのか？　こうした問いに正しく答えるには、患者の問題を突き止めなければならない。医師は他の人よりも多くの病気や不調を見てきたのだから、誰よりもうまく突き止められるだろう。患者の病気がわかれば予測できる。この二つの段階は医学用語で「診断(diagnosis)」と「予後(prognosis)」と呼ばれている。ギリシア語で「知識」を意味する「gnosis」を語源とする言葉だ。「diagnosis」は、ギリシア語の前置詞「dia」(「～を通じて」の意)を伴って、「正体を見抜く」とか「見識を持つ」などを意味する。前置詞「pro」(あらかじめ)を伴う「prognosis」は、「予測する」とか「見込み」などの意味だ。

昔は、たとえ問題を突き止められなくても、障害を説明できれば診断として十分だった。おまけに、医師が手を動かさなくても診断はできた。患者の身体のあちこちに吹き出物があるとしよう。その原因が何であれ、診断を大きく間違えることはないだろう。だが、もし患者が頭からつま先まで化膿し、全身から悪臭を放っていたら。これはやっかいな事態かもしれない。だが、いずれの場合も、医師は自宅でできる簡単な療養方法を指示しただろう。たとえ役に立たなくても、害にはならないだろうから。

かつては人間の身体には四つの体液(血液、粘液、黄胆汁、黒胆汁)があるという架空の説があり、何世紀もの間、病気の原因がわからないときは、この説を使って言いつくろわれてきた。しかし、病気や愁訴が起きるのは、四つの体液のバランスが崩れたからだという思い込みは、外科医にとって良い出発点ではなかった。体液のいずれかの量を補うか減らすには、血を抜く（瀉血）しかないが、その効果はきわめて疑わしかった。外科以外の医師は、頻繁に瀉血に頼った。

次の段階は、問題を認識してその名前を挙げるだけでなく、その原因を突き止めることだ。外科医は、できればメスを使って問題を取り除きたいと考える。診断は予後を推測するのに重要で、原因を突き止めることは治療のために重要だ。たとえば、腸管が異物などで塞がって消化物や大便が腸内を移動できなくなる状態を、一般的に「腸閉塞」と呼ぶ。人間が病気の原因を理解していなかった時代に、どのように診断がおこなわれたのかを腸閉塞を例にして紹介しよう。原因が何であれ、患者が腸閉塞を発症しているのに何の処置もできなければ、予後は厳しいものになる。やがて患者は嘔吐し、便やおならが出なくなり、お腹が張り、激しい腹痛に悩まされ、症状が治まらなければ死んでしまう。病状を何とかするには、患者が腸閉塞を患っていると見抜くだけでなく、その原因も突き止めなければならない。腸管を塞いでいるのは腫瘍か炎症かもしれないし、鶏の骨かもしれない。診断は変わらないが、原因次第で外科的治療は変わる。つまり、患者の問題は何か？　という問いには、数多くの問いも含まれているのだ――患者の症状は何か？　何がその症状を引き起こしたのか？　何が原因でその病気に罹ったのか？　など。

現代では、診断を下すことはかつてよりはるかに複雑になり、高度なスキルが必要なうえに、答えを探す過程はどんどん難しくなっている。医師や外科医の働き方は、探偵が事件を解決する方法に似ている。患者の問題を追究しようとする医師は、犯人を特定しようとする探偵と似ている——病気の原因を突き止めることは犯罪の動機を探し出すようなもので、どうやって病気を発症したかを確定することは、犯人の足取りを追って、どうやって凶器を用いたかを推測するようなものだ。どんな探偵にも独自のやり方があるのと同じで、医師もそれぞれのやり方で謎を解く。

探偵小説の代表的作家といえば、言うまでもなくアガサ・クリスティだろう。クリスティが書いた小説のなかで一番秀逸なキャラクターは、名探偵エルキュール・ポアロだ。ポアロは魅力と知性を持ち合わせた雄弁な男で、どんな事件も正確に究明して解決に導く。と同時に、ポアロはアンチヒーローとしても描かれている。ポアロは礼儀正しいが、自信過剰でうぬぼれが強い。客観的だが、横柄で気分にむらがある。好奇心が強いが、事件に興味を抱いたときしか協力しない。おまけにフランス語をしゃべるが、ベルギー人だ。この品のいい中年の探偵は、両端がピンとはね上がった口ひげをはやしていて、風変わりで、鋭い洞察力を持つ成功者で——犯人にとっては残念なことに——殺人事件が起きる場所に偶然に居合わせる。エルキュール・ポアロが登場する小説では、毎回同じように話が展開する。ポアロはいくぶん閉鎖的な環境に居合わせて、周囲の人たちの特徴ははっきりしている。

舞台となるのは、人里離れたところにある大邸宅や、大雪で立ち往生したオリエント急行のなか、ナイル川を下るクルーズ船のなかなど。そしてその集団のうちの誰かがやったに違いない殺人事件が起きる。ポアロは殺人事件を調査するが、何かに気づいても、すべてを口に出すわけではない。最終章になると、ポアロは客間か大広間にみんなを集めて、犯人の正体がわかったと明かす。それから一人ひとりに話しかける。そしてそのうちの誰かが犯人の可能性があると説明する。誰もが隠れた動機を持ち、誰も完璧なアリバイを持っていないことも判明する。執事は鍵を持っていてナイフを手にすることができたとか、男爵夫人には借金があり、遺産をその返済に充てることができたとか、台所の女中は嫉妬していたとか——ありそうな動機ばかりだ。

ところが、一人ひとりの動機を明らかにしたあと、ポアロは各々が殺人を犯したはずがないことを示す根拠を提示していく。そして最後の一人、つまり犯人に辿り着くのだ。まずは全員を一人ひとり精査してから、ようやく犯人を明らかにする。こうやって緊張感をどんどん高めていってから、ポアロは最後のキャラクターに言及して、恐るべき犯行にまつわる状況を暴露するのだ。各キャラクターが犯行に関与した可能性があるとポアロが詳細に語る場面があまりにおもしろいため、読者は彼が集めた情報の多くは事件とは関係がないことを忘れがちだ。結局のところ、真犯人に関する話さえあれば謎は解けるのだから。

内科医はまさにこの手法を取る。内科医とは、外科以外の医師で、病気に関心を持ち、薬で治療する総合内科の専門医のことだ。たとえば呼吸器科医（肺の病気の専門家）は内科医だし、胃腸科医（消化器系）、心臓病専門医（心臓）、腎臓病専門医（腎臓）、そして腫瘍専門医（がん）もそうだ。内科医が治療するのは糖尿病、循環器疾患、血液疾患、炎症性疾患など、手術を必要としない病気であれば何でも扱う。エルキュール・ポアロと同様に、内科医もリストを使って問題を解決したがる。犯罪を分析するとき、ポアロはまず「何が起きたのか？」と問う。内科医はまず患者の症状を知ろうと、「どうされましたか？」と尋ねる。次に、探偵も内科医も問題だけを切り離して、犯人の輪郭を絞り込んでいく。ポアロは、登場人物たちのなかで誰が殺人を犯した可能性があるかを自問し、内科医は不調の原因として何が考えられるかを自問する。医学ではこの作業のことを「鑑別診断」と呼ぶ。アガサ・クリスティはいつも、ポアロが容疑者リストを作りやすいよう、事件に関わる人物を限定するが、内科医も鑑別診断をおこなうのにかつてほど苦労することはないだろう。この五〇年間で医学は大きく進歩し、医学書、記事、医学・科学文献、インターネットから、可能性の高い病気の候補を簡単に調べられるようになった。こうして内科医はすぐに鑑別診断のリストを作成できるのだ。

次は、証拠や手がかりを分析する番だ。ポアロは容疑者への質問や調査を行い、必要であれば誰かに支援を求める。内科医も患者に問診をおこなって、現在の症状だけでなく、通常の健康状態、病歴、家族についても尋ねる。患者を診察し、血液検査やレントゲンといった追加の検査を行い、必要であれば、他の分野の専門家にアドバイスを求める。基本的にはポアロも内科医も、真犯人である可能性が高いものだけでなく、すべての容疑者に焦点をあてる。

最後に、犯人ではなさそうなものを排除しなければならない。医師も探偵も、候補を一つひとつ吟味して、有罪か否かを判断する。もっとも可能性が高い候補が残るまで、すべてのリストをチェックする。探偵にとっては一番有力な容疑者であり、内科医にとっては「暫定診断」と呼ばれるものだ。ポアロを主人公とする小説では、可能性を基に容疑者を排除していくと、驚くべき結末に至る。たとえば、『オリエント急行の殺人』では乗り合わせた乗客全員が犯人で、『ナイルに死す』では被害者が犯人のうちの一人だと判明する。

外科医にとっては、このようなやり方は理解できない。通常、外科医はもっと実際的かつ直線的に考える。男女については「女性は金星から、男性は火星からやって来た」と言われるほど異なるが、外科医にとって内科医は、地上の論理からかけ離れた別の宇宙の住人ではないかと思うぐらい違う。たとえば、腸閉塞を患っていた患者が、症状が治まって退院できそうな状態になったとしよう。放射線科医が患者の腹部をＣＴスキャンにかけたところ、たまたま「腸閉塞らしきもの」が見つかったとする。ここで内科医から「閉塞を取り除いてください」と言われようものなら、外科医は腹を立てるだろう。内科医からすれば、この診断結果で自身のチェックリストがひっくり返り、外科医に閉塞らしきものを切除してもらわなければと考える。だが外科医は「そんな馬鹿な」と考える。疑わしいからと言って、無症状の患者を手術するべきではないことは一目瞭然だからだ。

その反対に、外科医が急性虫垂炎の疑いのある患者を手術したところ、虫垂ではなく小腸が炎症を起こしていたら、今度は内科医が外科医に腹を立てることになるだろう。小腸が炎症した場合は、外科手術ではなく薬で治療する。ところが外科医は、患者の具合が悪そうで、命に関わる腹膜炎を患っている恐れがあったのだから、手術の判断は正しかったと主張するだろう。すると今度は、内科医が虫垂炎の可能性を反証する根拠を挙げて反論するだろう。たとえば患者が、炎症が起きる一週間前から下痢に悩まされていたじゃないかなどと言って、虫垂炎の可能性を否定しようとする。

外科医と内科医のお互いに対する理解不足の原因は、演繹法と帰納法という哲学的なアプローチの違いによるものだ。どちらも真理を発見するための論理的な推理方法だが、歴史的には帰納法よりも演繹法の方が古い。もっとも、どちらも一九三四年にカール・ポパーが発展させた科学的手法による科学哲学にとって代わられてしまったが。

中世の頃には、人間の知識は古典古代［古代ギリシア・ローマのこと］の頃に頂点に達したものと広く信じられていた。そのため医師や外科医は、ギリシアの哲学者アリストテレスや、ローマ時代の剣闘士で医師でもあったガレノスの教えに従順に従って仕事に取り組んだ。今にして思えば、この二人の哲学者は、事実に基づく確たる根拠に基づいて主張したわけではなかったのだが。ルネサンス期になると、科学者たちは再び物事を批判的に考えるようになり、総合的な観察結果から結論を導き出すようになった。それが演繹法だ。外科医は、総合的な観察結果から、腹膜炎は命を脅かす恐れがあることや、手術して虫垂を切除する方がリスクが低いことを知っている。つまり、患者が虫垂炎に苦しんでいると思われる状況では、論理的かつ演繹的には手術することが正しい選択肢となる。

それから一〇〇年後の啓蒙主義の時代、科学のための重要な基盤として実験が発達した。人々は、具体的な研究成果から結論を導き出すようになったのだ。それが帰納法だ。ある現象を示す徴候が多ければ多いほど、その現象である可能性が高くなる。もちろん、その逆も然りだ。CTスキャンの結果、腸閉塞の疑いがあると診断されたら、腸閉塞の可能性がある。だが、患者に何の症状もないなら腸閉塞の可能性は低くなり、外科医が手術する根拠がないと判断したら、腸閉塞の可能性はさらに低くなる。

そこへカール・ポパーが反証可能性の原則と科学的方法を提唱した。ポパーは真実を見つけることはできないと主張。わたしたちにできるのは真理の理論を築くことだけであり、しかも、理論が反証できる形で組み立てられていなければならないという重要な条件がある。これはすべての医学の基礎となった。日々の臨床業務では、科学的方法は次のようにおこなわれる――暫定診断に基づいて、患者のために明快な治療計画を立て、それをできるだけ早く実行する。暫定診断は現実的で反証可能な理論に基づいている。治療しても期待したような効果が得られないときは、批判的な目で暫定診断を見直さなければならない。だが、治療中は帰納法と演繹法の両方のアプローチを維持する。

エルキュール・ポアロが帰納法の達人なら、世界的な小説に登場するもう一人の名探偵、シャーロック・ホームズは演繹法の達人と言える。外科医が内科医とは異なる過程を経て暫定診断を下すように、ホームズはポアロとはまったく異なる方法で事件を解決する。シャーロック・ホームズは細身で背が高く、厳格そうな風貌をしている。小食だが、その分タバコを吸う。霧のロンドンで、世捨て人のようにひっそり暮らしている。彼が見事に謎を解けるのは、頭のなかに蓄えている膨大かつ雑多な知識のおかげだ。彼は船乗りの入れ墨が何を意味するかを調べ、イングランド各地の土の色や成分を熟知していて、各新聞社がどのフォントを使っているかも知っている。こうした一般的な事実を基に、ホームズは演繹的に推理する。彼の推理法の強みは観察眼だ。「世の中にはわかりきったことがいっぱいあるのに、誰も見ようとさえしないんだ」(『バスカーヴィル家の犬』〈コナン・ドイル著、鈴木幸夫訳、グーテンベルク21〉)とホームズは言ったが、裏を返せばこれは、ホームズを創り出して魂を吹き込んだ作家のアーサー・コナン・ドイルの言葉でもある。ちなみにドイルも医師だった。ホームズは、演繹法を使って観察したことと自分の知識を比較する。何かを観察したら次を観察するといった具合で、絶えず推理を前進させていく。おまけに観察眼がきわめて鋭いため、他の可能性を考慮するとか、方針を変えることはめったにない。よってホームズのやり方はポアロのやり方よりも効率的でストレートだが、推理の正しさはホームズの観察眼と知識にかかっている。ホームズは一人で仕事をする。確かに彼には友人のワトソン博士という仲間がいるが、ホームズは彼を弟子のように扱い、彼からの手助けをほとんど期待していない。コナン・ドイルがワトソンを創り出したのは、ワトソンを通して探偵ホームズが何を考えているかをしゃべらせ、読者がその会話から謎を解く手がかりを得られるようにするためではないだろうか。

もうお気づきかと思うが、演繹法を駆使すると、探偵または外科医の頭のなかですべてが決まってしまう。演繹法に比べて、帰納法ははるかに複雑だが、透明性が高くて客観的だ。ホームズの話では、ホームズが演繹的に推理する過程をほとんど説明しない。彼の推理はほぼ毎回当たるため、事件が解決してから全容を語るだけだ。外科を始めとした専門家には、もはやそんなぜいたくは許されない。霧のロンドンで、優秀だが謎めいたシャーロック・ホームズが犯罪者を出し抜いた時代は終わった。現代の外科医はもはや、個人的に患者の問題に対応する専門家ではなくなり、検査のクオリティが外科医で決まることもなくなった。診断が難しいときは、さまざまな分野の専門家たちに相談する場面が増えている。患者の症例についてケースバイケースで話し合い、正当な理由のもとで判断が下され、記録に残される。そんなわけで演繹法の時代は終わりつつあり、ひょっとしたら近い将来、外科医と内科医が互いの考え方を理解するようになる日が来るかもしれない。

だが、変わらないことが一つだけある。ひとたび手術台の前に立ってメスを手にしたら、外科医はひとりぼっちで、その瞬間から外科医がすることや患者に起きることはすべて、外科医の個人的な責任となる。となれば、外科医は確信のもとに行動をしたいと思うし、可能性があるからという理由で手術しようものなら良心がとがめるだろう。

診断

基本的に、患者の状態は三つの要素から調べる。医師はまず患者の病歴、現在抱えている問題(症状)、薬物治療の有無を尋ねる。これは「既往歴(anamnesis)」(ギリシア語で「追憶」の意味)と呼ばれる要素だ。さらに医師は患者の家族の病歴について尋ねたり、周囲の人に患者について尋ねたりすることがある。たとえば病気の子どもについて親に質問したり、交通事故の場合は目撃者に質問する。既往歴の次は診察だ。診察中、医師は手で触り、臭いをかぎ、目で見て、耳で聞いて、測定する。見ることを視診、手で触ることを触診、トントンと叩くことを打診、聴診器を使って聴くことを聴診と言う。医師は、肛門から人差し指を入れて直腸を触診する(直腸診と呼ばれている)。ライトをあてて瞳孔の反射を、ハンマーで叩打して腱の反射を調べる。耳のなかを調べるときは耳鏡《じきょう》を、網膜を調べるときは検眼鏡《けんがんきょう》を使う。また、鋭利なピンで感覚を、音叉で聴力を検査することもある。医師の鼻も重要な道具だ。臭いをかぐだけで、膿、創傷感染症、体液の性質や成分が驚くほど正確にわかることがある。そして最後に、血液検査、顕微鏡検査、画像診断といった補助的な検査を依頼することがある。画像診断には、Ｘ線検査、造影剤検査、ＣＴスキャンなどがある。ＭＲＩ検査(磁気共鳴画像法)、ドプラ超音波検査、超音波スキャン、二重超音波検査も画像診断に含まれる。もう一つ、放射線を使ったアイソトープ検査で異常を特定することもある。これは「シンチグラフィ」と呼ばれている[ラジオアイソトープで標識した化合物を投与して、臓器・組織におけるその分布状態をスキャナーやカメラを用いて体外から測定する診断法]。

第一四章 イランの元皇帝《シャー》

一・五リットルの膿を腹に抱えた亡命生活

——合併症

第二次世界大戦中、ドイツ出身の女優で歌手のマレーネ・ディートリッヒは、官能的な歌『Ich bin von Kopf bis Fuß auf Liebe eingestellt（「頭からつま先まで、愛する気満々よ」）』*で戦場で戦う兵士たちのハートに火をつけた。こんなに脚の長い女性がこんな大胆なことを言うとは。ディートリッヒの脚は世界でもっとも美しいとも言われていた。彼女の写真を見ると、タバコを片手におなじみのセクシーな表情を浮かべているものが多い。しかし、そのタバコのせいで、やがてあの美脚を流れる動脈が詰まり、血管外科医に手術してもらわなければならなくなった。彼女の目には、世界的に有名な自分の脚に魔法をかけさせてやってもいいと思える人物が一人しかいなかった。マイケル・ドベイキーだ。

血管外科医とは、血管、特に動脈を専門とする外科医のことだ。二〇世紀初頭に、動脈や静脈を縫合する血管外科技術を考案して、それを実行した一人の医師がいた。フランスの外科医アレクシス・カレルだ。カレルは一般外科の発展に大きく貢献したと評価され、一九一二年にノーベル生理学医学賞を受賞した。血管手術は、通常の手術とは異なる条件下でおこなわれる。血管は極細のため、血管手術で使う針と糸は、身体の他の部位に使うものよりも小さくなければならないからだ。血管を切開するとただちに血が噴き出すため、鉗子で一時的に止血しなければならない。といっても、血液がしばらく供給されないと四肢や臓器がもたないため、あまり長時間鉗子で血流を止めることはできない。おまけに血流を止めると、血液が凝固しかねない。さらに血管を縫合して、血液が再び流れ始めたとしても、血管壁にできた縫い目に血栓ができて再び血管が塞がることもある。臓器を含めた身体の部位を維持するには、健康的な血管が不可欠なため、血管手術は緊急性を伴うことが多く、手術が成功すると、まるで患者を救ったような気持ちになる。そんなわけで二〇世紀の名士たちが血管外科医を国際的な英雄のように崇めたのも無理もないだろう。

血管外科は刺激的な新しい分野で、究極の臓器である心臓への新たな道を開いた。心臓を手術する心臓外科が発達するにつれて、外科分野のなかで一目置かれるようになり、一九六七年にはピークに達した――南アフリカのケープタウンで、クリスチャン・バーナードが史上初の心臓移植手術を成功させたのだ。その二年後に、人類が初めて月面着陸に成功したときに匹敵するほどの偉業だった。こうした発展の中心にいたのが、ヒューストンにあるメソジスト・ホスピタルに勤める心臓血管外科医のマイケル・ドベイキーだ。彼は画期的な治療を行い、史上初の人工心臓の開発にも関わった。だがドベイキーは特に大動脈解離という、それほど多くないものの、血管外科医にとって非常にやっかいな病の治療法のパイオニアだった。心臓から全身へと血液を送り出す主要な動脈――大動脈――の内膜に亀裂が入ると、大動脈解離が起きる。亀裂から血液が押し出されて大動脈の内膜と中膜の間に入り込み、中膜が二層に解離していく病気だ。非常に激しい痛みが伴うだけでなく、脳や腕、さらには身体全体へ血液が供給されなくなる恐れがある。ドベイキーの手術のおかげで、この衝撃的な病を治療できるようになったのだ。

ドベイキーは「マエストロ」と呼ばれていた。彼が世界的な名声(とニックネーム)を手に入れたのは、彼のもっとも有名な患者、イギリスのエドワード八世のおかげだ。一九六四年、エドワード八世は事前の告知もなくアメリカに渡り、ドベイキーの手術を受けた。ディートリッヒと同様、エドワード八世もヘビースモーカーだった――実を言うと、血管外科医の患者のほとんどがそうなのだが。エドワード八世は当時七〇歳で、命に関わるほど危険と言われていた血管手術を受けなければならない状態にあった。だが、彼はメディアに詳細を語らず、「マエストロに会いに来たんだ」としか言わなかった。三二年後の一九九六年、ロシアの大統領ボリス・エリツィンが五枝バイパス術を受けなければならなくなったが、彼は明らかにロシアの心臓外科医を信頼しておらず、当時八七歳だったマエストロをアメリカから呼び寄せて手術を手伝わせた。エリツィンはドベイキーを「魔術師」と呼んだ。ドベイキーの患者だった他の著名人たちもうん、うんと肯くに違いない。たとえばベルギーのレオポルド三世、ヨルダン国王フセイン一世、ハリウッドスターのダニー・ケイとジェリー・ルイス、大富豪のアリストテレス・オナシス、アメリカの大統領ではケネディ、ジョンソン、ニクソン、それからユーゴスラビアの独裁者チトーなど。マイケル・ドベイキーは謙虚からはほど遠い性格で、名声を享受していたが、それで彼の評判が傷つくことはなかった。

イランの元皇帝《シャー》モハンマド・レザー・パフラヴィーは、一九八〇年に脾臓摘出術（脾臓を切除する手術）が必要になったが、彼の目にはその手術を任せられる人が地球上にたった一人しかいなかった。ドベイキーだ。心臓血管外科医の彼にとって脾臓は専門外だったが、ドベイキー自身も彼のその高名な患者も、その事実は気にならなかったようだ。

一九七九年一月一六日、パフラヴィーはイラン革命から逃れようとテヘランから飛行機に乗り、二度と祖国の地を踏むことはなかった。彼の命は、ホメイニ師や反体制勢力のイスラム教徒にも、がんにも脅かされていた。彼はどこの国でも歓迎されず、亡命生活は国から国を渡り歩く流浪の旅であると同時に、腹部にできた悪性の非ホジキンリンパ腫との闘いでもあった。

シャーの治療を担当したのはフランス人の腫瘍専門医ジョルジュ・フランドラン教授で、シャーと共に国から国へと転々とした。腫瘍専門医とは、外科医ではなく、がんの治療を専門とする総合内科の専門医だ。シャーは絶えず貧血と痛みに悩まされ、さらに悪いことに、胆嚢が感染症にかかっていることが判明した。シャーはニューヨークで胆嚢摘出術——胆嚢を切除する手術——を受けた。アメリカ人の外科医たちは、悪性疾患の影響でシャーの肝臓と脾臓が肥大し、特に脾臓は深刻な状態であることを確認した。肝脾腫《かんひしゅ》といって、肝臓と脾臓が同時に肥大する疾患を患っていたのだ。肥大した脾臓は絶え間なく血球を取り込んで破壊するため、痛みが生じる。シャーは胆嚢の手術からかなり回復したものの、病院の外では、彼の入院が許可されたことに不満を抱く人たちがデモや暴動を起こし、シャーとその家族にとってアメリカはもはや安全な地ではなくなった。胆石の問題は解決したが、病は回復する兆しがなかった。痛みと倦怠感が増し、肥大した脾臓を摘出せざるを得なくなった。

ほどなくして、テヘランのアメリカ大使館で人質事件が起きてアメリカとイランの関係が悪化すると、ジミー・カーター大統領はこの高貴な客をできるだけ早く国外に追い出そうと考えたようだ。シャーと妻のファラ・ディーバはメキシコ、バハマ、パナマへと転々としたが、どこへ行っても本国へ引き渡されるのではないかとの不安がつきまとった。そんな状況では手術もままならない。だが、エジプトのサダト大統領がこの旧友に避難場所と医療を提供すると申し出たため、一九八〇年三月、シャーはカイロにあるマーディ陸軍病院に到着した。五日後、ドベイキーが助手と麻酔科医と病理学者を連れてやって来た。そして三月二八日、二人の外科医——ドベイキーとエジプト人のフォアド・ノア——によって、脾臓を摘出する手術がおこなわれた。患者の妻と長男は、手術の様子をライブ映像で見守った。手術は成功したが、ドベイキーによるとシャーの脾臓はアメフトのボール大にまで肥大していたという。

体のなかで脾臓が果たす役割は比較的少ないため、場合によっては脾臓を失っても何とかなるものだ。脾臓は老化した血球を取り除いて血液の質を保つ役割を担い、さらに若い頃には身体の免疫の一端を担う。ランニング中や大笑いしているときに、脾臓の付近に違和感を覚えることがあるため、古代ローマの博物学者プリニウスは、脾臓の機能はこれらの活動に関係しているのではないかと考えた。文献によると、一六世紀に脾臓摘出術が二回おこなわれたようだ。一五四九年に、アドリアーノ・ザッカレリがナポリで若い女性の脾臓を摘出し、一五九〇年にはフランチェスカス・ロセッティが、同じくイタリアで脾臓の半分を摘出したとされている。とはいえ、どちらも脾臓を摘出したとは思えない。そもそも開腹手術のあとに患者が生き延びたのは、一八〇九年の症例が史上初だと言われているからだ。それ以前となるこの二件の症例は、皮下の挫滅創《ざめつそう》が出血してできた大きな血塊《けっかい》を摘出したのではないだろうか。このような血塊は脾臓とよく似ている。色や手触りが同じなので、二人のイタリア人医師が摘出した血塊を脾臓だと勘違いしたものと思われる。史上で初めて成功した脾臓摘出術は、一八七六年にパリでジュール＝エミール・ペアンがおこなった手術だろう。二〇歳の女性の脾臓を摘出したが、その重さは一キロ以上あったという。

ルールに従う限り、脾臓摘出術は難しい手術ではない。手術の手順は、外科研修の三～四年目で学ぶ。注意すべき点はいくつかあるが、脾臓自体は比較的シンプルだ。通常はアボカドの半分ぐらいの大きさで、毒キノコのような形をしている。臓器につながっている何本もの血管が毒キノコの柄に似ているからだ。だが、腹腔の左上の奥深くに隠れているため、見つけにくい。両手を手首のところまで腹部に突っ込まなければ届かない。おまけに脾臓はとてもデリケートだ。強く引っ張ったり、押したりすると裂けることがある。脾臓は大量に出血する可能性があるため、裂けると危険だ。さらに脾臓が破裂して血があふれると、脾臓を見失う恐れがあるため、破裂させないよう注意しなければならない。それから脾臓摘出術について教えるときに、教官が強調する警告がもう一つある。膵臓の尾［膵尾部《すいびぶ》］に気をつけろ！　だ。

膵臓は細長い臓器で、ドイツ語では「腹部の唾液腺」とも表現される。だが、膵臓から分泌される消化液は唾液よりもはるかに強い。この消化液は、たとえば肉類も消化できるのだ。膵尾部は脾臓の血管と並走しており、脾臓の柄まで伸びていることがある。脾臓の血管を鉗子で止めるときに、右に寄せすぎると、脾臓だけでなく膵臓の一部まで切除してしまう。これは大変危険だ。消化液である膵液が腹腔に漏れ出ると、文字どおり体内の組織を消化してしまい、やがて化膿するからだ。通常の脾臓であれば、膵臓を傷つけないよう鉗子を正確な位置で止めるのはそれほど難しくはない。ところがシャーの脾臓はかなり肥大していたため、脾臓摘出術は非常に難しかった。

ノア医師はドベイキーに「膵尾部に鉗子がはさまっていませんか？」と尋ねた。だがドベイキーは、このエジプト人医師の指摘を片手で振り払うと、鉗子で押さえている組織を太い結索糸で縛った。慎重なノアは、万が一に備えてドレーン（腹部に貯留した液体を体外へ排出するための細い管）を残しておきませんかと提案したが、ドベイキーはその必要はないと判断して、ドレーンを留置せずに腹部を閉じた。彼が手術を終えて手袋を脱ぐと、拍手が起きたという。脾臓の重さは一・九キロだった。検査のために採取した脾臓と肝臓の一部からがん細胞が見つかった。顕微鏡検査では、不運にも膵臓の組織も見つかったのだが……。

手術から三日目、患者は熱が出て背中の左上部が痛いと訴えた。だが、手術創は間もなく回復し、ドベイキーがヒューストンへ出発する頃には、シャーは再び病院の庭を歩けるようになった。ヒューストンでドベイキーはヒーローのようにインタビューを受けていたが、遠く離れた場所で、彼の患者はゆっくりと悪化していった。熱が下がらず、シャーは体調不良で疲れきっていた。痛みはほとんどなかったが、一日中ベッドに横たわっていた。

来る日も来る日も発熱は収まらず、数か月が過ぎた。シャーには輸血や抗生物質が投与され、アメリカ人医師が次々と往診に来たが、ドベイキーはヒューストンに滞在したまま、X線を撮って画像を送るよう指示した。画像を確認したところ、シャーの左肺下葉が肺炎を起こしていそうに見えた。だが、気管支鏡検査という苦しい検査で気管を調べたが、問題は見つからなかった。治療に関わる多くの専門家が全体像を見失うなか、パリにいたフランドラン教授はこの事態に驚くばかりだった。患者の横隔膜の下に膿瘍《のうよう》［身体の組織の一局部に膿がたまる症状］があるのに、誰も気づかなかったのか？

これは外科でよくある誤診だ。腹腔が感染症に罹ると、熱が出て、腹膜に炎症が起きる。横隔膜より下の部位が感染した場合は、熱が出るだけだ。「横隔膜の下」を表す医学用語は「横隔膜下《おうかくまくか》」で、横隔膜の下に膿がたまる状態を「横隔膜下膿瘍」という。患者の腹腔が感染症に罹って腹膜に炎症が起きると、患者は激しい痛みを覚え、少し動くだけで痛みが増す。医師なら、この症状だけで何が起きているかわかるだろう。だが、横隔膜だけが炎症していて、腹膜には問題がない場合は、このような症状は起きない。患者は発熱するだけか、場合によってはしゃっくりが出るか、肩に痛みを覚えるだろう。外科医ではないフランドランですらそのことに気づいた。肺のX線写真もその診断を裏づけるものだった。何とかしなければと思い、フランドランはエジプトへ飛んで、関係者たちと議論を始めた。彼はフランスから外科医のピエール＝ルイ・ファニエを呼び寄せた。七月二日、ファニエがシャーの左上腹部に少しメスを入れたところ、腹腔から一・五リットルもの膿が排出された。こうしてシャーは、横隔膜の下に巨大な膿瘍を抱えたまま三か月放置されていたのだ。術後、彼の体調はすぐに回復して歩き回れるようになり、食欲も戻って、国の状況を心配し始めるまでになった。ところが一か月と経たずして、彼は突然倒れた。血圧が急激に下がって顔色が真っ青になり、意識を失ったのだ。輸血は受けたが、手術はおこなわれなかった。一九八〇年七月二七日、シャーは突然内出血で死亡した。六〇歳だった。

シャーは、肝臓や脾臓にごくまれにできる原発性マクログロブリン血症という、進行の遅い非ホジキンリンパ腫を患っていた。だが、シャーの死を招いたのはこの病気ではなく、ドベイキーが脾臓摘出術中に膵臓を損傷させたことだった。シャーの横隔膜下膿瘍は、医師の治療によって生じたもの、つまり「医原性」の合併症だったのだ。外科医が肥大した脾臓を摘出した際に膵尾部を切ってしまい、そこから膵液が漏れて横隔膜下の大きな腹腔が感染し、放置されるうちに膿がたまった。やがて消化力の強い膵液が脾動脈の血管壁を侵食して、上腹部が突然内出血を起こしたのだろう。

この事例から、術後の合併症が命に関わる恐れがあることがわかるが、だからといって必ずしも死に至るわけではない。ほとんどの合併症は、早く気づいて適切に処置すれば治る。命に関わるのは、合併症が長引きすぎたケースや、別の合併症が起きたケースだけだ。シャーの場合は、その両方が起きた。膵臓が傷ついて膿瘍ができたこと、さらに治療が遅れて内出血したことで、この不運な患者は亡くなったのだ。

マイケル・ドベイキーは長生きした。二〇〇六年一二月三一日、九七歳のドベイキーは胸に痛みを覚え、てっきり心臓発作で死ぬものと覚悟した。ところが、痛みが続いて心臓も止まっていないことに気づいた。大動脈解離の第一人者だった彼は、自分自身が大動脈解離を患っていることを知った。

そして自身が考案した複雑な大手術を受けた。彼はこの手術を受けた最高齢患者となり、厳しい試練を生き延びた。二年後、一〇〇歳を目前にして彼は安らかに息を引き取った。

彼がデザインした特別な鉗子「ドベイキー血管鉗子」は、今も世界中の外科医によって毎日のように使われている。ドベイキーは真に偉大な外科医で、世界中の外科医にとって模範となる人物だった。

だが、偉大な外科医でも間違いを犯すものだ。結局のところ、手術に合併症はつきものであり、どんなに偉大な医師であっても、問題が起きるリスクを排除できないのである。

マレーネ・ディートリッヒも長生きした。彼女は一九九二年に九〇歳で亡くなったが、ドベイキーのおかげで、脚は二本とも健康なままだった。

＊英語名は「Falling in Love Again (Can't Help It)」。

熱について

人間をはじめとする哺乳類や鳥類は恒温動物だ。人間の身体は、体温を三七度程度に保つために絶えずエネルギーを燃やしている。人間のサーモスタット(体温調節機能)は、脳の奥深くの視床下部にある。炎症によってインターロイキン－6と呼ばれるタンパク質が産生されると、視床下部が刺激を受ける。すると視床下部がサーモスタットの温度設定を上げて、熱が出る。すると身体はエネルギーを燃やして高温を維持しようとし、寒いと感じるようになる。視床下部がこの誤った情報を脳に送ると、実際には寒くもないのに寒気がする。サーモスタットが体温を上げる一方で、当人は悪寒で身体が震えるようになるのだ。しばらくしてインターロイキン－6の影響が収まると、このプロセスが逆になる。体温は下がるが、当人は暑いと感じて汗をかき始める。熱が出る理由がわからないときがある。原因はわからないが、自然に熱が下がるのを待つべきか、それとも熱を下げるべく闘うべきか？　発熱には必ず原因があるが、原因を特定するのが難しい場合があるのだ。炎症の種類によって、体温が上下するパターンが違う。通常、ウイルス感染は三九度を超える発熱が、細菌感染は三八～三九度の発熱が起きる。細菌感染した部位が膿んで、圧迫されて膿瘍ができると、断続的に高熱が出ることがある(夕方以降が多い)。膿が原因で起きる発熱は、外科的に膿を取り除けば収まる。結核の場合は、熱はほとんど出ないが、多量の汗が出る(夜間に多い)。腸チフスに感染すると、高熱がなかなか下がらず、発熱する日がだらだらと続く。膀胱炎は発熱を伴わない。

第一五章 足指切断のかわりに失ったもの——播種《はしゅ》

バロック音楽家リュリとボブ・マーリー

今では誰もが知っている指揮棒だが、初めてこれが指揮者によって使われたのは一九世紀のことだ。それ以前の指揮者は、オーケストラの前に立って、先端にはでな飾り玉のついた長い杖を叩いて拍子を取っていた。マーチングバンドの前で行進指揮者が突起のある棒を振り回すが、あれは昔の指揮棒の名残だ。フランス国王ルイ一四世の宮廷楽長だったジャン＝バティスト・リュリも、長い杖を使って指揮をした。一六八七年一月四日の土曜日、リュリは杖で床を叩いて拍子を取っていたときに労働災害に遭って痛い思いをし、七七日後に命を落とすことになった。

当時はバロック様式が絶頂期を迎えていた。世界の中心はベルサイユ宮殿で、その中心でリュリはバロック音楽とフランスオペラの巨匠として君臨した。上司の太陽王ルイ一四世は、二か月前に肛門の手術から生還したばかりだった。リュリは王の快癒を祝うために、新年早々キリスト教の賛歌「テ・デウム」を演奏することになった。そして一六七七年に自身が作曲した聖歌「テ・デウム」を、この日のために壮麗な傑作に作り直した。一月八日の水曜日にパリのペール・フイヤン教会で、ルイ一四世と大勢の観客の前で演奏することが決まった。その前週の土曜日に最終リハーサルがあった。聴衆のいない教会で、トランペットとシンバルの音が響き渡った。演奏家が五〇人で、聖歌隊には国中で最高レベルの声楽家が一〇〇人以上集まった。彼らの前に立ったリュリは、身長よりも長い杖を持っていた。

バロック音楽といえば、通奏低音《つうそうていおん》が特徴的だ。楽曲の最初から最後まで、途切れることなく和音を奏して楽曲を補う演奏法だ。演奏家はある程度自由に即興演奏ができたが、リュリは自身が作った楽曲の演奏に介入する傾向が強かったため、リハーサルでも演奏をコントロールしようとしたのだろう。ちょっとイメージしてみてほしい。リュリがオーケストラの前に立って、大勢の演奏家に通奏低音を奏で続けるよう熱く促しながら、時々床を叩いては演奏家の注意を喚起する様子を。そのような瞬間に、彼は自分のつま先を杖で叩いてしまった。ジャン＝バティスト・リュリが歯を食いしばって指揮を続けたのか、痛みに絶叫したか、あるいは演奏家と聖歌隊が壮大な楽曲に没頭するあまりその出来事に気づかなかったか、あるいは爆笑したのか、今となってはわからない。おそらく「テ・デウム」の最終リハーサルを中断して、苦悶の声を上げるリュリをステージから運び出したのではないだろうか。いずれにせよ、一月八日はリュリの指揮の下で演奏会がおこなわれて、大成功を収めた。演奏会のあと、片足をひきずって馬車に向かうリュリの姿が目撃され、何日か後には足指が感染症に罹って熱も出た。妻が外科医のムッシュー・アリオを呼んだところ、外科医は壊疽を予防するために足指を切断した方がいいと勧めた。リュリは拒否した。

感染症は足指から足、足から脚へとゆっくりと広がっていった。切断すれば命は助かっただろうし、リュリもそれを知っていたはずだ。にもかかわらず彼はアリオ医師のアドバイスを無視し、七万フランもの大金をはたいてインチキ療法に頼った。いったんは回復したものの、再び熱が出るようになった。その頃には、にせ医者は金を持って行方をくらましていた。

足を切断すれば命を落とさずに済んだものを、なぜリュリは拒んだのか？　見栄っ張りだったために、脚が一本では生きていけないと思ったのか？　リュリはオペラやバレエを作曲しただけでなく、音楽家、俳優、踊り手、振り付け師でもあった。一流のエンターテイナーで、活躍の場は舞台にとどまらなかった。イタリアの貧しい家に生まれたジャン＝バティスト・リュリは、フランスで一介のギター奏者からセレブへと上りつめた。評判のいい作曲家であり、夫、父親、太陽王の友人でもあった。と同時にパリのゲイのコミュニティで愛された人物であり、芸術だけでなく大小さまざまなスキャンダルで一七世紀のフランスを賑わせた人物でもあった。片脚だけでは、キャリアも、楽しみも、地位もすべてが吹き飛びかねないと考えたのだろう。

あるいは、単にリュリが無頓着で、けがの深刻さを過小評価していた可能性はないだろうか？　感染症に罹ってから死ぬまでに、七七日間というかなりの日数が経っている。ガス壊疽だったら、瞬く間に広がって、足を切断しなければ三日と持たなかっただろうから、少なくとも最初はガス壊疽ではなかったはずだ。となれば、あまり攻撃的でない細菌による感染症で、症状が少なく進行も遅かったため、リュリは危険だと認識しなかったのかもしれない。

文献を読むと、原因は膿瘍にリンパ管炎と敗血症を併発したか、あるいは感染症が局所（足指）から脚、そして全身へと広がったのかもしれない。このように細菌やウイルスが体内で広まることを播種《はしゅ》と呼ぶ。膿瘍は、基本的には膿を含んだ限局的な感染症だ。膿がどういったもので、どうやって生じるのかについては前述した。細菌感染した開放創から流れ出てくる、くさい臭いがするベージュ色をしたクリーム状の液体で、その中身は壊死した組織、白血球の死骸、細菌などだ。だが、皮膚の下の身体の奥深くが膿むこともある。すると膿は皮膚の外に出られずに圧迫されて、膿瘍を発症する。開放創や限局的な膿瘍の場合、膿に含まれる細菌は、人間の体表に住み着いている連鎖球菌かブドウ球菌がほとんどだ。膿瘍の場合は、体表にいる細菌が何らかの理由によって深部組織に達したと考えられる。つまり外傷が起きて、その傷口から細菌が侵入したのだ。釘を踏んづけたか、犬に噛まれたか、皮脂腺か汗腺が炎症したか、内方発育毛［発毛後に皮膚に再入する毛のこと］か、かゆいところか湿疹をひっかいて皮膚を傷つけたか、肌のひび割れかもしれない。指や足指の場合は、爪の付け根のあま皮が傷ついて、そこから細菌が侵入することがある。リュリの足指もこのケースだったのだろう。

おまけにジャン＝バティストの靴下には、連鎖球菌やブドウ球菌がうじゃうじゃいたと思われる。人々が毎日服を着替えて洗濯するようになったのは一七世紀以降のことで、フランスの宮廷も例外ではなかった。だからこそ、かつらや香水や化粧水が人気だったのだ。洗っていない髪や身体や服のにおいをごまかすのに、これらの商品が必要だった。一〇〇年後のナポレオンの時代に、ようやく衛生観念のようなものが発達して、下水道が整備されて、人々が身体や衣服を洗えるような設備が整えられた。ローマ帝国が撤退した際に、こうした衛生観念もヨーロッパから消えてしまったのだ。太陽王を取りまく宮廷の環境は一見華やかに見えるものの、いかに不衛生であったかは想像に難くない。ジャン＝バティスト・リュリの汗ばんだ靴下も、細菌が繁殖するのに理想的な環境だったに違いない。

膿瘍はどうやって形成されるか。まず、皮膚下の細菌によって炎症が起き、皮膚が腫れて熱を帯び、赤くなって痛みを覚えるようになる。ここで炎症細胞が細菌に打ち負かされると、炎症した患部から膿が生じる。この時点で、感染症は成熟しつつある。膿がどんどん蓄積されてまわりの組織が押しやられると、身体は抵抗して、結合組織か瘢痕《はんこん》組織を形成しようとする。すると膿が膿瘍膜で封じ込められて、感染症の進行が一時的にストップする。とはいえ膿が遮断されると血液が流れ込まないため、免疫系で細菌を撃退できなくなる。抗生物質も効かないだろう。患者は高熱を出し、貯まった膿はボールのように堅くなる。腫れた患部に指を二本置き、うち一本を押すと、もう一本が圧で押し返されたら、なかに液体が貯まっていることが確認できる。これを外科的に「波動」と言う。腫れたところが波のように揺れれば、感染症が成熟していていつでもメスを入れられる。

膿瘍膜を切って膿を排出すれば、通常の開放創と同じように膿瘍膜が二次癒合で治る可能性がある。この処置を切開排膿と呼ぶ。排膿せずに放置すると、最終的に細菌が膿瘍膜を破って出てきて、まわりの組織に広がる。すると「蜂窩織炎《ほうかしきえん》」と呼ばれる、皮下脂肪組織の感染症が起きる。

皮下組織には細い管が編目のように張りめぐらされており、なかには血液ではなくリンパと呼ばれる組織液が流れている。この管をリンパ管、一番細い管を毛細リンパ管と呼ぶ。リンパ管に細菌が侵入すると、リンパ管炎を発症する。この感染症はリンパ管に沿って広がるのだが、皮膚の上からでも膿瘍の箇所から赤い線が延びていく様子が見て取れる。赤い線は日を追うごとに長くなっていく。

全身に張りめぐらされているリンパ管はリンパ節へとつながっている。リンパ節は直径が〇・五ミリにも満たない小さな腺が結束した構造をしていて、リンパ管のネットワークのハブのような働きをする。足指に一番近いリンパ節は、膝裏のくぼみにある。その次に近いリンパ節は股間にある。細菌感染するとリンパ節が腫れ上がって、皮膚の下に堅くて小さい塊ができる。手でさわると、感じ取ることができるだろう。感染初日は膝裏に、翌日は股間に塊ができる。リンパ節の腫れは股間から上半身上へと移動し、腹部リンパ節を経て、ついには胸部の血液循環へと入り込む。

よって抗生物質がなければ、リンパ管炎をきっかけに大量の細菌が血管に侵入して、敗血症を発症することになる。細菌は血管を通って、脳や肝臓や副腎などの他の器官にも感染症を引き起こして、膿瘍を形成する。そしてこれらの膿瘍から再びすべてのプロセスが始まる。患者がこの状況を生き延びられるか否かは、通常の健康状態にかかっている。健康的な人は健康的な免疫系を持っているため、寿命も長くなりやすい。七七日間も生き延びたリュリは健康だったに違いない。

やがてリュリの足は黒っぽい緑色に変色した。彼は公証人を呼んで遺言を書いてもらうと、次に神父を呼んで懺悔を聞いてもらった。一〇人の子どもの父親にして多くの男たちと乱交を極めたこの男は、死の床で「いざ死すべし、汝罪人よ、いざ死すべし」と題する詩を書いた。リュリは一六八七年三月二二日に亡くなった。

三〇〇年後、別の偉大な音楽家が親指の病気が原因で亡くなった。この男の音楽は、リュリの音楽よりも影響力が大きかった。彼はまったく新しい音楽のジャンルを切り開いたが、楽曲数は決して多くはない。足指を切断すれば助かる見込みがあったにもかかわらず、彼もまたそれを拒否した。とはいえ、彼が手術をためらったのは、プライドや虚栄心のせいではなかった。彼の宗教では認められていなかったからだ。リュリと同様に、彼もインチキ療法師に救いを求めたが、生きながらえることはできなかった。

始まりは、つま先に痛みを感じたことだった。どこかにつま先をぶつけた記憶はなかった。最初はマリワナを吸って痛みをごまかした。サッカーで足の指をけがしたのだろうと思ったが、痛みは引かなかった。医師からは、足指の下に腫瘍があると診断された。簡単な手術を受けて、小さな腫瘍を切除して顕微鏡で検査してもらったところ、悪性のメラノーマだと判明した。皮膚に存在する色素細胞メラノサイトから発生する、増殖力の強い皮膚がんだ。医師は足指を切断した方がいいと勧めたが、音楽家は医師のアドバイスを拒否して、断食、喫煙、漢方薬などを使って病を撃退しようとした。二年間、身体の他の部位に痛みや不調が見られても、彼はこの病の深刻さを無視し続けた。足指にできたがんが、身体中に転移していたのだ。やがて手がつけられないほど症状がひどくなると、彼は自分の余命がわずかだという事実を無視できなくなった。自分の運命を受け入れた彼は、それを「リデンプション・ソング」という歌にした。この歌は彼の最高傑作の一つに数えられる。

その音楽家、ボブ・マーリーは最期の八か月間をドイツのインチキ療法師の元で過ごした。がんはすでに肺や脳にまで転移していたが、インチキ療法師は特別な食事とホリスティックな注射で治せると信じていた。死期が迫ると、マーリーは故郷で死にたいと訴えた。ドイツから祖国へと向かう飛行機のなかで、彼の体調はさらに悪化した。フロリダに着いたときには、ひどく衰弱していたためにジャマイカ行きの飛行機に乗れなかった。がんと診断されてから三年後の一九八一年五月一一日、マーリーはマイアミの病院で亡くなった。切断手術によって身体を汚すことを禁じた宗教はラスタファリズムだ。この宗教には、死を連想させるものをすべて回避するという特徴がある。そのため致死的な病など存在しないとされているのだ。マーリーは三六歳だった。

身体ががんに侵されると、感染症を発症したときの細菌と同じように腫瘍細胞が広がっていく。どちらの場合も、局所的な攻撃から範囲を広げて、最後には全身に影響を及ぼす。播種のメカニズムと同じだ。がんの場合、このプロセスは「転移」と呼ばれる。文字どおりがん細胞が「他の場所に移ること」を意味する。がんには嫌な特徴が三つある。腫瘍細胞は原発巣から移動して、身体に備わった制御メカニズムから逃れようとする。腫瘍細胞は体内の健康的な細胞に侵入して広がることができるのだ。これを「浸潤《しんじゅん》」と呼ぶ。がんがどの段階に達したかは、腫瘍細胞がどこまで浸潤したかで測られる。腫瘍細胞の成長サイクルも身体の制御メカニズムを避けることができる。腫瘍細胞は無差別に増殖するため、増える一方となる。三つ目に、腫瘍細胞は最初に発生した頃の細胞の性質を失う。見分けがつきにくいものほど、悪質に振る舞う。

腫瘍細胞は、細菌感染と同じように体内に広まるものの、その速度はかなり遅い。感染後、リュリは七七日間しかもたなかったが、マーリーは三年生き延びた。どちらの病も、病原体が身体のバリアを破って体内に侵入して、局所的に始まる。細菌は傷ついた皮膚か粘膜から体内に侵入するチャンスをうかがうが、腫瘍細胞はたとえ組織が無傷でも、バリアを突破して侵入してくる。感染症もがんも、身体を攻撃して、細菌または腫瘍細胞を急激に増殖させる。組織が傷つけられると身体が反応して免疫系が抵抗しようとする。白血球、抗体、マクロファージ(傷ついた細胞を取り込んで消化する細胞)

が細菌やがん細胞と戦うのだ。この段階では病原体による攻撃は局所にとどまり、感染またはがんが発生した部位を超えて攻撃することはない。原発巣を外科的に全摘すれば、浸潤を止めることができる。細菌感染した傷口に壊死した組織がある場合は、患部を切除し(壊死組織切除術)、膿瘍を切開し(切開排膿)、腫瘍を切り取ることができる(腫瘍摘出術)。

細菌と同様に、腫瘍細胞もリンパ管を経由してリンパ節に浸潤することがある。ごくまれだが、皮膚に腫瘍が発生した場合に、がんがリンパ管を通って広がる様子を肉眼で確認できることがある。リンパ管炎の赤いラインが伸びていくのと同じ感じだ。ちょっと想像力を働かせれば、その形がカニに似ていると気づくだろう。腫瘍が胴体部分で、リンパ管を伸びていく様子が脚というわけだ。その外観から、この病はラテン語で「カニ」を意味する「キャンサー」と名づけられた。とはいえほとんどの場合、がんの転移は肉眼で見ることはできない。

リンパ管を経由して広まろうとする腫瘍細胞は、リンパ節で捕まる。リンパ節は異物を捕まえるフィルターの働きをするからだ。リンパ節のなかで、腫瘍細胞は腫瘍へと成長する。腫瘍細胞の侵入はもはや局所に留まらず、領域へと範囲を広げる。この段階で、リンパ節が腫れ上がっているのが感じ取れる。リュリと同様に、ボブ・マーリーもまずは膝裏のくぼみのリンパ節が腫れ、次に股間のリンパ節が腫れるのがわかっただろう。ここで原発巣を全摘してももはや効果はない。領域的な摘出、すなわち腫瘍と侵されたリンパ節の両方を切除する必要がある。これを外科用語で「根治切除(radical excision)」と言う。医学用語の「根治的(radical)」は、ラテン語の「radix(根)」を語源とし、何かを「根っこから」取り除くことを意味する。リンパ節にすでに腫瘍細胞がはびこっているかどうかは事前にわからないため、すべてを切除するのがベストだ。よってがんを外科的に切除するときは、全摘(腫瘍を取り残さないこと)と根治(腫瘍に侵されたリンパ節を取り残さないこと)の両方でなければならない。大抵の感染症は、抗生物質を使えば領域レベルから局所レベルへと縮小させられるだろう。がんも、種類によっては化学療法や放射線療法で同じように縮小できる。

一度病原菌が循環器系に侵入すると、他の臓器に転移するようになる。これを「遠隔転移」と呼ぶ。この段階になると、外科手術で病気を治すことは難しい。有効な治療法は抗生物質(感染症の場合)と化学療法(がんの場合)だけだ。

がんの病期は、「ＴＮＭ分類」を基準に局所、領域、全身に分類される。「Ｔ」は「腫瘍(tumor)」を表す。「Ｔ１」は腫瘍がごく初期段階にあることを、「Ｔ３」は腫瘍が器官の壁まで浸潤している状態を、「Ｔ４」は腫瘍が周囲の器官の壁を突き破って転移している状態を意味する。ほとんどの場合、外科手術で腫瘍を全摘できる。その際には、外科医は念のため腫瘍と共にその周りの組織も数センチほど切除しなければならない。というのも、腫瘍細胞の浸潤は、肉眼では見えないミクロレベルでさらに進行しているケースが多いからだ。「ＴＮＭ分類」の「Ｎ」は「リンパ節(node)」を表す。「Ｎ０」は、リンパ節が腫瘍細胞の影響を受けていないことを、「Ｎ１」は腫瘍細胞が一番近いリンパ節まで浸潤していることを表す。この段階までなら、根治切除術でがんを完全に治療できる。通常、「N2」はリンパ節に転移していて、もはや手術で切除できない段階であることを意味している。「M」は「転移(metastasis)」を表す。「M0」は遠隔転移がないことを、「M1」は他の器官に腫瘍が転移していることを表す。場合によっては、たとえば肝臓、肺、脳などに転移が限定される場合は、M1段階のがんでも外科的に治療できるときもある。

がんのTNM分類は、予後(患者がどれぐらい生きながらえるか)だけでなく、治療の選択肢の基準にもなる。がんの治療法は、目的に応じて変えられる。根治的治療は、患者からがんを完全かつ半永久的に取り除くことを目的とする。この治療では、深刻な副作用や切断手術などのリスクを考慮する必要がある。通常、この治療法は初期段階でのみ可能だ。緩和ケアとは、病気の進行または体内で腫瘍細胞が増えるのを抑えることで、患者の寿命を延ばすことを目的とする。この治療法の場合は、治療のメリット(余命)とデメリットとを比較する必要がある。治療の最終段階である終末期医療は、これ以上病気と戦うことはなく、患者ができるだけ快適に余生を過ごせるようにすることを目的としている。

ボブ・マーリーは足指を一本だけ切断することを勧められたという。よってその時点では、まだ局所的ながんだったと思われる。爪の下に腫瘍があったおかげで彼はすぐに痛みを感じ、だから初期のうちに発見できたのだろう。悪性メラノーマをこの段階(T1N0M0)で切除すれば、患者は九〇%の確率で五年後も生存していただろう。だがボブ・マーリーは足指を失うことを拒否して、長生きできなかった。しかし彼はレジェンドになった。

【バリア】

生物が生きるには、自分自身と環境との間にバリアを維持しなければならない。そのためにはエネルギーが必要で、動物の場合は絶え間のない酸素供給が必要だ。細胞は、細胞膜が健全でなければ生きられない。人間のような複雑な多細胞生物も、外界から身を守るためにバリアを持っている。身体の外側には皮膚が、内側には粘膜が、その間には免疫系がバリアの役割を果たしている。がん細胞がこれらのバリアを破壊すると、がんを発症する。体内で維持されているすぐれたバリアといえば、膵臓だろう。膵臓は肉を消化する能力があるが、バリアのおかげで膵臓自身が消化されることはない。胃の粘膜層である胃粘膜は純粋な塩酸を分泌するが、この粘膜が塩酸で傷つくことはない。感染症は、生きた病原体がバリアを突き破って侵入したときに起きる。皮膚または粘膜の傷口から侵入する場合もあれば、血流が滞って起きることもある。血流が滞ると身体の組織が酸素不足に陥り、エネルギーが足りなくなってバリアを維持できなくなるのだ。身体的な損傷と酸素不足は、バリア機能を低下させる主な原因なのだ。現代の外科学には、手術では、メスで切開したバリアをできるだけ効率的に修復しなければならないが、この課題を解決するには、こうした仕組みを理解することが基本だ。つまり手術をするときは、手術創のまわりの組織に十分な血液を供給する一方で、傷口が開いている間は生きた病原体を寄せつけてはならない、ということだ。

第一六章 ローマ帝国執政官

丸々と肥えた軍人には脂肪切除を
——開腹手術

あらゆるライフスタイルのなかで、もっとも肥満になりやすいのは欧米人の生活様式だ。現代においてさまざまな病気を引き起こす根本的な原因でもある肥満は、まるで伝染病のように世界中に広まりつつある。2型糖尿病、循環器疾患およびがんは、肥満との間に強い関連性がある。つまり医療費が年々高騰するのは欧米のライフスタイルのせいでもあるのだ。ちなみにこのライフスタイルの起源は古代ローマだ。当時も肥満の問題は徐々に深刻化しており、特に若者たちの肥満は深刻だった。ローマ人がハンバーガーを発明したことが大きな要因かもしれない。

一世紀の初頭、ローマは帝国の隅から隅まで繁栄していて、少なくとも裕福な人たちはぜいたくに暮らしていた。都市の富裕層のライフスタイルには退廃的な一面があった。食習慣だ。ローマの晩餐会では、羽根とバケツを持った奴隷が、テーブルに着いている客の喉の奥を羽根でくすぐってバケツに嘔吐させる光景がしばしば見受けられた。吐くことで、胃のスペースを空けて次のコース料理を食べられるようにするのだ。当時実在した料理には、キリンの首のロースト、ゾウの鼻に詰め物を入れた料理、豚の子宮を焼いたもの、イルカのミートボール、新鮮な鹿の脳、孔雀の舌のパイなどがあった。

ルキウス・アプロニウス・カエシアヌスも、若かった頃にこれらのおいしそうな料理を堪能したに違いない。かなりの肥満だったからだ。父親のアプロニウス・シニアは蛮族と戦う屈強なベテラン闘士で、兵士が臆病な戦い方をすれば、臆することなく一〇分の一刑（一〇人ごとに一人をくじで選んで殺す罰則）に処した。ジュリアス・シーザーが何年も前にローマ帝国のために征服したその地域には、昼夜を問わず北方から反乱軍が攻めてきた。ゲルマニアでの生活は、ローマでの生活とは対照的だった。人々は砦を築き、敵を攻撃し、陣地を守りながらも、地元でとれるシンプルで質素なものを食べていた――どんぐりやうさぎや野生のイノシシなどだ。西暦一五年、アプロニウス・シニアはその功績を認められて、ローマで凱旋行進するというローマ帝国で最高の栄誉に浴することとなった。彼は着々と昇進して、何か月間か執政官を務めたあとアフリカ属州総督になり、彼が蛮族の顔を射貫いたやりは神に捧げられた。あとは、丸々と太った息子にライフスタイルを変えさせるだけだ。息子には、自分と同じように軍人になってもらうつもりだったのだ。

父と息子との間の確執については、間接的な証拠しかない。ローマ時代の偉大な博物学者大プリニウスは、西暦七八年に出版した大作『博物誌』の第一一巻第一五章で、ルキウスが受けた手術について言及している。脂肪組織について、彼は「記録によると、ルキウス・アプロニウス属州総督の息子が手術で脂肪を取り除いて、手に負えないほどの体重を軽くした」と書き記している。ちなみに大プリニウスがこの手術に言及したのは、脂肪組織は「無感覚」で血管も含まれていないという自身の主張を裏づけるためだった。さらに彼は賢明にも、太った動物〔このカテゴリーには人間も含まれている〕は長生きできないとも書き記している。

ローマ帝国時代にこの手術がおこなわれたのは、一回だけではない。実際、大プリニウスが生きていた頃から何百年かのちに、遠く離れたユダヤのある地方で、ローマ人に仕える地方の役人がこの手術を受けたとの記録がある。『タルムード』でこんな逸話が紹介されている。エリアザル・ベン・シミオンという名の患者は、恐ろしく肥え太ったラビ〔ユダヤ教の教師〕だった。「彼らはラビに睡眠薬を与えて大理石の部屋へ運ぶと、彼の腹を切って大量の脂肪を取り出した……」。この手術は美容目的ではなく、実用的な理由によるものだった。『タルムード』には、エリアザルの腹を小さくして、彼が腹の感覚〔直感のこと〕ではなく、分別に従って判断できるようにするためだったとある。さらに、この脂肪のせいで彼は性交する際に自由に動けなかったとも言われている。

前述したどの手術も、腹壁を切って腹腔まで達するような本格的な開腹術だったとは思えない。その何世紀も前に、ヒポクラテスが腹部を切開すれば必ず命に関わると書き残しており、ローマ人もそのことを知っていたはずだ。紀元前四六年、ローマの元老院小カトーは、確実に死ぬために自分で腹を切った。彼はカエサル軍との長きに渡る戦いの末にアフリカへと追い込まれ、自決を決意した。ところが目を覚ますと、自分がまだ生きていて寝室で横たわっていることに気づいた。おそらく彼の意志に反して、医師が傷口を縫合してしまったのだろう。夜中のうちに、縫い目をほどいた小カトーは、明け方に遺体で発見された。開腹手術が成功するようになったのは、その事件から一八〇〇年以上あとのことだ。

もちろん、戦争中には外科医は腹から腸が飛び出した患者を何人も処置しなければならなかったが、そのような不運な患者が助かる確率はごくわずかだったため、まっとうな外科医は、平時にあえて腹を切ろうとは思わなかった。開腹行為は危険とされて腹部を切開することは何世紀もの間タブーとされてきた。なぜか？　実を言うと危険性などない。腹部を開いて閉じることは、他の傷を治療することと何ら変わりはないからだ。危険性はむしろ、腹壁の奥にある複雑な構造に潜んでいる。

シンプルな昔話を読むと、昔の人々が腹の構造や働きについて精巧なイメージを持っていなかったことがわかる。現実的には、クジラの腹のなかを歩きまわって数日後に出てくることなどできない。狼の腹のなかから寝間着姿のお婆さんと赤ずきんちゃんと六匹の子ヤギを出して、代わりに石を詰め込んで、縫って腹を閉じることもできない。そもそも、人間が食べたものが行き着く先は、腹腔ではなく腸だ。

消化管とは、基本的には口から肛門まで通っている一条の長い管のことだ。異なる機能、構造、名前を持つさまざまな要素で構成されているが、一条の管であることに変わりはない。最初が口腔（口）で、次が咽頭、食道、胃、十二指腸、小腸、大腸（盲腸と虫垂も含まれる）、そして直腸へと続く。胃から直腸までは全長約九メートルにも及び、腹腔のなかで折りたたまれて収まっている。腸管は全長に渡って、腸間膜と呼ばれる膜によって腹腔後壁につながっている。そのため、胃も腸も腹腔のなかで自由に動けるわけではない。血管は腸間膜を通って腸や胃へと伸びている。腹腔には他に四つの臓器がある――肝臓、胆嚢、脾臓、そして大網《だいもう》と呼ばれる脂肪組織でできた大きなひだだ。女性の場合は、他に子宮が一つと卵巣が二つある。これですべてだ。腸と臓器との間にはわずかな体液があるが、空気はない。腹腔は身体にあるどの開口部ともつながっていないため、腹腔には細菌が存在しない。

腹腔のなかは腸と臓器でほぼ満杯のため、内臓は腹壁にじかに接している。腹壁にメスを入れるときは、内臓を傷つけないよう慎重におこなわなければならない。だが、さまざまな理由により、それはほぼ不可能だ。腹の筋肉はひっきりなしに緊張するため、腹部には高い圧力がかかる。腹部の両側には四種類の筋肉がある――腹直筋（一般的に、左右の筋肉を合わせて「腹筋」と呼ばれている）は縦に走っていて、外腹斜筋は斜め下へ、内腹斜筋は斜め上に向かって、腹横筋は水平方向に走っている。立ったり、座ったり、身体を曲げたりするときは、これらすべての筋肉を使う。腹壁を切開すると、患者は腹筋を緊張させる。痛みやパニック、あるいは抵抗しようとして、反射的に力んでしまうからだ。すると腹壁が腸を圧迫するため、腸を切らないようメスを入れるのが難しくなる。メスを入れた瞬間に腹圧が加わると、手術創から腸が飛び出すこともあり、気づけば腹の外や手術台の上に腸が横たわっている、なんてこともある。もちろん、これを処置するのは非常にやっかいだ。ちなみに、腸を戻すプロセスも同じぐらいやっかいだ。意識のある患者の腹に腸を戻すなどほぼ不可能だし、ましてや傷口をきれいに縫うどころではない。

紀元前三世紀、プトレマイオス朝の都市アレキサンドリアで二人の外科医、エラシストラトスとヘロフィロスが、死刑囚を生きたまま実験する許可をもらい、人間の腹部を解剖して調べることにした。彼らが執刀したのは生きた人間の腹ゆえに、腹圧がかかって大変だっただろうが、縫い合わせて元に戻す必要はなかったと思われる。不運な犠牲者たちは悲惨な思いをしたに違いないものの、おかげで拷問で殺されずに済んだとも言える。おそらく彼らは、皮膚を切られたときの痛みに続いて、腹膜(腸と腹腔内の内臓を覆っている内膜)を裂かれたときも痛みを感じただろう。ちなみに「peritoneum(腹膜)」という単語は「周囲に伸びる」という意味だ。腹膜には神経線維が含まれているため、医師が手で触れると、患者は強い吐き気を催して嘔吐する。腹のなかを手で触れるたびに、患者が激痛で叫び声を上げて嘔吐し始めた場合、どうすれば手際よく手術できるのか? おまけに、開腹するときに腸を傷つけると、腸の内容物や細菌がすべて腹腔内に飛び出して、患者は腹膜炎を発症して数日以内に死ぬだろう。そのため手術にはおとなしく眠っていてくれる患者が必要だ。感覚がなく、腹筋に力を入れず、吐かない患者だ。そしてもちろん、腸を傷つけることなく衛生的に仕事ができる外科医も。

前述の『タルムード』の逸話に戻ろう。ラビのエリアザルを手術したのは大理石でできた特別な部屋だったという。このことから、基本的に当時の手術は衛生的な環境でおこなわれていたと考えられる。とはいえその衛生環境は、腹部外科で必須とされるレベルには達していなかったはずだ。ラビが手術の前に服用した睡眠薬は、麻酔剤のようなものだったのだろうが、腹筋を緩めて、腹膜の感覚を麻痺させるほど強力だったとは思えない。前述したアプロニウスとエリアザルは、肥満手術を受けたあとも何年も生きていたことから、腹部に本格的な手術を受けてはいないはずだ。でっぷりした腹の場合は、不要な脂肪が腹腔内に収まらず、皮下脂肪となって皮膚と腹筋との間に蓄積されることがある。この二人の男が手術を受けたとき、外科医が除去したのは腹腔内の脂肪ではなく、おなかまわりの脂肪だったのだろう。要するに腹壁の外を手術したのであって、腹腔内ではなかったということだ。医学用語では、このような手術を「腹壁形成術（abdominoplasty）」という（「腹部（abdomen）」にギリシア語で「型に入れて作る」とか「形成する」を意味する「lastos」を合わせてできた単語だ）。一般的には「タミータック」と呼ばれている。

それでも、当時は腹壁形成術ですら危険な行為だった。今となっては、肥満の患者から皮膚と皮下脂肪を切除すると、しばしば手術創から問題が生じることがわかっているため、まずは患者にかなりの体重を落としてもらい、それから腹壁形成術をおこなう。大プリニウスは、ルキウス・アプロニウスの手術を引用しながら脂肪組織の性質を説明したが、この点に関してほぼ正しい。皮下脂肪組織にも血管は通っているものの、数は少ない。つまり皮下脂肪の層が厚ければ厚いほど、手術創が感染するか、治りが悪くなる危険性が高くなるのだ。

ローマ時代も、創傷感染症は命に関わる合併症だった。他の文献に、ルキウスは手術後も健康で長生きしたとあることから、彼の場合は深刻な合併症が起きることなく腹壁が形成されていったのだろう。ひょっとしたら彼は手術を受ける前にかなりの減量をして、大プリニウスが「手に負えないほどの体重」と述べたのは、減量後に残っていた贅肉のことだったのかもしれない。一方、ラビのエリアザルは、後年ひどい痛みに悩まされたという。その苦痛は術後の合併症が原因だった可能性はないだろうか？

今日では、腹壁形成術を受けるには、体重が一〇〇キロ以下でなければならないと定めている場合が多い。一八九九年、ボルティモアの婦人科医ハワード・ケリーが現代的な最初の腹壁形成術を考案した。一九六〇年代、ブラジルの整形科医イヴォ・ピタンギ(エリザベス・テイラーを執刀して有名になった)が美容目的の腹壁形成術へと発展させた。今では何種類もの腹壁形成術があるが、彼の手法はすべての術式の基礎となった。一九八二年、フランスの外科医イヴ＝ジェラール・イルーズが、スチール製の管と強力な吸引力を使って皮下脂肪を取り除くという新しい方法を発表した。脂肪吸引法と呼ばれるこの方法では、皮膚を少し切って、そこからスチール製の管を入れて脂肪組織のなかを力強く前後に動かして組織を小さく砕いてから吸い取る。大プリニウスは、この点でもほぼ正しい。脂肪組織は完全に「無感覚」というわけではないが、神経線維が少ないため、局所麻酔で脂肪を吸引できる。今では余分な脂肪を取り除く矯正術の選択肢が大幅に広がったが、その最たる例が三六〇度の矯正術だろう。身体の輪郭を変える手術だ。患者はまず、仰向けに横たわって腹部の脂肪を除去する手術を受ける。それから全身麻酔を打ってから、生まれ変わった腹部を下にして、うつ伏せになって外科医が背中を矯正するのだ。

さて、この二つの逸話の主人公たちはどんな人生を送ったのだろうか？　ルキウス・アプロニウスは兵士となり、父と共にアフリカで戦った。都市のぜいたくな暮らしから遠く離れた彼の地で、彼はいとも簡単に健康的なライフスタイルを維持したようだ。彼も最高位まで昇進し、西暦三九年にカリグラ皇帝のもとで執政官に任命された。

それから約二〇〇〇年後、ルキウス・アプロニウスを苦しめた欧米式のライフスタイルが復活した。西暦二〇〇〇年の始めには、世界では大人の八人に一人が肥満に悩み、そのなかでもルキウス・アプロニウスにならって、生活習慣を大幅に変えて、脂肪を除去した体型を死ぬまで維持する人はわずか五%にとどまる。

大プリニウスは、七九年にヴェスヴィオ山が噴火した時に亡くなった。ポンペイの都市が火砕流に覆われたあの災害だ。空から降ってくる軽石から守ろうと、頭にクッションをくりつけたが役に立たなかった。煙に巻かれて窒息死したのだ。ちなみに、甥の小プリニウスが彼の死にまつわる状況を書き残しているが、彼の言葉を信じるならば、大プリニウスは太っていたようだ。

本章では、大プリニウスの本に登場する手術を受けた人物が、属州総督のアプロニウス・シニアの息子だったものと想定して書いた。とはいえ、息子が父と同じ名前を名乗り、大プリニウスが手術に関する逸話を書く前から執政官だったことを考えると、この人物がアプロニウス・ジュニアの無名の息子だった可能性がある。言うまでもなく、その場合はこの話のおもしろさが半減してしまうのだが……。

【最初の開腹手術】

初めて腹部の手術(開腹手術)に成功した症例は、驚いたことに、麻酔が発明されて無菌状態の重要性が理解される数十年前のことだ。一八〇九年のクリスマスの日、アメリカのいなかの外科医だったエフライム・マクドウェルが、四四歳の女性、ジェーン・トッド・クロフォードの左卵巣から大きな腫瘍を摘出した。開腹手術をおこなったのは、ケンタッキー州ダンビルにある自宅の居間だった。女性は心を落ち着けようと賛美歌を歌い続けた。手術は三〇分ほどで終わり、患者は順調に回復した。女性は健康なまま長生きして、七八歳で亡くなった。開腹した際に腸がテーブルに飛び出したが、マクドウェルは冷静に対処した。彼が書き残した記録によると、手術中には腸を元に戻せなかったが、巨大な腫瘍を摘出したら大きな空間ができたとあったので、おそらくそこに腸を戻し入れたのだろう。今日では、腹腔内の器官を治療するときは、開腹術をおこなうのが標準的だ。腹部を切開する方法はいくつもある。中心線に沿って縦・水平・斜めに切るだけでなく、ホッケースティック状やV字型、マックバーニーの切開法、コッヘルの切開法、バトルの切開法、ファンネンスチール横切開法など。腹部の感染症、消化管の穿孔、腫瘍の切除、腸閉塞(腸管がふさがって、食べ物や排泄物が詰まる疾患)の治療にも開腹術がおこなわれる。もっとも、処置方法は徐々に腹腔鏡手術(腹部に小さな穴を空けて器具を入れるキーホール手術)に置き換えられるようになってきたが。

第一七章

アインシュタインの血管は破裂寸前

——動脈瘤

現代外科学は絶対的なものではない。確率の科学であり、可能性を計算する。たとえば胆嚢炎にかかると発熱する可能性が高いが、熱がある人が胆嚢炎を発症しているかというと、その可能性は低い。結局のところ、胆嚢炎よりも発熱の方が頻繁に起きるからだ。発熱の他に、胆嚢炎によく見られる症状や徴候があれば、胆嚢炎を発症している確率が上がる。さらにもう一つ典型的な症状なり徴候なりがあれば、胆嚢炎と診断できる確率がさらに上がる。ある病に典型的な症状または徴候が三つ組み合わさることを、三徴候と呼ぶ。胆嚢炎(胆嚢の炎症)の三徴候は、発熱、上腹部から背中にまで広がる痛み、マーフィ徴候(呼吸するたびに右上腹部の痛みが増す症状)だ。三徴候は具体的だ。言い換えると、三つの条件がそろっている場合は、患者がその病に罹っている可能性が高いと診断できるということだ。だが、三徴候はそれほど「感度」が高くない。つまり三徴候が完全にそろっていなくても、その病に罹っていることがある。

血液検査、X線、超音波スキャンといった補助的な検査には、それぞれ独自の感度と特異性があり、検査結果を解釈するときに考慮する必要がある。手術の決断（手術適応）ですら他の症例との比較であり、あくまで可能性に基づくものだ。手術が成功する確率は、何もしない場合のリスクと比較して評価する。こうした可能性やリスクを表現するときは、「三〇日死亡率」（術後一か月で患者が死ぬ確率）、「罹患率」（手術によって副作用や合併症が起きる確率）、「再発率」（病が再発する確率）、「五年生存率」（患者が五年後も生存している確率）といった用語が用いられる。現在ではほとんどの検査、疾病、手術で、こうした確率やリスクが算出されている。これらの割合を考慮することを、エビデンスに基づいた手術と呼ぶ。実際には、医学研究の文献で発表されたデータに基づいて手術を決定するのだ。文献はインターネットで調べることができ、たとえばwww.pubmed.govのサイトから、キーワードを慎重に選んで入力すると、特定の問題について医学雑誌に掲載された論文がすべて見つかる。つまり現代外科学で重要なのは、白黒をはっきりさせることではなく、何の病に罹っている可能性が高いかや、手術が成功する可能性が高いか低いか、なのである。

もちろん、例外はある。診断からは想像もできない病気だと判明するケースや、余命わずかだというあらゆる予想を裏切って長生きするケースなど、まさかと思うことが起きることが患者の例から証明されている。外科とは相対的なものだという、外科の相対性理論を明確に裏づけるものだ。相対性理論の父、アルベルト・アインシュタインもそんな患者の一人だった。アインシュタインは大動脈に致命的な病を患っていたが、その症状は胆嚢炎に似ていた。おまけに、その病から予想される余命よりも長生きした。

大動脈は身体のなかを流れる一番太い血管だ。胸腔を通って下方へ流れている血管なのだが、通常、腹部のあたり（腹部大動脈）は直径二センチぐらいの太さになる。大動脈の血管壁がもろくなると、血液の圧力で血管がゆっくりと風船のように膨らんでいく。他の心血管疾患と違って、原因が明確に特定できない場合がある。このように動脈が膨らむことを「動脈瘤」、腹部大動脈が膨らむことを「腹部大動脈瘤（ＡＡＡ）」と呼ぶ。動脈瘤が血流を妨ぐことはないので、通常は何の症状も現れないが、腹部大動脈瘤はやがて破裂するため、ある程度大きくなったら治療が必要だ。腹部大動脈瘤の段階では症状がなくても、それがやがて急性腹部大動脈瘤（ＡＡＡＡ）を発症すると症状が現れる。動脈が突然緊張して動脈壁に小さな亀裂が入り、そこから血液が漏れ出すと、腹部か背中に激しい痛みが生じる。すぐに処置しないと、数時間後または何日か後かには完全に破裂する。アルベルト・アインシュタインは腹部大動脈瘤を患っていた。症状が出たのは数時間でも数日でもなく、何年ものちのことだった。

アインシュタインが相対性理論を発表したのは一九〇五年、二六歳のときだった。この理論は世界をひっくり返し、「$E=mc^2$」は史上もっとも有名な公式になった。ところが、ヨーロッパではファシズムとあからさまな反ユダヤ主義がはびこり始め、一九三三年にドイツで国家社会主義ドイツ労働者党(ナチス)が権力を掌握すると、ユダヤ人だったアインシュタインは、ニュージャージー州プリンストンから魅力的な招聘を受けてドイツからアメリカへと渡った。同年、ベルリンの外科医ルドルフ・ニッセンもドイツを去ってイスタンブールへ移住した。

ニッセンはアインシュタインほど有名ではないかもしれないが、ニッセン胃底皺襞《しゅうへき》形成術という術式によって、外科医の間では知られた存在だ。この高度な術式は、胃食道逆流症(呑酸《どんさん》)の治療に用いられる。胃の内容物が食道に侵入して、胸焼けやげっぷといった不快な症状を引き起こす病気だ。とはいえ、ニッセンは外科医としてはるかに大きなインパクトを残している。一九三一年、彼は史上初めて肺の全摘出を成功させた。彼はまた凍結切片法——手術中に、標本をすばやく顕微鏡で分析する方法——を開発し、食道の完全切除を初めておこなった人物でもある。第二次世界大戦が勃発するとニッセンはアメリカへ渡ったが、医師としての資格が認められなかったため、まずは外科助手として働き、一九四一年にマンハッタンで開業した。ほどなくして、ニューヨークの二つの病院——ブルックリン・ジューイッシュ・ホスピタルとマイモニデス・ホスピタル——の主任外科医となり、高い評価を得ていった。

一九四八年、彼は勤務先の病院で有名な患者と出会う。当時、アルベルト・アインシュタインはすでに六九歳だったが、それまでは健康に問題はなかった——生涯パイプを片時も離さず、運動をせず、きわめて不健康と言われた食生活のせいか、近年は少し太り気味ではあったが。アインシュタインがニッセンの診察を受けたのは、数年前から右上腹部に痛みを覚えたからだ。痛みは何日も続き、嘔吐を伴うこともしばしばだったという。どれも胆石の典型的な症状だ。胆嚢炎［胆石が動いて胆嚢管をふさいで炎症が起きること］の三徴候は右上腹部の痛み、吐き気や嘔吐、それからじっと座っていられないことだ。ところがアインシュタインは、プリンストンの自宅のバスルームで失神した話をして、そのときの様子を説明した。失神は胆石の典型的な症状ではない。X線を撮ったが胆嚢に石らしきものはなく、おまけに身体を検査したところ、腹部の真ん中で大きな塊が脈打っているのがわかった。もしかしたらこれは腹部大動脈にできた動脈瘤で、アインシュタインがバスルームで経験したこと——突然の痛みと失神——は急性腹部大動脈瘤の徴候かもしれない。だとしたら手術しなければ患者は急死する恐れがある。

今なら、ごく標準的な手術をすれば、許容範囲内のリスクで手術が成功する可能性が高い。六九歳という比較的若い患者なら確実だろう。ただし、手術の成功には二つの前提条件があるが、一九四八年当時はどちらも満たす術がなかった。一つ目は、手術の前にX線検査をおこなって、動脈瘤の大きさ（直径）、長さ、場所（腎動脈との位置関係）を特定することだ。現在では、造影剤を使ったCTスキャンや超音波スキャンで特定できるが、一九四八年にはどちらもまだ開発されていなかった。そのためニッセンは手術しながら戦略を練らなければならなかった。二つ目は、患者のためにできる手立てがほとんどなかったことだ。腹部大動脈瘤の置換術が初めて成功したのは一九五一年、パリでのことだ。外科医のシャルル・デュボが、亡くなったドナーの大動脈の一部を使っておこなった。一方で一九四八年当時に急性動脈瘤が破裂した場合、外科医は患者の命を救うために大動脈を縛って閉じることはできたものの、そんなことをすれば脚に血が通わなくなって壊死してしまうだろう。アインシュタインの場合は、命の危険を感じるほど深刻ではなさそうで、そのような恐ろしい合併症のリスクを冒すまでもないと思われた。

ニッセンがアインシュタインを開腹したところ、胆囊に石はなく、ごく普通の状態だったが、腹部大動脈にグレープフルーツ大の動脈瘤が見つかった。動脈瘤はまだ破裂していなかったため、ニッセンは実験的な方法を試してみることにした——動脈瘤をセロファンでくるんだのだ。スイーツやパンや葉巻を包むのに用いられる、あの合成の物質だ。身体にとっては異物だが、完全に溶ける。セロファンによって結合組織が刺激されて瘢痕組織が形成され、その結果、膨張した動脈の薄い血管壁が強化されて、動脈瘤の破裂をいくらか遅らせられるのではないか、とニッセンは考えた。

セロファンは一九〇〇年に開発された透明なセルロースの重合体で、さまざまな用途に用いられ、外科手術でも使えないかを探るために実験もおこなわれていた。動脈瘤をセロファンで包む方法はすでに確立されていたが、長期的な影響についてはまだわかっていなかった。おまけに、史上もっとも偉大な科学者の動脈瘤をサンドイッチの袋に使われる材料で包むのは勇気がいる。セロファンでくるむ方法は、アインシュタインの手術から何年後かに人工血管置換術に完全に取って代わられた。大動脈の患部を切除してプラスチック製の管に置き換える手術だ。今では、セロファンを使おうと提案しようものなら、血管外科医が大笑いするだろう。ところがアルベルト・アインシュタインは、丁寧にくるまれたグレープフルーツ大の動脈瘤を抱えたまま、さらに七年間生きた。腹部大動脈瘤に関する現代知識をもってしても、これはちょっとした奇跡だ。

ニッセンはアインシュタインの腹部大動脈瘤の大きさを見て、でたらめに見積もったわけではないと思う。医師はよく、腫瘍や動脈瘤といった「占拠性病変」の大きさを、くだものを使って表現する。みかん、オレンジ、グレープフルーツは、それぞれ二インチ、三インチ、四インチに相当するため、よく用いられた。動脈瘤が大きければ大きいほど患者の見通しは暗いため、ニッセンは慎重にくだものを選んだだろう。平均的なグレープフルーツの直径は一〇センチだ。未治療で直径七センチ以上の腹部大動脈瘤がある患者は、生存期間中央値がたった九か月しかない。つまりこの条件の患者の半数は九か月ともたずに亡くなるということだ。八センチ以上の動脈瘤が一年以内に破裂する確率は三〇%以上で、それが毎年続く。ということは、一〇センチの動脈瘤があったアインシュタインは一～二年で死ぬ運命にあったということだ。七年間生き延びる確率はわずか数%だった。

非常に危険な状況にあったにもかかわらず、アインシュタインは術後の回復が早く、わずか三週間後に退院した。手術から四年後には、イスラエルから大統領の職を打診されてもいる。死ぬ前の七年間、アインシュタインはプリンストン高等研究所で科学の研究を続けたが、相対性理論を超える輝かしい成果を生み出すことはなかった。とはいえ、彼が重力の法則と量子力学の法則を調和させようと報われない努力をする間に、彼の動脈瘤ではラプラスの法則(動脈瘤の血管壁にかかる張力は、内径に比例するという法則)が働いていた。動脈瘤が大きくなるほど、血管壁にかかる張力が大きくなるため、動脈瘤が大きくなりやすいだけでは済まない。動脈瘤の壁が徐々に薄くなって、動脈瘤が拡大する速度が速くなり、破裂するリスクも高くなるのだ。

一九五五年四月、アインシュタインは再び腹痛に襲われたが、今回は発熱と嘔吐もあった。七六歳のときだった。今回もすべての症状は胆嚢炎を示唆していたが(三徴候がすべてそろっていた)、当然ながら医師たちは急性腹部大動脈瘤を疑った。この頃には人工血管を使って動脈瘤を治療することが可能だった。この手術の経験があるニューヨークの血管外科医フランク・グレンが、プリンストンに来て手術についてアインシュタインと話し合ってほしいと打診された。グレンはアインシュタインの自宅を訪れて手術を提案したが、彼は断った。「人為的に命を長引かせるのは無粋なことだ。私に与えられた分は生きた。そろそろ行く頃だ。エレガントに行くよ」[『アインシュタイン　その生涯と宇宙(下)』(ウォルター・アイザックソン著、ランダムハウスジャパン)より引用]。アインシュタインはモルヒネを投与されて、プリンストン病院に入院した。その二日後の四月一七日の夜、アインシュタインは息を引き取った。彼の例外的な臨床症状――急性胆嚢炎の三徴候を伴う破裂性動脈瘤――は、彼に敬意を表して「アインシュタイン徴候」と名づけられた。

では、ニッセンがおこなったセロファンを使った施術には効果があったのか？　おそらくノーだ。アインシュタインはただ運が良かったのだ。翌日、病理学者のトマス・ハーヴェイがこの世界的に有名な科学者の遺体を解剖した。その結果、喫煙者に特有の肺、動脈硬化、肝腫大、腹部大動脈瘤の破裂が認められ、腹部には二リットル以上の血がたまっていた。胆嚢は正常だったが、アインシュタイン教授の脳の重さは一二三〇グラムで、平均的な成人男性の脳よりも二〇〇グラム軽かった。

縫い目と結び目

外科医は一本の指で、両手で、または持針器を使うなどして、すばやくきちんと糸を結ぶことができる。結び方のなかには、こま結びの変形のような外科特有の特別な結び方がある。一本の糸をもう一本の糸に二回からめる（一回ではない）。それから結び目を水平にしたまま、糸を強く引いてしっかり結ぶ。結び目が緩まないよう二回ねじってから、一番上に結び目を一つ作る。それから結び目全体を引っ張ることで、二本の糸が混ざって、最初の結び目をさらにきつく結ぶことができる。何度もねじることで、ずれを予防できるのだ。もっとも、手術でもっとも一般的なのは、ごくシンプルなジャミングノットだ。結び目をひっぱってきつく締める代わりに、同じ糸で何度も結び目を作ることで、結び目全体がずらせるようになり、結び目ごとに張力を調整できる。最後に、結び目を逆方向に引っ張って、結び目全体を「ロック」する。一番簡単な結び方は片結びだ。針と糸を外側から内側へ通し、反転させて内側から外側へ通して最後に結び目を作る方法だ。切開した皮膚の両方の切り口をできるだけ精密に接合するため、外科医は「垂直マットレス縫合」［原文は「Donati stitch」。開発したイタリアの外科医Mario Donati（一八七九～一九四六）の名前から］を用いる。簡単に縫い終わったあとも、糸はまだ締めないでおく。糸と針で再び皮膚を縫うが、今度は両端の端から一ミリだけ離す。そして結び目を一つ作って仕上げる方法だ。

第一八章　内視法の生みの親たち

腹を切り裂くか、鏡を突っ込むか
——腹腔鏡手術

一八〇六年一二月九日、ウィーンにある医学校ヨセフィーナムで学術会議がおこなわれた。そのあと、七人の紳士が小さな奥の部屋へと移動すると、そこには助手が用意した若い女性の遺体が横たわっていた。教授らは、その遺体を使ってフランクフルトに住むドイツ人医師フィリップ・ボッツニーが開発した器具を試すことになっていたのだ。

ろうそくと検鏡（身体の開口部を検査するための医療器具）と接眼レンズ（顕微鏡や望遠鏡のなかで、目に接する側にあるレンズ）から成るこの器具を、ボッツニーは「導光器」と呼んだ。これは画期的な発明になりそうだ。医師はみな、当時の検鏡が設計に問題があることを知っていた。検鏡と光源と目が一直線に並んで影ができないのが理想だったが、そうするとろうそくが邪魔になるか、医師の頭で光が遮られるかし、おまけにろうそくの火で器具が熱くなりすぎることもあった。だが、学長殿、副学長殿、名誉ある四人の教授と軍医大尉殿（勤務内科医）は、ボッツニーの器具を使って手術台に横たわっている遺体の膣と肛門を調べ、その後られしそうにこう書いた。「ボッニー医師がフランクフルトから送ってくれた導光器を取り出して検査したあと、この目的のために用意された女性の遺体で直接試すことになった。結果は予想以上に見込みがありそうだった」

ヒポクラテスら古代の外科医たちは、すでに検鏡を使って身体の開口部を調べていたものの、この実験がうまくいったため、内視鏡の第一号は「フランクフルトの導光器」だと言われるようになった。内視鏡を使うと、医師は十分な光の下で体内を診ることが可能になる。その後何年にもわたって、導光器は各国の医師や医療メーカーによって改良された。一八五五年、フランスの外科医アントナン・ジャン・ドゾルモーは自身が開発した改良版を「内視鏡」と呼び、この装置を使った方法は「内視鏡検査(endoscopy)」(「内部を見る」の意)と呼ばれるようになった。

それから約一九〇年後の一九九六年二月九日、ブルージュ郊外のアッセブルックにあるシント＝ルーカス病院で腹腔鏡手術に関する年次シンポジウムがおこなわれたあと、ベルギー人外科医のルック・ファン・デル・ハイデンは、講堂の前方のテーブルでちょっと緊張した面持ちで座っていた。この公式の場のために、ハイデンは手術着からしゃれたスーツに着替えた。テレビカメラが彼に焦点を合わせる一方で、技術者たちはそこから一五〇キロ離れたオランダのニーウェガインにあるシント＝アントニウス病院への通信接続を試みた。通信回線が可能となったのは、統合サービス・デジタル通信網(ISDN)という比較的新しい技術のおかげだ。オランダ人医師のピーター・ゴウが画面に映し出された。ゴウは、患者はすでに麻酔がかかっていて手術ができる状態だと説明したが、画像はやや不安定で、耳障りな音が聞こえてきた。男性患者は鼠径ヘルニアを患っており、腹腔鏡(キーホール)手術で修復する予定だった。だが、患者の腹部にカメラを挿入するのは人間の手ではなく、ロボットだ。おまけにファン・デル・ハイデンがベルギーから手術を操作する。オランダでゴウ医師が率いる手術チームが腕組みしながら立っている間に、ベルギーでボタンを押すとカメラが男性の腹部内を上下左右に動く仕組みだ。

この鼠径ヘルニアの腹腔鏡手術は、最終的にオランダ人のゴウ医師が完結させたが、カメラを遠隔操作するこの試みは、世界で初めておこなわれた遠隔手術の実験だった。二〇年後の今では、直腸、副腎、大腸の一部の切除や胃バイパス術といった大がかりで複雑な手術は、腹腔鏡を使うことがスタンダードとなっている。つまり、従来型の開腹手術よりも早く(通常は一～二時間以内)、安全かつ容易に手術できるようになったのだ。では、どうやってここまで到達したのか?

ろうそくを使う器具では、体内の奥深くまで見えなかっただろう。一八七九年、ウィーンの機器制作者ヨゼフ・ライターと泌尿器科医マクシミリアン・ニッツェは、外から照らすのではなく、光源を内腔へと移動させることでこの問題を完全に解決した。ライターとニッツェが開発したのは膀胱鏡だった。尿道から水冷式の白熱白金線を挿入して膀胱内部を観察する器具だ(トーマス・アルバ・エジソンが電球を発明する約半年前のことだ)。この膀胱鏡のおかげで、ライターは世界的に知られるようになった。彼は、ウィーンに住む世界屈指の外科医テオドール・ビルロートの助手に、究極的な内視鏡を開発したいので協力してほしいと説得した。胃の内部を調べる器具、胃鏡《いきょう》を開発しようというのだ。ライターとヨハン・フォン・ミクリッチ助手は、先端に水冷式の照明がついた管を作った。患者は長い管を胃まで飲み込まなければならないため、一八八〇年にフォン・ミクリッチが胃鏡検査第一号に選んだのは剣を飲み込むサーカスの曲芸師だった。フォン・ミクリッチはその胃鏡を使って何百人もの患者の胃を検査し、弟子のゲオルグ・ケリングが立ち会ったこともあった。

彼らが作った堅い管で胃を検査してもらうことは、患者にとっては苦しい体験だったに違いない。患者は手術台の上に仰向けに横たわって、台の端から頭を垂らす。開いた口から長さ六〇センチほどの金属管が入れられ、食道を通って胃のなかまで押し込まれる。次に送気して胃を膨らませて照明をつけると、胃のなかが見えるというしかけだ。患者がパニックを起こすこともむせることもなく、静かに横たわっていてくれれば、医師は時間をかけて胃の一部を検査できた。すべてが見えたわけではないが、当時の人々が予想したよりも多くのものが見えた。

次の画期的な出来事は、別のアイデアの副産物によってもたらされた。腹腔に空気を送って膨らます試みは「通気法」と呼ばれ、長年実践されてきた。かつて通気法は消耗性疾患〔発熱が原因で体力を消耗する病気の総称〕の対処法として利用されていたが、結核の治療法として試したところ、うまくいった症例もあったという。いずれにせよ、空気を入れて腹部を膨らませても無害だとわかった。フォン・ミクリッチも通気法を試すことにして、通気用の空気ポンプで腹を膨らませて胃鏡を覗いた。助手のゲオルグ・ケリングは腹腔内の気圧を上げれば内出血が止まるのではないかと思いつき、犬で実験してみた。

ケリングはまず、実験動物の肝臓に裂創を作った。それから腹腔を膨らませて回復するのを待った。ところが犬は次々と死んでいった。どうしてこのアイデアがうまくいかないのか、理由がわからず、腹腔内で何が起きているのかを知りたくなった。そこでニッツェとライターが開発した膀胱鏡を膨らんだ腹部に入れて、自らの目で確かめた。そこで目にした状況から、気圧によって肝臓に圧力がかかっても、裂創は閉じないことがわかった。出血しながら死んでいく犬を見ながら、彼は何か新しいものを発明したことに気づいた。

一九〇一年九月二三日、ハンブルグで医療の学術集会が開催された際、ケリングは聴衆の前で同じ実験をおこなった。今回は肝臓に裂創は入れなかったが。健康な犬の腹腔に空気を入れて膨らませ、腹壁に穴を空けて膀胱鏡を挿入した。キーホール手術が誕生した瞬間だった。

今でこそ腹腔鏡手術は現代外科学に欠かせない分野だが、かつては手術をおこなわない内科医の領域だった、と言っても想像できないかもしれない。一九〇一年にケリングが初の腹腔鏡手術の実験をした当時、診断結果を裏づけるための補助的な検査はわずかしかなかった。血液検査は未発達で、X

線は腹部についてはあまり役に立たず、顕微鏡分析は患者が亡くならなければできなかった。そんなわけで、腹腔鏡手術は医学の発展を促す新しい方法として歓迎されたが、手術のためというよりは、肝臓やその他の臓器に近づけて病がどれだけ広がっているかを調べるために用いられた。さらに、この初期の頃にトラブルに見舞われた。一九二三年、腹部に酸素を入れて膨らませたところ、一瞬火がついたのだ。幸いにも患者のダメージはわずかで済んだが、それ以来、爆発しない二酸化炭素が用いられるようになった。

診断のための腹腔鏡検査(おなかの内部がどうなっているかを確認すること)から、治療のための腹腔鏡手術(おなかの内部を見て処置すること)へと一歩前進させたのは外科医ではなく、婦人科医だった。というのも、へそに腹腔鏡を入れて調べられるのは肝臓だけではないからだ。手術台を傾けて頭の位置を下げるだけで、腸が下腹部から上腹部へと移動して、子宮や卵巣がはっきり見えるようになるのだ。それに内科医と違って、婦人科医は手術に慣れているため、腹腔鏡を使って小手術をすることなどたいしたことではない。産婦人科医たちはまず、腹腔鏡を使って不妊手術を試みた。二つの卵管を縛るこの手術がうまくいくと、今度は卵巣膿疱を切除し、その次に子宮外妊娠の着床部位の摘出をおこなった。手術に慣れてくるにつれて、徐々に複雑な手順がおこなわれるようになった。ドイツの婦人科医クルト・セムは子宮筋腫を摘出し、のちに腹腔鏡で子宮を丸ごと摘出できるようになった。一九六六年、セムは史上初の二酸化炭素自動気腹装置「CO2-Pneu-Automatik」を発売した。二酸化炭素で腹部を膨らませて、圧力を安全に維持できる装置だ。さらにセムは史上初のラパロトレーナーを開発した。箱の中に腹腔鏡の模型が入ったトレーニング設備のことで、産婦人科医はこれを使って腹腔鏡手術のやり方を習得できるようになった。

オランダでは、外科医のヘンク・ド・コックが婦人科医の兄イェフから腹腔鏡手術を教わったあと、一九七五年一二月二日にオランダの町ホリンヘムの病院で、世界で初めて腹腔鏡を使った虫垂切除術をおこなった。腹腔鏡を片手に虫垂を探し出し、もう片方の手で腹部のどこを切れば虫垂を摘出できるかを突き止めた。この間、彼はずっと腹腔鏡を通して内部を観察していた。そのプロセスを見た同僚の外科医は、これはゆゆしき事態だと感じたという。

腹腔鏡手術は、外科医の間ではあまり人気がなかった。片手が腹腔鏡で塞がってしまうため、たった一本の手で手術しなければならなかったからだ。外科手術で腹腔鏡を使えるようになったのは、まったく新しい技術が出現したおかげだ。一九六九年、ジョージ・スミスとウィラード・ボイルが電荷結合素子、いわゆるCCDチップを発明した。この技術によって、画像をデジタル化して処理できるようになった。一九八二年に最初のCCDカメラが発売され、その後数年と経たずに小型化された最新モデルが出て、助手がカメラを持つ間に、外科医がまっすぐ立ったまま画面を見られるようになった。とはいえ、外科医の多くはまだ納得していなかった。ビデオ補助下での腹腔鏡を使った最初の胆嚢摘出術——ビデオカメラの画像をテレビ画面に映し出して胆嚢を摘出する手術——は、一九八七年リヨンでフィリップ・ムレによっておこなわれた。婦人科医だったムレが手術を成功させたことで外科医たちはがぜん興味を抱くようになり、腹腔鏡手術は瞬く間に広まった。

胆嚢摘出術は、世界でもっとも一般的におこなわれる腹腔鏡手術となった。従来の胆嚢摘出術では腹部を一五センチ以上切らなければならなかったが、腹腔鏡手術では四センチ以下の小さな切り込みを三、四か所ほど入れるだけで済む。この技術革新はマスコミに大々的に取り上げられ、大衆もすぐにその違いに気づいた。患者の痛みは大いに軽減され、一週間入院する必要もなくなり、手術の翌日に帰宅できるようになった。これは真の革命をもたらすトレンドの始まりだった。低侵襲手術——最小限の外科技術で最大限の外科的介入をおこなうこと——は、二一世紀の外科手術における魔法の言葉となった。実に論理的に聞こえるが、複雑なハイテク技術の開発によってようやく実現できた技術なのだ。

今となっては、腹部にある臓器のなかで腹腔鏡で手術できないものはない。フランスのジャック・マレスコー教授は、ファン・デル・ハイデンとゴウの偉業を前進させようと、二〇〇一年に大西洋をまたいだ遠隔手術をおこなった。壮大なショーを意識したのか、そのプロジェクトは「オペレーション・リンドバーグ」と名づけられた。マレスコーは、ニューヨークから四〇〇〇マイル離れたストラスプールからロボットを操作して、女性患者の胆嚢を腹腔鏡で摘出した。もっと最近の例では、腹にメスを入れることなく、膣の開口部から内視鏡を挿入して胆嚢を摘出した。外科医が手術を刷新的な分野であるかのように見せているにもかかわらず、近年、低侵襲技術で目を見張るような進歩を見せているのは放射線科医や心臓専門医だ。今や彼らは手術などしなくてもいとも簡単に股間にある小さな穴から心臓弁を交換したり、脾臓の出血を止めたり、胆管結石を取り除いたり、破裂した大動脈瘤を治療したりする。

外科医以外の医師は、ビデオカメラを使った腹腔鏡手術が始まった頃から、腹腔鏡検査を行わなくなった。といっても、外科医が腹腔鏡検査をやり始めたからではない。超音波スキャンやコンピューター断層撮影(CT)スキャンを始めとする他の技術が発達したおかげで、腹腔鏡検査よりもクリアな肝臓の画像が得られるようになったからだ。

腹腔鏡手術を生み出したゲオルグ・ケリングは、第二次世界大戦中の一九四五年に、ドレスデンが爆撃を受けた際に自宅で亡くなった。遺体は見つかっていない。

腹腔鏡のシステム

腹腔鏡手術はテクノロジーに完全に依存した手術だ。腹腔鏡手術には四つのデバイスが必要だが、ほとんどが腹腔鏡タワーと呼ばれる可動式のワゴンの上に積み重ねて置かれている。一番上にモニターが置いてあり、その下がカメラ・コントロール・ユニットで、これはハンディ型デジタル・カメラ・ヘッドに接続されている。その下には腹部に二酸化炭素を送って拡張させて圧力を維持する気腹装置があり、その下が光源装置だ。腹腔鏡タワーからは三本のケーブルが出ている。カメラのケーブル、照明用の光ファイバーケーブル、それからCO_2ガスを送気する管だ。カメラと照明のケーブルは腹腔鏡に接続している。腹腔鏡は直径一〇ミリ、長さ三〇～四〇センチの管状の装置で、レンズシステムと照明がついている。膨らんだ腹腔内にアクセスするときは、トロッカーと呼ばれるカテーテルを腹壁に挿入する。トロッカーは気密弁のついた直径五～一二ミリ程度の管で、この管から腹腔鏡や鉗子といった器具を腹部に入れる。腹部を切開したり、焼灼したりするときは、電気メスを用いる。電気を使うため、腹部には酸素を含まないガスを入れ、すべての器具とトロッカーは絶縁されている。トロッカーと腹腔鏡の器具は小さくて仕組みも複雑であり、おまけに破損しやすく洗浄しにくいので、多くは使い捨て器具だ。腹腔鏡手術のたびに捨てられる。そのため腹腔鏡手術は高額になるが、その分、患者の入院期間は短くなる。

第一九章 アダム・宦官・カストラート

ペニスを切り落とす一〇の方法
——去勢

古代ギリシアの創造神話には、人類の歴史上もっとも頻繁におこなわれている外科手術が登場する。原初の夫婦とされるウラノスとガイアは、それぞれ天空と大地を象徴する存在だ。二人には子どもたちがいたが、ウラノスは息子の一人に王位を奪われるのではないかと恐れ、全員を地下の冥界に押し込んでしまう。ところがウラノスの不安は的中する。息子の一人クロノスが、母の助けを借りて冥界から脱出し、父親の男根を切り落として支配者になるのだ。切り落とされたウラノスの生殖器は一〇日間かけて地球へと落下していき、海に落ちて女神アフロディーテが誕生する。やがてクロノスも、父と同じように子どもに王位を奪われるのを恐れるようになり、子どもたちを全員飲み込んでしまう。ところがそのうちの一人ゼウスは無事に逃れ、成長してから戻ってきて父親を殺すことになる。太陽系にある三大惑星の名前は、これら三人の神にちなんで名づけられた——天王星《ウラノス》、土星《サタン》(クロノスはローマ神話のサートゥルヌスにあたる)、木星《ジュピター》(ゼウスはローマ神話のユピテルにあたる)だ。

去勢は別の創造神話にも登場する——といっても逆の展開だが。古代エジプトの神オシリスは、弟セトの怒りに触れてばらばらにされ、一四個の破片となって世界中にばらまかれた。オシリスの妻イシスはそのうちの一三個を見つけて、外科的につなぎ合わせて再生させた。イシスはエジプト版外科医の守護神となり、オシリスは再び神となって、イシスとの間に息子ホルスをもうける。これは驚くべき事件だ。というのも、行方不明となったオシリスの一四個目の破片は生殖器だったからだ。ホルスはやがて天空の神となってセトを殺す。

ウラノスとクロノスの神話によく似ているのはエジプトの創造神話だけではない。『旧約聖書』の創造伝説にも類似点がたくさんある。ギリシア語版の聖書は、男性と女性が創造されるところから始まる。リリスと呼ばれる女性とアダムが土の塵から造られるのだ。どちらの伝説でも、男性は手術される。アダムは麻酔をかけられてあばら骨を一本抜き取られ、ウラノスは男根を切り落とされる。どちらも取り除かれた身体の一部から新たに女性が誕生する——ギリシア神話ではアフロディーテ、聖書ではイブだ。外科医の視点から見て、聖書の話には興味深い点がある。ギリシア神話やエジプト神話では生殖器が切り落とされたが、アダムの身体から抜き取られたのは簡単に切除できない部位だったからだ。あばら骨を抜き取ることは、当時の技術ではあまりに複雑だ。本格的に手術する必要があるため、想像すらできないことではないだろうか。おまけに聖書には、手術後にアダムの身体に傷跡が残ったとあるが、男性の胸のあたりには傷跡はないし、男性のあばら骨の数は女性と同じで、二四本だ。

だが、実は男性には生まれながらの傷跡がある。二〇〇一年に、生物学者のスコット・ギルバートと聖書学者のザイオニー・ゼビットが発表した興味深い記事によると、傷跡は正確には二か所あるという。一つ目はへそで、これはへその緒を切ったあとに残る傷跡だ。二つ目の傷跡は陰嚢縫線《いんのうほうせん》だ。陰嚢と陰茎基部との間にある縦の線で、男性の尿道が胚発生したときの名残だ。ほとんどの哺乳類にはこの線の下に陰茎骨(baculum)と呼ばれる骨があるが、人間はこの骨がない数少ない部類に含まれる。おもしろいことに、聖書では陰茎骨を表す単語にヘブライ語の「tzela」という単語が用いられている。この単語には「あばら骨」とか、「(屋根を支える)梁《はり》」とか「支え」といった意味もある。ちょっと想像力を駆使すれば、「tzela」があばら骨とは違う、長くて硬い骨、おそらく陰茎骨を指すのだろうと思いあたる。今となっては人間にはないが、アダムから取り除かれた「あばら骨」はペニスの骨だったのではないか? 結局のところ、アダムは「支え」となるものを切除された、つまり去勢されたのではないだろうか?

神話を書いた著者たちが、去勢をごく普通のことと考えていることから、去勢手術の起源はかなり古いに違いない。去勢のやり方は特に複雑なわけではないため、その可能性は高い。人間の生殖器は切るのも、切り落とすのも簡単だし、シンプルな道具があれば去勢はできる——たとえば石が二つとか。クロノスが去勢された話は、紀元前八世紀にヘシオドスによって書かれたが、それよりもはるか昔から去勢の伝統はあった。実際、『旧約聖書』には去勢についての記述があり、睾丸をつぶされた者や切り取られた者は天国に入れないと書かれている。

もともと去勢は危険な手術で、人を罰するか服従させるためにおこなわれた。中国をはじめとする極東地域では、戦争捕虜を処刑する代わりに去勢が用いられた。その手法は実に残酷だ。なかには、生殖器に大便を塗りたくってから犬に食いちぎらせたという事例もある。とはいえ、もっと衛生的なやり方をしたとしても、被害者の股間にぶら下がっているものをまるまる切り落とすか、たたき切るだけでも、失血死するかガス壊疽を発症する確率が高いため、結局は通常の死刑と大差はない。

だが、二五〇〇年前までには、そんな大きなリスクを冒さずに去勢する方法があったに違いない。というのも、全員が罰として去勢されたわけではなかったし、去勢を成功させることが重要な意味を持つことがよくあったからだ。ペルシアの王たちは、地方からの「税金」として、国内の名家出身で去勢された若者たちを毎年一定数受け取っていたという。ギリシアのキオス島では、パニオニオスという男が去勢手術で富を築いた。ギリシアの基準でも容認しがたい職業だったが、この自称外科医は地元の奴隷市場で魅力的な奴隷を買っては、去勢して小アジアの本土で高値で売っていたという。パニオニオスがどうやって手術したのかはわからないが、その商売で十分に暮らしていけるほど成功していたのだ。彼に去勢された犠牲者の一人は、ペルシアの宮廷で宦官となり、出世してやがてクセルクセス王の側近となった。そのおかげで彼は、自分から生殖機能を奪った外科医に復讐するチャンスを得た。彼はキオス島に戻ると、パニオニオスに自身の息子たちを去勢させたあと、今度は息子たちに父親に仕返しをさせたのだ。

アジア、アラビア、東ローマ帝国の首都ビザンチウムでは、宮廷のなかや、王・スルタン・皇帝のハーレムにおいて、宦官は強力な特権階級に属していた。外交官、会計係、公務員、長官など、社会的地位の高い有力者になる者も多かった。去勢された男性たちは良い面が多いと高く評価されていたようだ。忠実で信頼できて、洗練されていて、機敏で融通が利き、組織に役立つ能力に恵まれていたという。伝統的に、マホメットの墓を守る役目は宦官のみと定められていた。中国では二三もの王朝が宦官によって政治的に支配され、明代の頃には一〇万人もの去勢された宦官が公務に就いていた。中国の紫禁城で仕えて「最後の宦官」と呼ばれた孫耀庭《スンヤオチン》は、一九九六年に亡くなった。

ハードな去勢手術では、ペニスと陰嚢がナイフで一度にスパッと切り落とされた。次に、切断された尿道にガチョウの羽根かスズでできた特別な栓などを詰めて尿道が閉じないようにする。手術をしたのは外科医ではない。北アフリカでは、交易所で奴隷商人が自らスーダンから来た奴隷を去勢してから、オスマン帝国のスルタンへと売り渡していた。ぱっくり開いた傷口から流れ出る血を、商人たちは砂漠の熱い砂で止血したという。ペニスの勃起組織や睾丸を流れる動脈が切断されて流血するのだが、出血が一日で止まらなければ、奴隷は失血死するのが常だった。たとえ翌日まで生き延びたとしても、本来であれば数週間かけて治癒していくところで感染症に罹って命を落とすことも多かった。実に過酷な選別プロセスだ。奴隷自身の強さや生きる意欲よりも、ナイフや包帯の清潔さといった偶然で生死が決まってしまうのだから。だが、この試練を生き延びた奴隷は、去勢されずに売られる奴隷よりも数倍高い値がつけられた。

帝都北京では、この手術は専門の去勢師によっておこなわれた。去勢師は左手で犠牲者の生殖器をつかみ、自身の背中にまわした右手で湾曲したナイフを握って、男に（未成年の場合は、父親に）「本当に去勢してもいいのか？」と尋ね、「はい」という答えが聞こえたら、ナイフを振り上げてペニスと陰嚢を一気に切り落とすのだ。それから油を塗った紙で傷口を手当てし、犠牲者に部屋のなかを数時間歩かせる。尿意を催さないよう、患者は三日間飲み物を口にできない。去勢師はラベルを貼った瓶のなかに生殖器を入れて酢に漬け、その瓶入りの生殖器は皇帝に仕える宦官としての生涯保証に使われた。

七世紀の東ローマ帝国では、アエギナのパウロスと呼ばれる外科医が二種類の去勢方法を紹介し、これらの方法なら損傷を最小限にとどめられると説明した。と同時に彼は、去勢手術は外科手術の基本的原理を完全に無視したものであるとも認めている。自然界の秩序を回復させるどころか、取り返しがつかないほどゆがめてしまうからだ。おまけに去勢は国や教会から公式に禁止されていたため、去勢をおこなった者は誰であれ、罰として自らも去勢されるか、野生動物に食われた。だが、要人たちはしばしば外科医の意に反して、無理やり去勢をやらせたとアエギナのパウロスは書いている。患者にも外科医にも非常に危険な行為であるにもかかわらず、彼が去勢の手術方法を自著に書いたのは、多くの去勢が誤った方法でおこなわれ、悲惨な結末に終わった例が後を絶たなかったからだと考えられる。

アエギナのパウロスが紹介した一番目の去勢方法は、若い少年をあたたかい湯船につけてから、感覚がなくなるまで睾丸を締め付けるというやり方だ。これは危険な賭けと言える——思春期になって性欲が発現しない保証はないからだ。二番目の方法は、患者を台の上に足を開いて立たせ、陰嚢の両側から垂直にメスを入れて睾丸に達するまで切る。それから睾丸が露出するまで陰嚢を引き下げる。あとは睾丸の周りにある膜や器官をはいで取り除き、精索を縛れば終わりだ。

どちらもアエギナのパウロスが外科医のために考案した方法だが、限定的に去勢することでペニスを残そうとしている。テムズ川の川床でも、同じ意図で使われたと思われる鉗子が見つかっている。ローマ帝国に支配されて、ロンドンが「ロンディニウム」と呼ばれていた頃のものだ。細長いクルミ割り器のような形で、装飾的な彫刻が施され、鉗子を閉じたときにギザギザの刃がぴったり合わさる構造だ。だが上部に隙間がある。おそらくローマ人が使っていた去勢鉗子だろう。これを使ってペニスをつぶすことなく陰嚢を固定し、あとはナイフで簡単に陰嚢を切除したのだろう。それから、この鉗子で血管を圧迫して出血を抑えたのではないか。

ローマ皇帝の歴史を紐解くと、去勢が頻繁におこなわれていたことがわかる。九世紀には、東ローマ帝国のミカエル二世が前任者のレオーン五世を倒し、さらに一族を滅ぼそうとレオーン五世の四人の息子たちを去勢した。そのうちの一人は失血死し、一人はショックで口がきけなくなったという。歴代のローマ皇帝のなかには男性と恋に落ちた皇帝が二人いるが、彼らは相手と結婚するために外科医に頼んでその男性たちを去勢させた。ネロはスポルスという男と、ヘリオガバルスはヒエロクレスという名の御者と結婚した。

去勢のやり方には三種類の方法があったため、宦官も三種類に分けられた。東ローマ帝国のローマ人たちは、宦官を「カストラート」(ペニスまたは陰嚢がない人)、「スペイド」(睾丸はないがペニスはある人)、「スリビア」(睾丸がつぶれた人)と呼んだ。東ローマ帝国と中国は大人数に去勢を施し、社会のなかに宦官という異なる社会階級を作り上げた。宦官の階級は、男性支配者と域内の野心的な男たちとの間や、支配者と女性たちとの間に位置し、安全で効率的な緩衝材として機能した。といっても彼らの役目は、政治のためや権力と血統の維持のためだけではない。大勢の宦官に囲まれることで、支配者は宮廷の神秘性を保つことができたのだ。キリスト教を国教とする東ローマ帝国の首都ビザンチウムでは、去勢は聖書におけるアダムとイブの創造伝説の延長と見なされた。聖書には手術――アダムを手術してあばら骨を引き抜き、女性を創り出す――について書かれているが、東ローマ帝国はさらに一歩前進して、アダムを再び手術にかけて別の性を創り出した。こうしてできたのが男性と女性の間の中性的な存在、天使だ。天使はまぎれもなく男性の特徴を備えているが、あごひげは生えてこない。ある意味、彼らは信仰を忠実に実践したと言える。大勢の中性的な存在をはべらせたのはキリスト教徒の皇帝だけではない。彼らの神も同じことをしていたのだから。

去勢は原始的な手術だ——シンプルで、危険で、深刻な結果に終わることもある。この手術は誰にでもできる。父親が息子を去勢したり、勝者が敗者となった敵を去勢したり、自分で自分を去勢することもできる。結局のところ、去勢とはたんに付属物を切除することであり、アブラハムが自分の包皮を取り除いたのと変わらない。死刑執行人が死刑囚の手や耳や鼻を切り落としたり、舌を切り取ったりするのと同じぐらい簡単なのだ。去勢手術では、重要な外科的工程が三つある——限局化(どの部位の何を切るかを決める)、切開(メスを入れること)、それから止血(出血を止めること)だ。それに比べて現代の手術では、小さな脂肪の塊を取り除くといった簡単な手術でも、少なくとも六つの工程がある——限局化、切開、解剖(切り裂いて構造を調べ、分離すること)、切除(取り除く、または採取すること)、止血、そして縫合(傷口を閉じる)だ。あばら骨を抜き取るといった、もっと入り組んだ手術ではさらに工程が増える。食道、直腸または膵臓を摘出するといった非常に複雑な手術の場合は、手術を成功させるための重要な外科的工程が一〇〇ぐらいある。とはいえ、去勢のような平凡な手術と、本格的な外科手術との決定的な違いは、工程数ではない。解剖だ。

「Dissection(解剖)」は、「互いを切り離す」という意味のラテン語だ。解剖には、メスを入れるための正しい面を見つけ出すという外科的技術がすべて含まれる。手術は面がすべてなのだ。人間の身体は、無数の解剖学的な層でできている。これらの層は、胎芽が生まれて大人に成長するまでの過程のまま残っているが、解剖によって切り離すことができる。重要なのはさまざまな層があることを認識し、層と層の間にある面から離れず、どの層にどんな重要な構造があるかを理解することだ。つまり解剖とは、異なる層や構造を分離し、それぞれを認識したうえで他の組織を傷つけることなく切開することなのだ。

一か所を切るだけの手術なら、解剖は必要ない。だが、アエギナのパウロスが提案した二番目の去勢方法、すなわち睾丸をむき出しにして切除するには、解剖する必要がある。睾丸は四層以上の層に覆われているため、この手術をするには経験と技術のある外科医が必要だ。とはいえ、人類の歴史のなかで膨大な数の去勢手術がおこなわれていて、技術のある外科医が執刀したケースがほとんどないことを考えると、未熟な外科医が大勢この処置をやったに違いない。そしてこれらの未熟な外科医たちが、多くの無垢な若者の血と命運を握っていたのだ。

どのような方法で去勢したかや、何歳で雄性ホルモンであるテストステロンの分泌が中断されたかによって、去勢は重大な影響を及ぼす。思春期になると、睾丸でテストステロンが産生されるようになる。まず、ペニスを切り落とすと、尿道あるいは残った部位に二つの相反する問題が生じる。身体は傷から回復するために尿道を閉じようとするため、放尿しにくくなる。他方で、去勢手術は括約筋の働きに影響を与え、患者は尿をためることができなくなる。こうして尿失禁のうえに尿道が狭くなったせいで、宦官は一日中ポトポトと尿を垂れ流すことになる。中国でもオスマン帝国でも、宦官は紐か、つまみのついた金属棒を使っていた。これを尿道に差し込んで尿道を塞ぐと同時に、尿道が閉鎖されるのを防いだのだ。去勢の影響でホルモンバランスが変化して骨の成長が早くなるため、彼らは若くして骨粗鬆症を患い、ごく普通に生活していても椎骨が圧迫された。体毛は薄くなり、乳房脂肪が増え、声がか細くなる。一般的に宦官は、尿のすえた臭いがするか、太り気味で背中が曲がっているか、ひげのない滑らかな顔をしているか、抑揚のない声が出るなどの特徴から区別できる。この奇妙な手術にはメリットもあった。宦官は平均寿命よりも長生きする傾向があった。もっとも、それは彼らが社会のなかで保護され、特権的な立場にあり、同時代の人たちよりも豊かな生活環境を享受していたからかもしれないが。

少年のうちに去勢をすると思春期の声変わりを防げるのだが、この事実は去勢手術の歴史におもしろい展開をもたらした。一八世紀に、「カストラート」と呼ばれる去勢された男性ソプラノ歌手が、ヨーロッパでセンセーションを巻き起こしたのだ。彼らはイタリアのオペラ界の大スターとなり、そのソプラノの歌声は多くの女性たちを虜にした。なかでも一番のアイドルだったのがカルロ・ブロスキだ。若い頃は「イル・ラガッツオ（ザ・ボーイ）」と呼ばれたが、のちに「ファリネッリ」という芸名で呼ばれるようになった。声があまりに美しかったために、子どもの頃に去勢された。ローマ、ウィーン、ロンドン、パリ、マドリッドで歌い、キャリアの全盛期には三オクターブ半もの広い音域を持っていたという。スペインでは、うつ病に悩まされていた国王が、ファリネッリの歌声に癒やされて彼に大臣の地位を与えたほどだ。アンデルセンの童話『ナイチンゲール』さながらに、ファリネッリは長年に渡って王のために毎晩歌い、一七八二年に七八歳でイタリアで亡くなった。

もちろん、ファリネッリは去勢されたから成功したわけではない。生まれながらにして類いまれな声の持ち主だった。とはいえ当時は、子どもを彼のように成功させようとする野心的な親たちによって、何百人または何千人もの少年たちが去勢された。その挙げ句に、才能がないと判明した少年たちはどうなったのか。これは憂慮すべきことだろう。

カストラートはバロック時代に一世を風靡したが、それ以前からもオペラや宗教音楽ではおなじみの存在だったし、バロック時代以降もその立ち位置は変わらなかった。何世紀にも渡って女性は人前で演じることを禁じられていたため、オペラではカストラートが女性の役を演じていたのだ。教会でも女性は歌うことを禁じられ、ローマのシスティナ礼拝堂では、カストラートは聖歌隊で傑出した存在となった。イタリアで声を維持するために去勢することが禁止されたのは一八七〇年のことだった――もっとも、ローマ教皇庁ではそれ以降三〇年以上に渡って去勢が許され、二〇世紀初頭まで教皇庁の聖歌隊にはカストラートも加わっていた。そのうちの一人がアレッサンドロ・モレスキで、彼は蓄音機のレコードで歌声を録音された最初で最後のカストラートとなった。モレスキは一九二二年に亡くなった。

去勢には性欲を弱める効果もあり、この効果を意図的に使うケースもあった。ほんの少し前まで、いわゆるゆがんだ性的嗜好を治療するために去勢が利用されていたのだ。有名な被害者にアラン・チューリングがいる。第二次世界大戦中にドイツ軍の暗号システム「エニグマ」を解読し、コンピューターを発明した人物だが、一九五二年に裁判で同性愛で有罪判決を下されて、化学的去勢を受けさせられた。

去勢は今もおこなわれている。前立腺がんの治療の一環として、毎年世界中で何万人もの男性の睾丸が外科的に切除されているのだ。雄性ホルモンのテストステロンは、前立腺がんのがん細胞を増殖させる働きがあるため、去勢してホルモンの産生を止めれば、がんの浸潤を遅らせることができる。歴史的に男性たちに去勢を施した他の理由と違って、がんの治療のためであれば、このような厳しい手術を検討しても悪くはなかろう。そのうえ、前立腺がんは人生の後半に発症することが多いため、治療のための去勢も、患者が人生の繁殖期を過ぎたあとにおこなわれるだろう。

えら

子宮のなかで身体が作られる過程で、人間は単細胞生物から人間へと進化したときと同じ段階を経験する。妊娠してから最初の数週間の間で、人間は一時的に魚と同じような生き物になる——頭の両側に、えら(鰓弓《さいきゅう》と呼ぶ)が五つずつできるのだ。えらはやがて閉じて、それぞれが成長して顔や首になる。胎芽が発達するこの段階で問題が生じると、子どもには欠陥か、傷か、口唇裂《こうしんれつ》か口蓋裂《こうがいれつ》が残る。これらは先天性の障害で、外科手術でしか治せない。口唇裂、顎裂、および口蓋裂が眼窩やまぶたまでつながっている場合は唇顎口蓋裂《しんがくこうがいれつ》という。他の部位でも同じような問題が起きる。たとえば脊椎披裂《せきついひれつ》(神経管が完全に閉鎖されていない状態のこと)、尿道下裂(尿道の形成が不完全なこと)など。五つの鰓弓は、魚ともえらとも関係のない構造へと進化する。一番目の鰓弓は中耳、正確には中耳にある三本の骨(耳小骨《じしょうこつ》)のうちの二本と耳管になる。二番目の鰓弓は耳小骨の三番目の骨(あぶみ骨)、舌骨(舌根にある小骨)、咽頭扁桃《いんとうへんとう》(アデノイド)になる。三番目と四番目の鰓弓から副甲状腺と胸腺が形成され、四番目と五番目の鰓弓は甲状腺と咽頭(声帯も)になる。そんなわけで、人間は他の何かから進化したと思っている人は間違っている——わたしたちは魚類から始まったのだ。

第二〇章　英国王ジョージ六世

イギリス王室とタバコの関係
──肺がん

何日もかけて準備をして迎えた一九五一年九月二三日、イギリス人の外科医クレメント・プライス＝トーマスは、日曜日の朝の自由な時間をあきらめ、さまざまな理由で注目すべき手術に臨んだ。というのも、その手術が片方の肺を丸ごと摘出する肺切除術で、患者が当時のイギリス国王のジョージ六世──故エリザベス女王の父親──だったからだ。そのうえ、手術は患者の自宅でおこなうことになっていた。つまり、ウエストミンスター病院にある手術室と同じような部屋が、バッキンガム宮殿のなかに設けられたのだ。

ジョージ六世は肺がんを患っていた。同年六月、王は公の場から姿を消したが、公式的にはインフルエンザの影響だと発表された。だが、具体的な病名はあげられず、肺の「構造的な変化」とだけ発表された。二〇一〇年に製作された映画『英国王のスピーチ』には、吃音を改善するために医師たちがジョージ六世にタバコの煙を吸い込むようアドバイスする場面がある。二〇世紀初頭ぐらいからタバコの煙を吸い込むことが流行るようになった。長年の間——一九五一年当時でさえも——タバコの煙は有害だと思われていなかったのだ。ジョージ六世も外科医もチェーンスモーカーで、二人とも手術前に一服やったかもしれない。

タバコがヨーロッパに上陸したのは一六世紀のことだ。人々は嚙みタバコにして嚙んだり、かぎタバコにして吸い込んだり、パイプに詰めて火をつけて吸ったりした。売れ行きも良く、日常生活の一部となった。タバコは外科用語にもなっている。指を広げたときに手の甲の親指の付け根付近にできる三角のくぼみを「かぎタバコ窩」と呼ぶ。ここを押したときに痛みを感じるときは、その下にある舟《しゅう》状骨《じょうこつ》が折れている可能性があるため、かぎタバコ窩は外科的に重要だ。オランダ人外科医はとりわけタバコが好きだったに違いない。身体の組織や傷口の周りを縫ったあとに引っ張って閉じる方法は、世界中で「巾着縫合」と呼ばれているが、オランダでは「タバコ袋縫合」と呼ばれている。また、糖尿病によって下腿にある細長い動脈が石灰化して堅くなることを、オランダ語で「パイプの軸硬化症」という。タバコを吸うときに使う白土でできた細長いパイプにちなんで、そう名づけられた。

一九世紀には葉巻が人気となり、二〇世紀にはタバコが世界中に広まった。それ以前の人々は、タバコの臭いをかいだり、嚙んだり、パイプに詰めて吸ったり、葉巻を吸ったりしたが、煙を口や鼻や喉より奥まで吸い込むことはなかった。四世紀にわたって、この消費方法はさまざまながんを引き起こしたものの、がんの発症は気道の上部にとどまった。たとえばかぎタバコは口唇がんや舌がんを、葉巻は咽頭がんを引き起こした。一七世紀の記録のなかには、口のなかにできたがんの記述もいくつか見つかる。たとえば、アムステルダムの外科医だったヨブ・ファン・ミクランやニコラエス・タルプの本に症例が見つかるし、フレデリック・ルイシュは「やっかいな肉(がん)と朽ちた口蓋を、ナイフと熱々の焼きごてで運良く取り除くことができた」と具体的な症例を書き残している。精神分析学者のジークムント・フロイトは、いつも葉巻をくわえていたと言われているが、一九三九年に口腔がんで亡くなった。人気が高かったドイツ皇帝フリードリヒ三世も葉巻の愛好家で、一八八八年に咽頭がんで無念の死を遂げた。だが、かつて肺がんは珍しい病気で、発症する人はほとんどいなかった。身体の他の部位から発症したがんが肺に転移することはあっても、原発性肺がん(肺の組織から発生するがん)はめったになかったのだ。一九一二年に発表されたある論文には、それまでに世界中で記録された肺がんの症例がすべてリストアップされている。その数は四〇〇にも満たない。ところが一九二〇年〜一九六〇年の間に、突然、肺がんの罹患数が爆発的に増え、一般的な病気になったのだ。やがて肺がんはがんによる死亡者の死因でトップとなり、毎年世界中で一〇〇万人以上が亡くなっている。当初は、この腫瘍がどうして発生するのか誰も見当がつかなかった。

近代まで、がんは珍しい病気だった。その理由はおそらく、がんは一般的に高齢になってから発症するが、かつての人々はその年齢に達する前に他の病気で亡くなったからだろう。遺伝学が発達したおかげで、いくつかのがんについては、それまでは正常に機能していた細胞が、突然悪性になる理由がわかった。とはいえ、外的な原因がはっきりしているがんは限られている。外因とがんとの関連性に最初に気づいたのはジョン・ヒルで、一七六一年、彼はかぎタバコを長期間吸うことと鼻腔がんとの間には関連性があると指摘した。一七七五年には、パーシヴァル・ポットが、イギリス人の煙突掃除人に陰嚢がんを発症する人が異常に多いことに気づき、すすが原因ではないかと考えた。やがて、膀胱がんと塗料に使われる溶剤との間の関連性も見つかったが、肺がん患者が爆発的に増えた原因は長い間謎のままだった。喫煙との関連性は一九三〇年代には既に疑われていたが、一九五〇年代に患者を対象とした大規模な調査が何度もおこなわれるまで、決定的な結論は出なかった。その時でさえも、このメッセージが医師や外科医に伝わるまでに気が遠くなるほどの時間がかかった。誰も信じたがらなかったからだ。

今になって思えば、グラフを見れば、肺がん患者数の増加が二〇年遅れでタバコの消費量の増加とまったく同じ曲線を描いていることがわかる。タバコの煙を吸い込むとどんなダメージを負うのかが明らかになったのは、現代の文化と何百万人もの人々の日常生活において喫煙がなくてはならない存在になってからだ。しかもそれは映画スターやミュージシャンにとどまらない。一九七〇年代まで、医師が診察室でタバコを吸ったり、子どもたちがクラスメートの誕生日にタバコ型の駄菓子をあげたり、学校の先生に本物のタバコをプレゼントしたりするのは、ごく普通のことだったのだ。

他にも、喫煙は他のがん、たとえば乳がん、膵臓がん、皮膚がんを誘発する可能性がある。さらに、喫煙は肺気腫や慢性気管支炎の原因であり、循環器疾患の主要因でもある。外科医ほどこの悪習慣の恩恵を受けている職業はない(タバコメーカーを除く)。血管外科医の患者のほとんどは喫煙者(喫煙による動脈硬化症は、間欠性跛行、脳卒中、性的不能を引き起こすことがある)で、同じことは心臓外科医の患者(喫煙がからむ動脈硬化症は心臓発作の原因となる)や腫瘍外科医の患者(喫煙はさまざまながんを誘発する)にも言える。特に肺の手術は、タバコのおかげで著しく増えた。

肺の手術には例外的な難しさがある。なぜなら肺は例外的な臓器だからだ。肺は左右に離れて位置し、胸腔の密閉されたところにある。肺に到達するには、二本のあばら骨の間を切開しなければならない。この手術を「開胸術」と言うが、胸部にメスを入れるため、胸部手術とも呼ばれる。あばら骨とあばら骨の間は、二センチと離れていない。胸腔にある肺を手術するには、そのわずかな隙間を両手が入るぐらいまで広げなければならない。そのため開胸術をするときは、患者を横向きに寝かせて、手術台の頭側と足側を下に傾け、両肩と骨盤があばら骨よりも低くなるようにする。手術台を「折る」とも言う。それからあばら骨の輪郭に沿って皮膚を切開する。背中、胸、上肢帯についているたくさんの筋肉を動かすか、緩めるかして、あばら骨をむき出しにする。通常、胸腔を開くときは、四番目と五番目のあばら骨の間に特別な開胸器を差し込み、ゆっくりとあばら骨の隙間を押し広げて、二〇センチぐらいまで開ける。手術台の折り目は胸腔を開くのに役立つ。これで胸腔内の肺が見えるようになり、左側に心膜（鼓動する心臓を包む膜状の嚢《のう》）があるのがわかる。

肺は呼吸を通して常に外界にさらされている。そのため肺には外界の物質や病原体が大量に含まれており、それが肺の外見に反映される。若者の肺は薄いピンク色で柔らかいが、年配の喫煙者の肺は黒色で堅く、ざらざらしている。この状態の場合、肺を手術すると感染症に罹りやすくなる。身体のなかでも肺は独特な臓器で、独自の循環系を持っている。肺に血液を供給するのは心臓の左心室ではなく、右心室だし、肺の動脈の血圧は、身体の他の部位よりも五倍も低い。肺にある肺胞は繊細で高血圧に耐えられないからだ。結果的に、肺の動脈の血管壁はとても薄くてもろく、手術で縫合すると簡単に裂けてしまう。

気管の処置も簡単ではない。この管は硬く、呼吸するたびに生じるうねりに耐えられるだけの強度があるうえに、軟骨輪によって常に開かれているため、気管支（気管）を縫合糸で閉じるのは難しい。縫合部の気密性を保つために、かつては縫合糸をパラフィンに浸してから使った。今は医療用ホッチキスが使われている。それでも、術後に患者が咳き込むと、縫合された箇所にかなりの圧力がかかる。そんなわけで肺は空気が含まれたスポンジのようなものなのだ。肺は自力で膨らむことはできず、胸腔内の陰圧によって膨らむことで空気が送り込まれる。そのため、術後はあばら骨とあばら骨の間に胸腔チューブ（プラスチック製の吸引チューブ）を挿入して、陰圧状態に戻さなければならない。だが、片方の肺を丸ごと取り除くと（肺切除術という）、陰圧を保たなければならないところに空洞ができてしまう。空洞になった胸腔には徐々に体液がたまり、やがて瘢痕組織で覆われるようになる。その間にも感染症に罹るか、空気が漏れるかして、深刻な合併症が起きる可能性がある。

片側の肺を全摘すると、もう一つ問題が生じる。それまでは身体全体の循環系を二つの肺で担っていたのに、次の瞬間から一つの肺に依存するようになることだ。すると血流の抵抗が二倍になって、突如、心臓にかかる負担が増えてしまう。初めて片肺の全切除に成功したのは一九三一年で、ルドルフ・ニッセン（のちにアインシュタインの執刀医となる）が一一歳の女の子の片肺を摘出した手術だ。一回目の試みでは、少女が心拍停止に陥って手術が中止されたが、二回目の試みでは、少女の心臓が血液循環の急な変化に耐えられることがわかった。この大胆な偉業の前にも、肺の一部を切除した症例はあったが（たとえば結核患者など）、いずれも胸腔を満たせるだけの肺組織が残っていたため、全摘するときほどリスクが高くはなかったのだ。

ニッセンのあとに肺切除術に成功した症例は、二年後の一九三三年のことだった。アメリカのセントルイスで肺がん患者の肺切除術がおこなわれ、成功したのだ。執刀した外科医はエヴァーツ・グレアムといって、あとでタバコにまつわる別の話でも登場することになる。グレアムは喫煙家で、彼の患者となる四八歳の婦人科医ジェイムズ・ギルモアも例外ではなかった。ギルモアの場合は、気管支鏡検査で左肺にがんが見つかった。気管支鏡検査は気管の内部を調べる検査なのだが、当時は患者の口から堅くてまっすぐな管を入れて、気管に押し込む方法が採られていた。ギルモアは肺切除術について検討したが、成功する確率は高いとは思えなかった。おまけにグレアムは実験動物で肺切除術を試したことがあるだけだった。そのため手術は危険な実験ではあったが、肺がんで死ぬのも無念なことに違いない。手術を受ける前、ギルモアは歯医者に金の詰め物を取ってもらい、それを元手に墓地の一区画を買った。手術の前夜、研修医が枕元にやって来て、病院から逃げろと促したという。しかし手術は実行された。開胸術は驚くほどうまくいき、腫瘍がはっきりと確認できた。グレアムは肺に血液を送る動脈を鉗子で挟んで一分半ほど血流を止め、心臓が圧力に耐えられるかを見た。深刻な問題は見られなかったため、まずは動脈を結索し、それから静脈と一次気管支も縛った。これで肺が自由になった。

胸腔から肺を取り除いたところ、大きな空洞が残るのを見てグレアムは危機感を抱き、さらに一時間かけてあばら骨を何本も取り除いて、いくらかでも胸郭をつぶそうとした。その結果、胸の形はいびつにゆがんだものの、空洞が小さくなった。ギルモアは七五日間入院し、感染症に罹ったために手術を二度受けた。それでも無事に回復して、肺は一つしかなかったが問題なく婦人科医の仕事を再開した。

ギルモアは実にラッキーだった。肺がんは命に関わる病気で、見つかる頃にはすでに転移しているケースが多い。たとえ治療が可能でも、数年後に再発する可能性が非常に高いのだ。ギルモア医師の場合は、術後に再発しなかったことから、肺がんが初期段階のうちに発見されたのだろう。彼は手術後さらに四〇年間生きた(死ぬまでタバコを吸い続けた)。

バッキンガム宮殿でおこなわれたイギリス国王ジョージ六世の手術もうまくいった。もっとも、手術に対する王の反応や、回復具合についてはほとんどわかっていないが。同年のクリスマス、ラジオで王から国民に向けたメッセージが流れたが、事前に録音した音声を断片的に編集しただけの不十分なメッセージだった。王は肺切除術のあと四か月しか生きられず、睡眠中に心拍が停止して死亡した。五六歳だった。娘で王位継承者だったエリザベスは、ケニアに滞在中だったが、すぐに帰国してイギリスの女王に即位した。

ジョージ六世が生涯で受けた手術は、右肺の切除術だけではない。一九一七年には消化性潰瘍(胃潰瘍)の手術を、一九四九年には脚の動脈硬化症で手術を受けている。動脈硬化症、消化性潰瘍、肺がん——この三つはどれも喫煙と関係のある病気だ。言うまでもなく、最終的に王の死を招いた突然死もだ。

実のところ、イギリス王室では喫煙に起因する病気は決して珍しくはない。ジョージ六世の父ジョージ五世と祖父のエドワード七世もヘビースモーカーで、共に肺気腫で亡くなった。彼らもバッキンガム宮殿で手術を受けたことがある——エドワードは戴冠式の日に虫垂炎を、ジョージ五世は肺の外側に溜まった膿瘍を手術している。ジョージ六世の二番目の娘マーガレット王女は、一〇代でタバコを吸い始めて一九八五年に肺がんに罹ったが、手術で治り、二〇〇二年に脳卒中で亡くなった。脳卒中も喫煙を起因とする病気だが、王女は亡くなる何年も前にタバコをやめていた。ジョージ六世の母メアリー王妃は、息子が亡くなった一年後の一九五三年にやはり肺がんで亡くなった。ジョージの兄エドワードも喫煙家だった。前述したように彼は大動脈瘤を患い、一九六四年にヒューストンで外科医マイケル・ドベイキーによる手術を受けたが、のちに咽頭がんを発症した――言うまでもなく、どちらも喫煙と関連のある病だ。

ジョージ六世の執刀医を務めたクレメント・プライス＝トーマスは、ナイトの爵位を授与された。彼はタバコを吸い続け、最終的に肺がんに罹った。彼の手術を担当したのは、バッキンガム宮殿でおこなわれた手術で彼の助手を務め、その後外科医となっていたチャールズ・ドゥルーとピーター・ジョーンズだった。彼らは肺の一部を切除する手術――肺葉切除術――をおこない、見事成功した。プライス＝トーマスは健康を取り戻し、その後何年も生きた。

セントルイスに住む外科医エヴァーツ・グレアムは、肺がんと喫煙との間に関係があるという説をばかげた考えだと思っていた。自分が正しいことを証明しようと、彼は受け持ちの肺がん患者六八四人を対象に調査したところ、自分の考えとは逆の結果が出た。一九五〇年に発表されたこの革新的な研究は、がんと喫煙との間には確たる因果関係があることを示し、喫煙にはがんを誘発する効果があることを初めて実証した。ところが、その後もタバコの売り上げは伸び続けた。グレアムは長年タバコを吸い続けており、自分が身体に有害なことをしていたと気づいたときにはすでに手遅れだった。彼自身も肺がんに罹り、一九五七年に亡くなった。死の床にあったグレアムの元へ、かつての患者ジェイムズ・ギルモアが見舞いに訪れた。肺が片方しかなく、胸は変形していたが、ギルモアは元気そのものだった。同年、タバコメーカーのフィリップモリスは年商二〇〇億ドルを売り上げた。

喫煙

喫煙ほど不健康なものはないが、愛煙家はその事実を受け入れたがらない。「道路を横断するだけでも交通事故に遭うことがあるじゃないですか」は、彼らが医師に対してもっともよく口にする言い訳だ。たとえそうだとしても、二〇一五年、ヨーロッパでは二万八〇〇〇人が交通事故で亡くなったが、同年にタバコが原因で亡くなった人は七〇万人だったのだから、到底比較にならない。世界の人口の約四分の一がタバコを吸っている。そのうちの半数はこの習慣で亡くなり、その半数は定年まで生きられない。「わたしの祖父は長年タバコを吸っていますが、肺がんに罹ってません」は、二番目によく聞く言い訳だ。本当のことかもしれないが、喫煙は肺がん以外にもさまざまな健康上の問題を引き起こす。祖父は死ぬまでタバコを吸い続けた挙げ句に、脳卒中、心臓発作、肺気腫、膵臓がん、大動脈瘤、あるいは脚の壊疽——どれも喫煙が原因でおきる病だ——で亡くなる可能性があるのだ。性的不能、顔のしわ、歯周病、胃潰瘍で死ぬことはないが、どれも喫煙に起因する問題だ。子どもが慢性中耳炎を発症するケースのほとんどは、両親がタバコを吸っている。妊娠中にタバコを吸うと、子どもの発達に悪影響を及ぼす。そのうえ、手術後の合併症に関して喫煙はもっとも大きいリスクファクターで、さまざまな合併症を引き起こす可能性があるのだ。そんなわけで、仮にあなたが手術を受ける予定で、リスクが怖いのであれば、そのストレスを緩和させるためにタバコに火をつけてはいけない。タバコをやめよう。

第一二章 宇宙飛行士アラン・シェパード

究極のプラセボ治療

——瀉血《しゃけつ》

中世の頃には、自分の葬儀に少しでも華を添えたいと思った人は、修道士の一団を雇って葬儀で『旧約聖書』の「詩編」第一一六編を歌ってもらったという。特に最後の一文は、最後の別れをさらに盛り上げた。「この世でわたしは主を喜ばせよう」。決して安くはなかったが、参列者の記憶に残る葬儀となったに違いない。言うまでもなく、歌い手たちは故人と何の関係もない人たちだ。彼らの嘆き悲しむ声は、すべて演技だった。結局のところ彼らは偽の参列者、営利目的の聖職者で、彼らがもっとも大げさに歌った言葉で軽蔑的に呼ばれた——プラセボ。「喜ばせる」という意味のラテン語だ。

プラセボ(偽薬)は、健康上の問題を治すほどの薬効はないが、薬効があるかのように見せかけることで、有益な効果を生み出すことができる。よく知られている例にホメオパシーがある。ホメオパシーでは、病気に対して有効性のない成分を調合した薬を処方する。プラセボはいつも薬や錠剤とは限らない。善意の鍼治療や整骨療法も治療の形を取っているが、実際は治療ではない。そんなわけで、プラセボそのものには有益な効果はないが、あるはずだと信じることで効果が生まれる。その効果をもたらす仕組みは純粋に心理的なもので、期待、注目されること、思いやり、提案などの要素から成る。プラセボが治療に役立つと考えられていた時期もあったが、やがてそれは間違いで、実用的な効果はごく限られていることが判明した。プラセボ療法の効果は有益な場合もあったが、大抵の場合は役に立たなかった。たとえばホメオパシーの場合、医師と患者との関係は長引きがちだ。その関係は病気が治って終わるどころか、患者は効き目のない薬を繰り返し処方されるため、症状が長引いてしまう。ホメオパシーの最大の欠陥は、患者が徐々に慢性疾患患者として扱われるようになり、ごく普通の健康的な生活に戻るのが難しくなることだ。

プラセボ効果は、新しい概念ではない。オランダの都市スヘルトーヘンボスにある聖ヨハネ大聖堂の聖母礼拝堂の壁には、銀やロウでできた小さな脚や腕の奉納物が飾られている。病気が治ったことを感謝する患者たちから何世紀にも渡って贈られてきたものだ。フランスのルルドには、羊飼いの少女が聖母マリアを目撃したとされる洞窟があるが、その入り口には脚を患ったものの再び歩けるようになった人たちによって捧げられた杖が何本も飾られている。

プラセボ効果にはいくつかのルールがある。第一に、患者は効くと信じていなければならない。つまり治療法が偽物だと知っていてはいけない（または、知りたくない）ということだ。治療をする側も効くはずだと信じていると、効果はさらにアップする。さらに、ある程度ものものしさと儀式張ったことがあればさらに効果的だ。つまり、外科手術は強力なプラセボ効果を発揮する可能性があるということだ。結局のところ、患者も外科医も手術が成功すると信じているからこそ、合併症に罹るリスクを冒してまで手術を断行するのだから。言うまでもなく、手術は錠剤や飲み薬よりもはるかに大掛かりだ。

プラセボ効果は、健康状態が悪いことでかなりの満足感を得ている人に対しては効き目が弱まる。たとえば、その問題のおかげで人々から同情されて、注目されることに喜びを感じている人だ。その反対に、治療が成功するとかなりの恩恵が得られる人には、プラセボ効果が強まることがある。

一九六九年、アラン・B・シェパードが手術に同意したとき、彼以上に病気が治ることで得られるメリットが大きい人はいなかったのではないだろうか。シェパードは究極の冒険を担おうとしていたところに、ある病気に罹り、一生に一度のチャンスを逸するところだったのだ。

シェパードが宇宙飛行に成功した初のアメリカ人の一人となったのは、三七歳のときだった。飛行時間はわずか一五分だったし、彼の乗った宇宙船マーキュリー号がおこなったのは弾道飛行だったが、シェパードは少なくともアメリカで一時的に英雄としてもてはやされた。実のところ、そのミッションは少々遅すぎた——ほんの二三日前に、ロシアのユーリ・ガガーリンが人類初の宇宙飛行に成功し、一時間以上の地球周回飛行に成功したばかりだったからだ。だがシェパードの飛行はもっと大きな冒険が始まることを予兆するものだった――月旅行だ。

マーキュリー計画のあとには、ジェミニ計画とアポロ計画が続いた。マーキュリー号に搭乗した七人の宇宙飛行士のうち、六人が月面着陸へと続く一連のミッションのなかで、何らかの役割を担った。ジョン・グレンはアメリカ人で初めて地球周回飛行をおこない、スコット・カーペンターは二番目となった。ゴードン・クーパーは宇宙で一晩を過ごした最初のアメリカ人となり、ガス・グリソムは月探査計画の訓練中に亡くなった最初の宇宙飛行士となり、ウォルター・シラーはアポロ宇宙船で有人飛行をおこなった最初の宇宙飛行士、ディーク・スレイトンは七人のうちで最後に宇宙飛行をおこなった人物となった。

アラン・シェパードだけが足踏み状態にあった。メニエール病の一種、正確には突発性の前庭《ぜんてい》機能障害を患っていたため、医学的な理由による不適格とされたからだ。「突発性」とは原因がはっきりしない病気という意味で、「前庭」とは内耳にある平衡感覚をつかさどるシステムのことだ。この病は、発作的なめまいや耳鳴りを引き起こす。シェパードは、突然左耳から耳鳴りがしたかと思うと、周囲がぐるぐると回転しているかのように感じたという。次に、船酔いにも似た吐き気をもよおし、ときに嘔吐したこともあった。彼は治療のためにダイアモックスと呼ばれる薬を服用した。内耳の前庭から三半規管に内リンパ液がたまり、その圧力のせいでめまいが起きたのではないかと推測されたからだ。ダイアモックスは利尿剤で、水分の排出を促す働きがある。この薬で内耳に溜まった過剰な液体を減らせると思われたが、残念ながら、シェパードの場合は効果が見られなかった。何百時間もジェット機に乗るテストパイロットにとって、予期せぬめまいや嘔吐、平衡感覚の喪失は致命的と言えるだろう。ましてや乗るのは宇宙ロケットなのだ。

シェパードは地上勤務を命じられ、NASAでデスクワークを任されたが、間もなく局内でもっとも不機嫌な職員と噂されるまでになった。同僚たちが次々と宇宙へ旅立つなかで、シェパードは、彼をこの窮地から救ってくれるかもしれない実験的な新しい手術があると耳にした。外科医は、その手術なら治るはずだと自信を持っていた。

一九六九年にニール・アームストロングが月に向けて旅立つ数か月前、シェパードはロサンゼルスで、ウィリアム・ハウスという耳鼻咽喉科医の手術を受けた。ハウスは、側頭骨の錐体部から内耳までシリコン製の細い管を挿入して、過剰にたまった内リンパ液を排出した。「内リンパ嚢開放術」と呼ばれる処置だ。理論的には、これで前庭系への圧力を下げられる。ここではあまり関係がないため、手術の詳細は省く。重要なのは手術後にシェパードが発作に悩まされなくなったことだ。

NASAで健康診断を受けたシェパードは、医師たちから宇宙飛行任務に就くことを許可された。一九六九年五月、シェパードは四五歳にして宇宙飛行士として復帰し、アポロ一三号のミッションに向けて訓練を開始した。だが、年齢的に月面飛行までに身体の準備が整わないことが判明したため、その次のミッションに臨むことになった。今にして思えば、彼にとってラッキーな決定だった。アポロ一三号は飛行中にトラブルに見舞われたからだ（あの歴史的なセリフ「ヒューストン、問題が発生した」は、シェパードの代わりに搭乗した宇宙飛行士の声だった）。だが一九七一年一月三一日、ついにアラン・B・シェパードが月面飛行へと旅立つ日がやって来た。アポロ一四号の船長として、彼はもっとも困難なミッションを遂行することとなった——月着陸船「アンタレス」を月上のフラ・マウロ高地に無事に着陸させることだ。一九七一年二月五日、彼は見事にミッションを成功させ、アポロ計画のミッションのなかで、もっとも正確な月面着陸だったことがのちに判明した。

宇宙飛行士は月着陸船を立ったまま操縦しなければならなかった。月は重力が弱いため、自分たちのバランス感覚で月着陸船の動きを感じ取れるようにするためだ。一〇年以上のちに、内リンパ嚢開放術には効果がなく、プラセボでしかないことが判明した。にもかかわらず、シェパードがこのミッションを完璧にこなしたのは、驚異と言わざるを得ない。

内リンパ嚢開放術には効果がないことは、次の実験から実証された——メニエール病の患者を何人か集めて、手術をすることにしたのだ。被験者には、まずくじを引いてもらった。内リンパ嚢開放術では、側頭骨の一部で耳の後ろに突き出ている乳様突起という、堅い塊のような感触の骨を除去することが重要だ。これを除去すれば、内耳にある細い空洞にアクセスできるからだ。実験では、被験者の半数には完全な内リンパ嚢開放術をおこなったが、残りの半数は乳様突起を切除しただけで終わった——切除するだけでは症状に何の影響も与えないだろう。誰がどちらの手術を受けたかは、目で見ようが、手で触ろうが、外見からはわからなかった。患者も手術した外科医も、誰がどの手術を受けたかわからないまま、三年かけて検査がおこなわれた。この方法を二重盲検試験、正式には、無作為化プラセボ対照二重盲検試験という。実験の結果、本物か偽物かどちらの手術を受けたかとは関係なく、被験者の三分の二以上が症状に改善が見られたことがわかった。

プラセボ効果が手術の成功にどれだけ貢献しているのかは、一概には言えない。わたしたちが考えている以上に重要かもしれない。幸いにも、二重盲検試験のおかげで、アラン・B・シェパードが受けたような手術——純粋にプラセボ効果に頼った手術——は、徐々におこなわれなくなってきている。だが、歴史のなかで手術の結果は体系的に記録されてこなかったし、科学論文に掲載される手術の結果も、大勢の患者を平均した結果ではなく、成功した個別の症例を取り上げて説明したものが多い。外科医は、手術した結果がうまく行くと次も同じ手術をやったが、同じ手術を受けたすべての患者の結果を注意深く研究することはなかった。瀉血という純粋なプラセボ療法が、何世紀にもわたってもっとも一般的な外科手術としておこなわれてきたのはそのためだ。

瀉血はほぼあらゆる症状の万能療法として用いられた——創傷感染症や発熱はおろか、まさかと思うだろうが、出血多量の治療にも用いられた。瀉血をしたにもかかわらず、というか瀉血のせいで大勢の患者が亡くなったとはいえ、瀉血にも何かしらのメリットがあったに違いない。でなければ、もっと早くに見切りをつけられていただろうから。といっても、瀉血が医学的に有益だと示すエビデンスは一つもないことから、そのメリットは純粋なプラセボ効果に過ぎなかったようだ。言い換えると、仮にアラン・B・シェパードと彼の担当医が瀉血の効力を信じていたのであれば、内耳に複雑な手術をしなくても、瀉血するだけでシェパードはやすやすと月へ旅立っただろう。

通常、瀉血をするのは外科医や理髪師、つまりナイフを扱う男たちだった。この伝統の起源は、何千年も前の悪魔払いの儀式に由来しているに違いない。この儀式では、祈禱師が患者を切りつけて、悪霊（つまり病気）を追い出すのが常だった。古代ギリシアでは献酒といって、赤ワインを大地に注いで、生贄を捧げる習慣があった。このように、瀉血は犠牲を払うことと同等だったのだ。さらに患者が大量失血で失神することがあったが、端から見ると彼らはまるで催眠状態か、神に身を委ねているかのように思えた。悪霊に対する迷信は瀉血をするための重要な理由であり続けたが、中世から数百年もの間、外科医はもっと合理的な説明を好むようになった。つまり悪霊ではなく、病気や感染症で汚染された血を身体から取り除くために瀉血をする、と説明したのだ。そして患者の上腕に止血帯を巻いて、肘を切開して血液をしたたらせるといった方法が採られた（ここから「悪血《おけつ》」という言葉が生まれた）。

瀉血には、放血刀《フリーム》と呼ばれる特別な刃物が用いられる。フリームは深く切りすぎないよう設計されている。外科医が好んで切開するのは肘の内側だが、それは皮膚のすぐ下に静脈があるからだ。運の悪いことに、静脈のすぐ下には腕の主要な動脈があるため、外科医がわずかでも切りすぎると、瀉血のはずが血の海になってしまうこともあった。この静脈と動脈の間には、腱膜(平らな腱、または筋膜)が通っているが、これのおかげで動脈を切らずに済むこともあるため、「ありがたき筋膜」と呼ばれている。

健康な身体は、一日に一度の瀉血セッション程度なら、新しい血を補充できるものの、それが一週間続くと体内に蓄積されている鉄分がほぼ枯渇してしまうだろう。医療の歴史のなかでも、瀉血の流行を考えると苦々しい気持ちになる。もちろん、昔の医師や祈禱師が知識や理解が足りなかったせいで、病気やけがを治せなかったのは仕方がないが、より良い方法を知らないからといって、わざと致命傷を負わせるのは馬鹿げている。瀉血は一九世紀末まで続き、その後は徐々に廃れていった。さまざまな病気が特定されて、それぞれに効果的な治療法が見つかったために、医師も外科医も瀉血のメリットを信じなくなり、プラセボ効果も弱まっていったからだろう。

ところが、瀉血が淘汰されたあとに、現在からすればプラセボ療法としか思えない手術が次々と生み出された。一九世紀、高齢となったフランスの生理学者シャルル゠エドゥアール・ブラウン・セカールが、モルモットの精巣から抽出したものを調合した薬を自分の身体に注射し、この薬には若返りの効果があると発表したのだ。彼はこうした実験を通して内分泌学、すなわちホルモンを扱う医学の一分野の基礎を築いた。外科医たちは若返りのためと称して、動物の精巣の断片を患者に植え込んだが、その結果驚くほどの効果が見られたという。だが、こうした近代の手術は多かれ少なかれ、プラセボ効果頼みのものばかりだ。たとえば睡眠障害を緩和するために口蓋垂《こうがいすい》を切除したり、むずむず脚症候群の患者の静脈瘤を摘出したり、慢性的な腰痛を軽減するためにヘルニア手術をしたり。胸痛の患者には手術で逆流防止器具を設置し、慢性疼痛患者には脊椎に電極を埋め込み、性的不能を治すためにペニスの血管を手術し、股関節に痛みがあるアスリートには鼠径ヘルニアの腹腔鏡手術を行い、パーキンソン病患者は脳を手術し、肘関節の炎症(テニス肘)は手術で治す、といった具合だ。

原因不明の慢性的な症状を緩和するために手術したところ、症状が改善した場合は、問題が解決したからというよりも、プラセボ効果のおかげである場合が多い。原因がはっきりしない症状を、医学用語で「e causa ignota」(e.c.i.)という。「原因不明」を意味するラテン語だ。さまざまな手術で治療がおこなわれた典型例に、慢性腹痛がある。原因不明のときですら手術がおこなわれた。まさかと思われるかもしれないが、こうした新しい術式ほど効果が上がる。一時的な流行と同じで、新しい術式はぽつりぽつりと現れる傾向がある。新しいものは古いものよりもすぐれているように思えるし、イノベーションというと有望な気がするものだ。たとえば一九六〇年代と七〇年代には、原因不明の慢性腹痛を治すために、健康な虫垂を切除する手術が流行った。一九八〇年代と九〇年代には、このような不可解な不定愁訴は腹腔内の癒着を絶てば緩和されると信じられた。まったく同じ症状に対して、今日では腹壁の前皮神経を切断する手術が流行っていて、もう誰も癒着を断ち切ったり、健康的な虫垂を切除したりはしない。

外科医は、自分が治療した患者に良い結果が見られると、ほぼ自分の治療のおかげだと考えがちだ。彼らはこう言うだろう。「患者が調子が悪いといってわたしの診察を受けに来たんだよ。それで、確実に効きそうな治療を施した。患者は、症状が治まったと満足して帰っていった。わたしの治療が功を奏したんだ。もちろん、予想どおりだがね」。このような考え方や自分のやり方を過信した働き方を「自己奉仕バイアス」と呼ぶ。外科医は、手術を終えるたびに、患者の症状が緩和されたのは手術のおかげなのか、それとも手術とは無関係なのかを自問した方がいいだろう。症状が勝手に消えたのではないか？　症状がぶり返したものの、患者が診察に来ないだけではないか？　治療の真価をはかる唯一の方法は、患者と外科医という一対一の関係から距離を置くことだ。

手術の真価を決めるのは、同じ症状のために同じ手術を受けた大勢の患者を客観的に評価してからでなければならない。さらに、できれば複数の病院のさまざまな医師がおこなった手術を検証するのが望ましい。現代の外科医学では、そうした結果に基づいて、手術の真価が国内および国際的なガイドラインに反映される。新たな患者の結果から新しい洞察が得られるため、ガイドラインは定期的に見直さなければならない。

プラセボ療法だと判明した手術があれば、たとえ多くの患者がその手術で恩恵を受けているとしても、その手術を続ける価値はない。そのような手術は不必要に値段が高く、過度な期待を生むからだ。さらに、多くの場合はまったく効果がないか、一時的な効果に終わるか、たとえ効果があるように見えても症状が勝手に治まった可能性が高かったりする。多くの慢性的な症状は現れたり消えたりするが、その周期は必ずしも説明がつくとは限らない。言うまでもなく、効かない治療法で患者を欺くのは良いことではない。プラセボを含め、あらゆる手術には合併症が起きるリスクがあり、たまたま流行っている偽手術をやるなんてもっての外だ。

だが、たとえ手術がプラセボだと発覚しても、廃れるまでに時間がかかる場合がある。たとえば、変形性膝関節症（膝の変形性関節症）に悩む患者が受ける関節鏡視下手術（キーホール手術）だ。この手術は二〇〇二年にプラセボ手術だと判明した。この手術は患者に好評だったために人気となったが、実際には膝の処置はごくわずかで、調べて、洗浄して、ちょっとクリーニングして終わりだ。

この手術の有効性を試そうと、アメリカのヒューストンに住む整形外科医、ブルース・モーズリーが、大勢の患者を対象に偽の関節鏡視下手術をおこなった。モーズリーは皮膚の三か所にメスを入れたあと、患者から丸見えの状態で、できるだけ本物の手術に見えるようさまざまな器具を使ったり、洗浄液を床にこぼしたりした。結果は驚くべきものだった。手術の振りをしただけなのに、痛みや膝の機能への効果が、本物の手術——すり減った膝関節を関節鏡下で洗浄し、軟骨からすり減った箇所や断裂した箇所をせっせと削り落とし、傷ついた半月板をなめらかにする作業――をやったのと変わらなかったのだ。にもかかわらず、膝のキーホール手術は今ももっとも一般的な整形外科手術として世界中でおこなわれている。今となってはすり減った膝関節を診てもらうために足を引きずって整形外科へ行くことは、ルルドの水を飲んだり、スヘルトーヘンボスの聖母像の前でろうそくに火を灯したり、理髪師に瀉血をしてもらうのと、大差はない。効果があると信じるだけでいいのだから。

一二人の男たちが月面に立った――ニール・アームストロング、バズ・オルドリン、ピート・コンラッド、アラン・ビーン、アラン・B・シェパード、エドガー・ミッチェル、デイヴィッド・スコット、ジェームズ・アーウィン、ジョン・ヤング、チャールズ・デューク、ハリソン・シュミット、ユージン・サーナン。彼らのなかで、シェパードは最年長だった。内リンパ嚢開放術を受けたシェパードが、宇宙滞在中にメニエール病の発作に襲われたらどうなっていたか想像してみてほしい。ヘルメットを被ったまま嘔吐したら、窒息死する可能性があった。アポロ一三号の事故のあとにそんな事態になったら、月面着陸というミッションも終止符を打たれていただろう。地球に帰還後に、彼がメニエール病を再発したかどうかはわからない。シェパードは一九九八年に白血病で亡くなった。

身体のなかの位置と方向

医師間でうまくコミュニケーションを取るには、身体のなかの位置や方向を解剖学的に正確に示さなければならない。この目的のために、医師らはラテン語やギリシア語の単語を駆使する。だが、これらは門外漢にはよくわからない外科学の専門用語となっている。「anterior（前方）」と「ventral（venter（腹部）方向）」は共に人体の前方を示し、「posterior（後方）」と「dorsal（dorsum（背）方向）」は人体の後方を示す。「cranial」は「cranium（頭蓋骨）」の形容詞で「上へ」を意味し、「caudal」は「cauda（尾）」の形容詞で「下へ」を意味する。「lateral」は横を、「medial」は中間を意味する。したがって目の位置は、鼻のlateral（横）で、両耳のmedial（中間）で、口のcranial（上）ということだ。これらを組み合わせて、「anteromedial」や「postero-caudal」といった単語を作ることもできる。「proximal（近位）」と「distal（遠位）」は、それぞれ身体の中心に近いことと、遠いことを意味する。そんなわけで肘は肩からはdistalだが、手首にはproximalな位置にある。「superior」と「supra-」は「上に」を、「inferior」、「sub-」および「infra-」は「下に」を意味する。「Intra-」は「中」、「inter-」は「何かと何かの間」、「para-」は「準」、「juxta-」は「近くに」、「endo-」は「内部」、「exo-」と「extra-」は「外」、「retro-」は「後方」、「per-」と「trans-」は「〜を通して、経由して」、「peri-」は「周囲」を意味する。「central（中心）」と「peripheral（末梢）」はおなじみの言葉だし、「median」は「中央」を意味する。「volar」と「palmar」はどちらも手のひら、つまり親指を外側に向けた状態を表す。「plantar」は足の裏。手の親指側を「radial（橈側《とうそく》）」、小指側を「ulnar（尺骨《しゃっこつ》）」、手の甲は、足の甲と同じで「dorsal（背面）」という。矢状面《しじょうめん》とは、身体の正中に対して左右に分割する面のことだ。前額面《ぜんがくめん》は身体を前と後ろに分割する面、横断面は身体の長さを上半身と下半身に分割する面のこと。医学、外科学、解剖学では、身体の左右は常に患者の視点から見た左右と一致させる(あるいは、患者を前からか後ろからか、どちらから見ての左右かを指定しなければならない)。

第二二章 英国キャロライン王妃

でべそを隠した王妃の壮絶な最期
――臍ヘルニア

古代ギリシアの哲学者たちは、世のなかの仕組みについてずばりと言い当てた。太古の昔に彼らは科学の全体像を一つのシンプルな原理に要約した――確実なものは何もない。万物は常に変化し続ける、と。紀元前六世紀、ヘラクレイトスはこの概念を「万物は流転する」と簡潔に言い表した。川を二回見てみてほしい。二回目に見る川は一回目と同じ川だが、流れている水が違う。

生き物も、形を変えることなく常に変化し続ける川と同じだ。医師ほどそのことを熟知している者はいない。説明のつかない症状がある患者にとって、最良の治療法は待つことだ。ほとんどの病気は自然に治るため、医師が患者に「数日後にまた来て下さい」と言って時節を待とうとするのには、それなりの理由があるのだ。診断を下すときは、症状がどの方向へ「流れる」のかを確認するまで待つのが一番だ。言うまでもなく、秘訣はいつ待つのをやめて患者の治療を始めるか、タイミングを見きわめることだ。

待つことは、診断を下すうえでも、患者の健康状態を回復させるうえでも、有益な手段だ。患者を治療するとき、外科医は三つのアプローチを検討するが、どのアプローチにも「待つ」という要素が含まれている――保存療法（外科的な介入をおこなわない治療法）、待機療法（治療せずに観察しながら待つこと）、侵襲的治療（何かが起きてから外科的に介入すること）だ。あえて待つ方が賢明な選択肢である場合が多いものの、苦しそうな患者や、心配そうな家族、もっと良い方法を提案したがる同僚に、何もしないで待つ理由を納得してもらうのは難しい。結局のところ、多くの人は外科医が何かをしてくれるものと期待する。だが、熟考したうえで待とうと決断することは、行動するのと同じぐらい勇気がいるし、良い医者か悪い医者かは、手術に踏み切った速さではなく、結果で判断すべきだろう。そんなわけで良い医師は、どの病気または障害がどんな経過を辿るかを知っていて、長く待ち過ぎることも、早く介入し過ぎることもない。

傷感染は発症するまでに数日かかる――つまりこの間に膿が出なければ、その後も出ないだろう。がんは発症するまでに数か月かかり、この間に腫瘍が見つからなければ、そもそも腫瘍などなかったということだ。腸管の吻合部（腸のうちの二か所を外科手術でつなげたところ）は、吻合してから一〇日間は内容物が漏れ出す可能性があるが、この間に漏れなければ、その後も大丈夫だろう。脚の動脈閉塞は六時間が勝負だ。この間に脚が壊死しなければ、脚は生き延びるだろう。小腸閉塞（小腸が塞がること）は数日間は破裂しないため、しばらく放置しても安全だが、大腸閉塞（大腸が詰まること）の場合は、うからうか寝ていられない。ただし、腸のどの部位であれ、絞扼《こうやく》［組織や血管がしめつけられること］を伴う腸閉塞が起きたら、数時間で命に関わる状態になる。血流が絶たれて、腸壁が壊死するからだ。

一八世紀の外科医ジョン・ランビーは、ジョージ二世の妻キャロライン王妃を診察したが、なかなか治療を始めなかった。やがて、王妃の病が好転する気配がないことに気づいて、やはり行動を起こさなければと確信したが、行動の結果、患者は命を落とした。といっても一八世紀当時は、ランビーであれ他の誰であれ、王妃の何が問題なのかわからなかったため、誰もランビーを責めなかった。それどころか彼が王妃のへそにメスを入れたことが評価されて、ナイトの称号まで授与された。行動するのが遅くなろうが何もやらないよりはましだと、思われたのだろう。

ランビーはキャロライン王妃から「のろま」と呼ばれていた。ジョン・ランビーはロンドンにある理髪外科医団体のメンバーだったが、それとは別の外科医団体が一七四五年に設立されると、その団体の初代会長になった。本物の外科医から成る最初の団体で、のちにかの有名な王立外科医師会へと成長した。ランビーは粗野でまぬけな男だった。上流階級のエリートたちからの評判は高かったが、外科医としてはわずかな功績しか残さなかった。

キャロライン王妃こと、カロリーネ・フォン・ブランデンブルク＝アンスバッハは、高貴な家の出身だ。彼女が結婚したゲオルク・アウグストは、ハノーヴァー選帝侯でのちにグレート・ブリテン王ジョージ一世となるゲオルク・ルートヴィヒの長男だった。一七一四年にアン女王が亡くなると、イギリス王室のなかでも遠く離れたハノーヴァー家がプロテスタントの子孫を持つ唯一の家系となった。そんなわけで、ジョージ一世はグレート・ブリテン王国の国王に即位するために、息子とその妻キャロラインと共に船でイギリスへ渡った。イギリスに到着したドイツ人一家は、突如おしゃれな時代のイギリスの中心地に足を踏み入れたことに気づいた。宮廷の男性たちはペリウィッグ［一七～一八世紀に宮廷で流行した男性用の白髪・巻き毛のかつら］を被っていた。彼らがグレート・ブリテン王国を統治した時代は「ジョージ王朝時代」と呼ばれるようになった。

王族たちはお互いに話すときはフランス語を使ったが、公の場ではドイツ語なまりが強くて聞き取りにくい英語で話した。ジョージ一世もその息子も粗野で、おもしろみがなくて不機嫌で、痔に悩まされていた。一方で、プリンセスは彼らとは正反対だった。おもしろくて、チャーミングで、機知に富んだ美しいキャロラインとその侍女たちは魅力的でスタイルが良く、人々の羨望の的だった。当時流行っていたのが、マンチュア・ドレスと呼ばれるグロテスクなドレスで、くじらのひげでできた補強材で両方の腰から裾までドレスを大きく膨らませていたが、あまりに幅が広かったために、女性たちは横向きにドアを通らなければならなかった。このドレスを着たあと、頭に高さのあるかつらを被り、首と顔に有害な鉛粉《えんぷん》を厚塗りして真っ白にし、片方の口角の上に美しく黒点をつけたら、準備完了だ。彼女たちはかつらやドレスと一緒に一人用のかごに詰め込まれ、二人の従僕にかつがれて舞踏会から舞踏会へとロンドン中を駆けずりまわった。ところが後年になるとキャロラインはもはやその一人用のかごにも、ドレスにも収まらなくなった。

ジョージ一世は、一七二七年の夏に亡くなった。ハノーヴァー行幸の途中で休憩した際にいちごを食べすぎて胃痛になり、オランダの町デルデンで一晩をトイレで過ごした。その後、ドイツのオスナブリュックへ向かう馬車のなかで、脳卒中で倒れたのだ。新たな王となったジョージ二世とその妻キャロライン王妃は、王座に就くまでに一三年待ったとも言える。かつてはあれほどの美貌を誇ったキャロラインは、この間に贅沢かつ怠惰に暮らしていたせいで絶望的なまでに太ってしまった。自画像には彼女の本当の体型は描かれておらず、豊満と評判だったその胸も、現実には巨大なレベルに達していたようだ。女王になる頃には、使用人の助けがなければ寝返りも打てないほどの巨体になっていた。夫のジョージ二世は、よりによって妻の女官を愛人にした。その事実がどんなに王妃を不幸にしようとも、王妃は王を愛していたし、王もまた王妃を愛していた。

キャロラインはその暴飲暴食ぶりも身体も恥ずかしいとは思っていなかったようだ。日曜日になると、庶民はチケットを買えば、食事中の国王夫妻の様子を見学できた。人々は恐ろしく肥え太った王妃が暴飲暴食する姿を見たのだろう。だが、王妃には夫しか知らない秘密があった。過度な体重と何度も出産したせいか、末娘のルイーズ王女を産んだあと、腹部の中央がぷっくりと膨らんでしまったのだ。彼女はその膨らみを巧みにドレスの下に隠した。その膨らみは臍ヘルニア、いわゆる「でべそ」

で、のちに「巨大サイズ」にまで成長することになる。どれぐらい大きかったのかはわからないが、肥満の人は臍ヘルニアも大きくなりがちだ。スイカぐらいの大きさになる人もいる。でべそが肥大化するあまりに、身体に収まりきらずに、伸びた袋のように膝まで垂れ下がるケースもある。

腹腔内にある腸か内臓が、腹壁の筋肉にあるへそから脱出する(脱漏する)と臍ヘルニアが起きる。赤ん坊が誕生すると、へその緒を切って、開口部はそのまま残される。通常、へその大きさは直径〇・五センチ未満と小さいため、腹部の圧力にも耐えられる。だが、腹部が長期にわたって膨らみ続けると——たとえば脂肪の多すぎか多胎妊娠など——臍部が弱くなって伸びることがある。その結果、腹腔内の内容物が少しずつ臍部へ押し出されて、臍部がだんだん大きくなる。

へその開口部が広がり続ければ、脱出した腸は臍ヘルニアのなかで締め付けられることなく、十分なスペースを確保する。臍ヘルニアは少々邪魔なだけで、痛みを覚えるのは咳やくしゃみをしたり、大笑いしたり、力んだりして腹部に圧力をかけた時だけだ。患者が仰向けに横たわると、重力によってヘルニアにかかる圧力が減少するため、腸は腹腔内の元の位置に戻り、患者が再び立ち上がるまで膨らみも収まる。この現象は「還納」と呼ばれている。臍ヘルニアは還納することはあっても、自然に消えてなくなることはない。遅かれ早かれ、腹部の組織がどんどんヘルニアのなかに押し入ってくるだろう。すると症状は悪化し、仰向けに横たわっても膨らみが収まらなくなる。そうなると、ヘルニアはもう還納できなくなる。腹部の内容物がさらにヘルニアへと押し出されて締め付けられると、突然、激痛や吐き気が起きる。さらに、へその開口部の圧力を下げなければ、ヘルニア内の組織が壊死する。ヘルニアは嵌頓《かんとん》——ラテン語incarcereで「閉じ込める」の意［腸の一部がヘルニア門にはさまって、元の状態に戻らなくなること］——してヘルニア内容が絞扼されてしまう。嵌頓ヘルニアの症状がどうなるかは、どの組織が絞扼されたかや、外科医がどう対処したか、特にどの時点で対処したかで決まる。

一七三七年の夏、キャロラインは激しい腹痛に二度襲われたが、どちらも自然に治まった。一一月九日水曜日の朝にも激痛に襲われ、その痛みは彼女が一一日後に亡くなるまで続いた。当時、王妃の寝室の内外で何が起きていたかは、内大臣で国王夫妻の友人でもあったジョン・ハーヴェイ卿の回顧録に詳しく描かれている。王妃の苦痛は深刻で、耐えられないほどの痛みと嘔吐を伴うものだった。にもかかわらず王妃はいつもと同じように客間に行きたがったようだ。その晩、彼女は何度も吐き気をもよおし、静かに横たわっていることもできず、ミント水と苦味チンキを飲んだものの嘔吐してしまった。宮廷医ジョン・ランビーが召集されたが、彼は過酷な処置をおこなった——キャロラインにウィスキーを飲ませて、すぐに三五〇ミリリットルほど瀉血したのだ。

翌日は、ランビーにとって忙しい一日となった。王妃にまだ回復のきざしが見られなかったため、まずは追加の瀉血をした。次に、キャロラインの娘キャロライン・エリザベスを処置することにした。母親の枕元で長時間泣きじゃくったために、鼻血が出てしまったからだ。ランビーは、この嘆き悲しむ若き女性をためらうことなく処置した。瀉血したのだ――念のため、瀉血は二回やった。その間に、いろいろな医者がさまざまな治療を試みて、王妃を苦しめた。誰も真の問題がわからないいま、王妃に発泡療法を施して脚に水疱を作ったり、霊薬を飲ませて腸を洗浄したりした。医師らは「胃の痛風」が原因だと結論づけた。一人の医師は、王妃は回復しないかもしれないと言って、王から平手打ちされた。

金曜日の朝にも瀉血をしたが、王妃の痛みは治まらず、何かを食べるか、飲むたびに吐いてしまった。土曜日になると、王はもはや知らない振りができなくなり、妻の秘密を打ち明けた。王妃の意に反して、王は彼女が一三年以上も隠し続けてきた臍ヘルニアのことをランビーに打ち明けた。発症して四日目にして、ようやく患者は診察を受けることができた。ランビーは王妃の腹部の膨らみを確認すると、すぐに二人の外科医を召集した。九〇歳近かった宮廷医のブジアーと、それよりもはるかに若かったロンドンの外科医ジョン・シプトンだ。三人の医師が王妃の治療にあたるなか、ジョージ二世は妻の財産を整理し始めた。ようやく事態が深刻だと認識できるようになったのだ。

ブジアーは思い切った手術を提案した。臍部からヘルニアまでメスを入れて、絞扼した腸を腹腔内に押し戻そうという案だ。この案から、この老齢の外科医が鋭い外科的センスを持っていたことがうかがえるが、彼は時代を先行していたようだ。ランビーが反対し、シプトンももう少し様子を見ようというランビーの提案に賛成したのだ。だが、日にちが経過するにつれて患者の苦痛も増していき、夕方になるとランビーが、切開してもいいが皮膚より深くまで切ってはいけない、などと不可解な妥協案を提示した。夕方六時頃、一八世紀の三人の専門家たちは、王妃のベッドサイドに立つと、ろうそくの灯りを頼りに手術をおこなった。おまけに王妃はいつもマットレスを五枚重ねて寝ていたというから、三人の外科医の腰には大きな負担がかかったに違いない。積み上げられたマットレスだけでなく、巨体の患者のうえから腰を曲げて手術しなければならなかったのだから。ランビーの上着は汗でびっしょりになった。解剖室で医学生たちが遺体を自由に扱うように、彼らは膨らんだ臍を切開して、目の前に露出した内容物を王妃の腹のなかに押し戻そうとした。王妃の人生においても、もっとも苦しい瞬間だっただろうが、医師たちの努力は無駄に終わった。結果はさらに惨めなものだった。国内でもっとも重要な女性が、絞扼性の臍ヘルニアを患うだけでなく、ぱっくり開いた大きな傷まで負うことになったのだから。

三人の外科医は、この恐ろしい状況が最終的にどうなるのかと心配したものの——さもありなん——王妃の病には希望が持てる徴候もあることを見落としていた。もしキャロライン王妃の腸が嵌頓していたのであれば、五日も生き延びられなかっただろう。腸壁が壊死してそこから死んだ細胞、消化液、腸の内容物といった有害物質が漏れ出し、ほんの数時間で血液に流れ込んでいただろうから。そして破滅的な連鎖反応が起きて、腹腔内の酸性度が上がって体内のすべての器官が即座に大打撃を被っていただろう。王妃は良くても二日しか生き延びられなかったと思われる。だが一一月一三日の日曜日、王妃はまだ生きていて、意識もあり、枕元にいた人々に反応することもできた。つまり、王妃の臍部に嵌頓していたのは腸ではなく、他の何かだったということだ。

特に肥満の人に顕著なのだが、腹腔内の小腸の前には、大網または大網膜と呼ばれる大きな腹膜が垂れ下がっている。通常は、腹壁と小腸の間にある薄い膜なのだが、かなりの肥満体の人は、その膜のなかに大量の脂肪細胞が蓄積されているのだ。つまり、王妃の臍ヘルニアに詰まっていたのは腸ではなく大網だった可能性が高い。腸と違って、絞扼されたのが大網だと、痛みはあるものの危険性は低くなる。壊死して腐敗した腸よりも、壊死した脂肪細胞の方が患者の容態もましになるからだ。

手術の翌日となる日曜日、医師たちは痛ましい傷の手当てをした。前夜のろうそくの灯りと違って日中の光の方がものがよく見えるため、彼らはすぐに臍ヘルニアの奥深くに壊死した脂肪組織があることに気づいた。当時は、傷口に壊疽があると、患者の死期が近いとみなされた。そのため、王妃の容態は前日から悪化しておらず、死期が迫っている徴候は他に見られなかったものの、三人の医師たちは王妃の余命はあと数時間で尽きると確信した。王妃との別れを告げるために、王が呼ばれた。ジョージ二世は悲嘆に暮れ、妻から再婚を勧められたときも、たとえ愛するおまえが死のうとも貞操を誓うと約束した。そしてむせび泣きながら、「再婚はしないが、愛人は作るかもしれない」という歴史に残る言葉を発し、キャロラインはため息をついて、「まったくもう、それじゃあたいして違わないでしょ！」と答えた。

外科医たちは仕事に戻った。壊死した組織を切除したとき、彼らはまたしても希望的な徴候を見落とした。傷口から大便が出てこなかったのだ。つまり、彼らが切除したのは腸ではなかったことを意味する。内大臣のハーヴェイ卿は、外科医たちが患者とその愛する家族の感情に無関心で、不謹慎な対応をするのを見て、だんだん腹がたってきたという。ほんの数時間前に、彼らは王妃の死期が迫っていると宣告したのに、宣言通りにはならず、三人は何事もなかったかのように振る舞っていたからだ。臍ヘルニアのなかで壊死した組織はすぐには王妃に影響せず、その後の数日間王妃はお見舞いにきた首相と大主教を迎え入れた。それでも、王妃は徐々に弱っていった。何かを食べても胃にとどめておくことができず、絶え間なく吐いていた。外科医は毎日王妃を手術し、手術創の手当をし、壊死した組織を切除し、ヘルニアに指を突っ込んだり、探針で測ったりしたが、言うまでもなくすべての処置は麻酔剤なしでおこなわれた。こうした処置をおこなっている最中に、老ブジアーは頭をろうそくに近づけすぎて、かつらに火がついたという。新聞は痛々しい詳細を連日書き立て、ハーヴェイの言葉を借りるならば、キャロラインの症例は「(宮殿の)門前で解剖がおこなわれているかのように」公に議論されたそうだ。

状況がいよいよ悪化したのは一一月一七日の木曜日だった。腸に穴が空いたのだろう。頻繁に嘔吐するようになり、突然、手術創から大量の大便が流れ出した。王妃の腹部から流れ出た排泄物はシーツをびしょ濡れにし、寝室の床にまで流れ落ちた。あまりの臭いに、窓という窓が開け放たれた。そんな状況にもかかわらず王妃はさらに二日間生き続け、一七三七年一一月二〇日の夜一〇時に、おそろしく不潔でみじめな状況で息を引き取った。五四歳だった。

王妃の症状を、現代の知識から説明するとどうなるか？　重要な手がかりは、王妃の症状が通常とは異なる経過を辿ったことにあった。王妃は最初から腸閉塞、すなわち小腸が詰まる症状に悩まされていた。それを、腸が臍ヘルニアに絞扼されたのだと診断されたのだろう。だが、腸に穴が空いたのは発症から八日後なので、腸が絞扼されていたわけではない。その場合は、数時間で重篤な状態に陥っていただろうから。おそらく腸閉塞が長期間にわたって続き、腸内の圧力が過度に上がって、小腸が風船のように破裂したのだろう。といっても破裂させたのは、王妃の腹部の奥深くを探っていた三人の医師だった可能性が高い。腸はすでに圧力が高まっていたため、連日のようにおこなわれた手術の際に穴が空いてしまったのだろう。王妃は頻繁に嘔吐していたそうなので、やはり腸が閉塞していたと考えられる。そんなわけで王妃の小腸は、おそらく大網とともにへその開口部に挟まっていたが、絞扼されてはいなかったのだろう。大網が腸に引っ張られていたのであれば、閉塞は腹部のさらに深いところから起きていたかもしれない。

いずれにせよ、外科医の処置が益よりも害の方が大きかった時代には、正しい治療法は手術をせずに脱出した内容を腹部に押し戻すことしかなかった。ランビーは様子を見るのではなく、呼ばれたその日から病人を診察すると主張すべきだったし、王妃の病状を見極めずに瀉血をするべきではなかった。隆起した部位を平手で三〇分以上やさしく圧力をかけて、その内容を一部でもいいから腹部に戻そうとするべきだった。ヘルニアのなかで壊死しかかった内容物は、王妃の命に影響することはないため、処置する必要はなかっただろう。閉塞された小腸の部位を開放してやるだけで良かったのだ。一度メスを入れてしまうと、すべての希望が絶たれてしまう。

一四年後の一七五一年一二月一九日、今度はデンマークで歴史は繰り返された。キャロラインの娘の一人ルイーズ王女は、デンマークの王と結婚して王妃となった。母と同様、彼女も太り気味だった。二七歳で妊娠中に、ルイーズも臍ヘルニアが嵌頓した。そしてまたしても外科医がルイーズを救おうと、無駄な努力をした。母親と同じぞっとする状況に陥ったあげくに、まだ若かった彼女の命と子どもの命が失われた。

キャリアの最初に大失敗をしたにもかかわらず、ジョン・ランビーは自分を高く評価していた。宮廷医のあと、英国軍の軍医として働いた彼は、一七四四年に出版した著書『銃創の治療法』のなかで、戦場で華々しく活躍した瞬間を描いた。彼がおこなった英雄的行為の一つとして、ウィリアム王子の治療にあたったエピソードが紹介されている。王子は国王ジョージ二世と故キャロライン王妃との間にできた三男で、「屠殺者《ブッチャー》」と呼ばれていた。オーストリア継承戦争中の一七四三年、デッティンゲンの戦いで彼は父と共にフランス軍を相手に戦った。イギリスの歴史において、国王が自ら戦場に赴いて軍を指揮した事例はこれが最後となった。ウィリアムはふくらはぎを銃で撃たれ、「にわとりの卵サイズ」の傷を負ったという。大量に出血している王子を助けようと、ランビーは急いで駆け寄るとナイフを引き抜いた。現代の分別のある外科医なら、兵士のズボンを切り裂いて傷を確かめ、裂いたズボンを圧力包帯代わりに脚に巻いて止血し、戦場の混乱からできるだけ早く患者を運び出しただろう。だが、ランビーがナイフを使ったのは他の目的のためだった。銃弾が耳元をかすめて飛び交う戦場のまっただ中で、彼は倒れている王子の腕を切って瀉血したのだ。そして脚の出血量ではまだ足りないと言わんばかりに、さらに五〇〇ミリリットル以上の血液を取り除いた。王子を野戦病院に運び込んだあと、ミルクに浸したパンで傷を手当して、念のためにさらに二度瀉血した。これほどの目に遭ったにもかかわらず若者は生き延び、外科医は名誉だと感じると共にほっと胸をなで下ろした。後年にも、ランビーはあのばかげた治療法をおこなったが、今度は功を奏しなかった。イギリスの首相ロバート・ウォルポールの膀胱結石を尿管から取り除こうと試みる一方で、瀉血をしたのだ。彼は今回も、すでに失血多量で死にかけている患者から、さらに血を抜く以外の方法を思いつかなかったのだ。

酸性

人間が生きていくためには、体内にある無数のシステムが協調して働く必要がある。代謝、呼吸、血液凝固、免疫力、消化、体液やホルモンの分泌、栄養素の吸収、有害物質の排出、血液循環、筋肉の働き、思考、細胞分裂、組織の成長、体内の水分量の管理、ミネラル分の供給、その他のさまざまな機能がどれも、互いに作用し合わなければ正常に働けない。そのため人間の身体は、すべてのシステムが最適に働けるよう一定の環境を作る。体温を三七℃に、酸性度（ｐＨ値）も理想的と言われる七・四（純水よりも酸性度がやや低い程度）に保たなければならない。代謝と呼吸によってエネルギーが燃焼されると、乳酸と二酸化炭素（CO_2）を始めとする酸性の老廃物が生成される。余分な酸は、腎臓の働きによって尿として排泄され、呼吸を通しても体外に排出される。死んだ組織や細菌も酸性の毒素を作り出す。重い感染症に罹った場合や、細胞が次々と死滅している場合、患者はより多くの二酸化炭素を排出しようとして、呼吸が速くなる。患者が消耗するあまり二酸化炭素を思うように排出できなくなると、血液中の酸性度が危険なレベルに達する。これを酸性症《アシドーシス》と呼ぶが、この状態になると身体中のシステムにただちに悪影響が及ぶ。体内のシステムが機能不全に陥ると、身体のｐＨ値がさらに低下して負の悪循環に陥り、最後には死に至る。

第二三章 イタリア戦争を生き延びた若き医師

自分の傷に指を突っ込み腹腔を学ぶ

——鼠径ヘルニア

医学、解剖学、外科医学には、人名由来の用語がたくさんある。最初に発明した人や何かを解明した人の名前にちなんで名づけられた器具、解剖学的構造、病状、病気、手術方法などがあるのだ。なかでも魅惑的なのはイタリア人の名前がついた用語だろう——フィノキエット開創器、ミンガッツィーニ試験、ドナーティ縫合(垂直マットレス縫合)、スコピナーロ術、モンテジア骨折、オッディ括約筋、モルガーニ孔ヘルニア、パッキオニ小体、スカルパ筋膜、ヴァルサルヴァ法、バッシーニ法など。人体の機能に対する理解が最初に深まったのはイタリア、正確にはパドヴァだった。一〇〇〇年にわたって医師たちは書物から得た古代の英知をやみくもにあてはめてきたが、一六世紀にこの地で、ブリュッセルから来たアンドリーズ・ファン・ウェイゼルがその伝統を壊したのだ。真実を自分の目で確かめようと、ウェイゼルは死体を解体し始めた。一五四三年に出版された『人体構造論』のなかで、ウェイゼル——アンドレアス・ヴェサリウスというラテン語名の方が有名だが——は人体の構造を説明しただけでなく、一〇〇〇年以上にもわたって参考にされてきた古代の書物に書かれた洞察がすべて誤りだったことも証明したのだった。

二〇〇〇年後に同じ都市の同じ大学で、ジョヴァンニ・バッティスタ・モルガーニがヴェサリウスと同じことをやった。だが、今回彼が焦点をあてたのは、病気を患う人の身体だった。モルガーニは、生きている患者の病気がどんな経過を辿るかを初めて記述した。さらに、患者が亡くなると、何が問題だったのかを調べるために遺体を解剖した。ヴェサリウスと同様に、彼が一七六一年に出版した著書『疾病の所在と原因について』も大好評を博した。医学が伝統ではなく、事実に基づいて発展できたのは、これら二人の偉業のおかげなのである。

しかしその後は、科学の発展の中心地は他国へと移った。イタリアは強力な外国勢力の影響下に置かれて内政干渉を受けると共に、イタリア半島は戦争に明け暮れるようになった［イタリア戦争のこと］。今日わたしたちが知るイタリアという国ができたのは一八七〇年で、それ以前は王国や共和国の集合体だった。南部はフランス帝国の一部で、中部はローマ教皇が支配する教皇領だった。北部はいくつもの小国に分割されて、その他の国々の影響下にあった。このようにバラバラだった小国が統一されたのは、盗賊でゲリラ戦術の活動家ジュゼッペ・ガリバルディのおかげでもある。ガリバルディは愛国者からなる小集団を率いて、フランス軍や教皇領とも戦った。フランスは、ドイツとの戦争で早急に兵士が必要だったため、すぐに撤退したが、教皇軍は一八六七年にローマでガリバルディ率いる反体制派の小集団を打ち負かしたこともあり、ようやくイタリアから撤退したのはその三年後だった。

一八六一年、教皇ピウス九世は世界中のカトリック教徒に向かって、教皇領のために戦ってほしいと呼びかけた。その呼びかけに応えた人たちは、教皇庁ズアーブ兵と呼ばれる部隊に配属された。そしてそのズアーブ兵の一人が、ガリバルディ率いる小隊の一兵士の右鼠径部を銃剣で突いた。運悪く銃剣で突かれた反体制運動の闘士はエドアルド・バッシーニという二一歳の男で、医学部を卒業して、歩兵として愛国主義者たちに加わったばかりだった。エドアルドの叔父はガリバルディと共に戦った国家的な英雄だった。勇敢なカイローリ兄弟の指揮の下で、エドアルドを含めた七〇人の部隊はローマのすぐ近くまで進んだ。地平線の向こうにサンピエトロ大聖堂のドームが見える。一八六七年一〇月二三日の午後、テベレ川から数キロ離れた丘の上、ヴィラ・グローリの果樹園で両軍が対峙した。三〇〇人の兵士を抱えるズアーブ兵の方が数的に有利だった。約一時間に及んだこの小さな戦い――のちに「ヴィラ・グローリの衝突」と名づけられた――によって、教皇領に対する軍事行動が一時的に中断することとなった。

ローマの近郊で秋の太陽に照らされながら、鼠径部に大きな刺創を負った若きエドアルド・バッシーニはアーモンドの木の下で倒れていた。医師だったこともあり、彼は指を使って傷の程度を調べたのではないだろうか。出血はひどくはないが、刺創は深くて腹筋を刺し貫いていた。彼には腹腔のさまざまな層がはっきり見えていて、手で触れることもできただろう。まさにその木の下で、のちに彼を有名にしたアイデアが生まれたのかもしれない。

バッシーニは捕虜として捕まり、パヴィアの大学病院へ運ばれ、敵軍の監視下で外科医のルイジ・ポルタ元教授の治療を受けた。右下腹部を負傷していて、そこから大便が漏れ始めた。バッシーニは命に関わる重い腹膜炎を発症したが、数日後には熱が下がり、傷口から漏れる排泄物の量も減った。銃剣は盲腸――大腸の始めの部分にある、小腸と接続する盲管――を刺し貫いていたようだ。刺された箇所がもう少し下だったら、脚の太い血管を切られて、アーモンドの木の下で失血死していただろう。もう少し上を刺されていたら、大腸が損傷して、腹膜炎で命を落としていただろう。彼はとても幸運だった――けがから完全に回復して、数か月後には解放されたのだから。

戦う意欲をなくしたバッシーニは、手術への興味を取り戻し、もっと学ぼうと旅に出た。当時の一流外科医たちに会いに行ったのだ――ウィーンのテオドール・ビルロート、ベルリンのベルンハルト・フォン・ランゲンバック、ロンドンのジョゼフ・リスターなど。やがて統一後のイタリアに戻ってきた彼は、モルガーニとヴェサリウスが活躍した街にあるパドヴァ大学の教授になった。そしてそこで一八八七年、彼は三〇〇〇年以上も人々を悩ませてきた問題に対する根本的な解決策を発表した――鼠径ヘルニアの治療法だ。

鼠径ヘルニアは、人間にとってもっとも一般的な病気と言える。紀元前一一五七年に亡くなった古代エジプト王ラムセス五世のミイラには、鼠径ヘルニアを患っていた跡がはっきり見て取れる。医学用語では「inguinal hernia」と呼び、文字どおり「鼠径部の裂け目」という意味だ。男性の二五％、女性の三％が、一生に一度鼠径ヘルニアを発症すると言われている。その原因は、人間には生まれながらにして左右の下部腹壁に脆弱な箇所があるからだ。

腹壁は三層の筋肉が重なり合ってできている。ベーコンを見れば、いくつかの異なる層が重なっていることが見て取れるだろう。内側から外側へ向かって腹横筋《ふくおうきん》、内腹斜筋《ないふくしゃきん》、外腹斜筋《がいふくしゃきん》の順に並んでいる。この三つの筋肉の層には、身体の両側に穴が一つずつ空いている。これら三つの層の穴が重なってできたトンネルを「鼠径管」と呼ぶ。

男性は女性よりもヘルニアになりやすい。というのも男性の場合、胎児の頃に睾丸が腹部から陰嚢へと伸びる際に鼠径管を通るからだ。その結果、高い腹圧に対する鼠径管の抵抗力が弱くなることがある。場合によっては、生まれたときから鼠径管がもろく、生まれて数年で鼠径ヘルニアを発症する子どももいる。鼠径管がそこそこ丈夫で何年も腹圧に耐えてきたものの、老齢になってから脱腸するケースもある。幼い子どもや高齢者に鼠径ヘルニアが多いのはそのためだ。

腸が脱出しやすい脆弱な部位は「ヘルニア門」と呼ばれる。鼠径部のヘルニア門は「裂け目」とも呼ばれるが、この表現は誤解を招きやすい。裂け目それ自体には問題はないからだ。鼠径ヘルニアが問題や合併症を引き起こすのは、破裂した腹壁から腹腔内の内容物が脱漏したときだけだ。飛び出した腸は腹膜で覆われていて、この腹膜を「ヘルニア嚢」と呼ぶ。ヘルニア門（鼠径管）からヘルニア嚢が突き出ると、鼠径部のしわのすぐ上がこぶのように膨らむため、外見でも手で触れてもそれとわかる。患者が仰向けに横たわると、ヘルニア嚢と腸が引っ込んでこぶが消える。臍ヘルニアと同様に、腸がヘルニア門に挟まって絞扼される場合がある。すると鼠径ヘルニアが嵌頓して元に戻らなくなり命に関わる事態になる。

バッシーニが登場する前、外科医が鼠径ヘルニアを治療するときは、ヘルニアの原因よりも結果に重点を置いた――つまり、ヘルニア門ではなく、突き出ているヘルニア嚢を治そうとしたのだ。古代のメソポタミア、エジプト、ギリシアの時代から、人々はすでにヘルニアバンドを使って鼠径ヘルニアを押し戻そうとしたし、ローマ時代から中世以降までは、鼠径ヘルニアは外科的な治療もおこなわれていた。まず、こぶのように膨らんだ箇所に皮膚の上から焼きごてをあてて治そうとした。とはいえこの非人道的な治療のメリットはわからない。おそらく一〇〇〇年ほど前にアラブの外科医アブルカシムが書いた本のなかに、この処置方法が書かれていたからやってみたのだろう。もう一つ、本物の外科手術もあった。西暦紀元が始まる前からすでにおこなわれていたようだ。こぶに直接メスを入れて、ヘルニア嚢の上部を持ってねじり、内容物を封じ込めて縫合する方法だ。一四世紀のフランス人外科医ギー・ド・ショリアックは、この処置をするときに金の糸を好んで使ったという。手術のあとに睾丸が壊死することもしばしばだった。鼠径ヘルニアが嵌頓していた場合は、ヘルニアの中身を簡単に押し戻せるよう、患者を上下逆さにしてこぶにメスを入れた。もっとも、嵌頓した腸がすでに絞扼されていた場合、通常、患者は生き延びられなかった。一九世紀からは、外科医は衛生面に気をつけて働き、患者に麻酔をかけるようになったため、手術は改善した。にもかかわらずバッシーニが新しい術式を発表するまで、医師たちはヘルニア門を治療することなく、ひたすらヘルニア嚢を取り除く処置をし続けた。そのため、症状が再発するリスクは常に高かった。

バッシーニは、ヘルニア嚢は問題の原因ではなく、結果だと気づいた。そして問題の原因である脆弱な部位にフォーカスし、鼠径管を構成する筋肉の層を何年も研究した。バッシーニ法の基本は、ヘルニア嚢を取り除いたあとに、腹壁を元の解剖学的構造に修復することだ。手術によって悪いところを治すだけでなく、正常な状態に修復するというアイデアは、外科手術において新しい発想だった。

とはいえ、元の状態へと再構築するには、元の状態を正確に知らなければならない。つまり、人間の身体が通常どんな形をしているのか(すなわち、腹壁の通常の構造)だけでなく、その構造が鼠径ヘルニアによってどう変化したかを知る必要があるのだ。バッシーニがパドヴァでこのアイデアに取り組んだことは、奇妙な偶然と言えるかもしれない。なにしろパドヴァはヴェサリウスが通常の解剖学の基礎を、モルガーニが通常ではない解剖学の基礎を築いた大学だったからだ。一八八九年、バッシーニは自身の方法を「鼠径ヘルニアを決定的に修復するための新しい手術方法」と表現した。

彼の画期的な発想は、通常の解剖学的構造から外れた部分をすべて切開し、それを再び縫合して腹壁を本来のあるべき形に再構築する、というものだった。アーモンドの木の下で倒れていたとき、バッシーニはさまざまな層から成る自身の腹壁を貫通した戦傷を手で触れただろうから、それを再構築することは言うほど簡単ではないと気づいていたに違いない。さらには、それぞれの層には全体的な強さを維持するための独自の役割があり、そのため鼠径ヘルニアの治療では、各層に合わせて修復しなければならないことも理解していただろう。

腹壁には七種類の層がある。バッシーニはこれらの層を区別し、これらが機能別に三つに分けられることに気づいた。そしてどの層にも腹壁のなかで独自の役割があって、鼠径ヘルニアを治療するときは、各層に対処しなければならないことにも。まず、皮膚、皮下組織、外腹斜筋から成る保護的な層がある。この層は腹圧に十分に耐えられないため、腹壁の強度に関わっていない。次に、その保護的な層の下に内腹斜筋、腹横筋、横筋筋膜（「第二の腹膜」）から成る筋肉の層がある。この筋肉層は、それ自体で腹圧に耐えているため、鼠径ヘルニアを解決するための鍵となった。そして最後に、その層の下にあるのが、腹膜で形成されているヘルニア嚢だ。最初の層と同様に、ヘルニア嚢は腹壁の強度に貢献していない。

鼠径ヘルニアになると、ヘルニア嚢が筋肉の層から突き出てこぶを形作るが、そのこぶは保護的な層だけに覆われている。バッシーニはまず、破裂した腹壁(保護的な層と筋肉の層)を切開して、筋肉の層を頑丈な絹糸で縫合した。イメージとしては、太った男がいるとしよう。男のシャツのボタンが外れて、腹が飛び出して肌着が丸見えになったため、シャツのボタンを留めて、肌着をズボンの中にたくし入れた、といったところだ。バッシーニの記録によると、彼は二六二人の患者を手術して、良好な結果が得られたという。

残念ながら、バッシーニの修復法は重度のヘルニアの治療には適さなかった。大抵の場合、鼠径ヘルニアによって重要な筋肉の層がもろくなり、再構築したくても使えない状態になっているからだ(言い換えるなら、肌着が小さすぎるということだ)。そのため、追加の補強材を使うことにした。金属製のワイヤー、ゴム、ナイロンなどあらゆる素材を試したが、身体が受け付けず、おまけにすぐに壊れた。解決策は宇宙飛行の分野で見つかった。宇宙飛行に使われる素材は、厳しい条件をクリアしなければならない。有人宇宙船が着陸するときに開くパラシュートは、かなりの圧力にも耐えられるポリエチレンでできていた。この素材は、二つのきわめて重要な製品に使われなかったら、歴史のなかに埋もれていただろう。

一九五七年にこの素材はフラフープに使われ、一九五八年には外科医のフランシス・アッシャーが、この素材を編んで作ったメッシュを使って鼠径ヘルニアを修復した。瘢痕組織が形成されてこの合成素材と周りの組織が融合し本来の強度を取り戻す。アッシャーは腹壁の奥深く、ヘルニア嚢と筋肉層との間にメッシュを縫い付けた――言うなれば、太った男がシャツのボタンを留めるのをあきらめて、代わりに丈夫な肌着を着るようなものだ。

こうしてバッシーニは外科手術に二つ目の目的を与えた。今や手術は、問題を解決するだけでなく、できる限り元の状況に復元しなければならなくなった。鼠径ヘルニアの治療法の次なるステップもまた、手術全体に影響を及ぼすことになった。その立役者となったのはアメリカ人外科医のアービング・リヒテンシュタインだ。ロサンゼルスのビバリー・ヒルズにあるサンセット大通りで、リヒテンシュタイン・ヘルニア・インスティテュートという個人病院を経営する開業医だ。リヒテンシュタインは、通常のバッシーニ法からやり方を少し変えて鼠径ヘルニアを治療した。彼の何がすごかったかというと、彼が患者に局所麻酔をかけて手術して縫合したあと、患者が自ら手術台から立ち上がって、そのまま帰宅できたことだ。まさに画期的なアイデアだった。一九六四年に彼が自身の治療手順を発表したとき、他の外科医たちはあ然とした。当時の患者は、鼠径ヘルニアを修復する手術を受けたあと数日、場合によっては一週間入院するのが常だったからだ。

リヒテンシュタインがやったことは、比喩的に言えば、バッシーニの発想と同じだった――問題を解決したら、できるだけ早く通常の状況を復元するということだ。バッシーニは腹壁を通常の状態に戻そうとし、リヒテンシュタインは患者の生活自体を元の状態に戻そうとした。つまり、病院のベッドに横になって回復するのを待つのではなく、帰宅して、通常の活動――歩く、食べる、飲む、シャワーを浴びる、働くなど――をすることだ。鼠径ヘルニアの手術が済んだあとに、ベッドに横になる必要がないことが証明されたのだ。

今では、多くの場合、手術のあとに歩きまわっても問題ないことや、歩きまわる方が合併症のリスクも減ることがわかっている。二〇〇四年、デンマーク人外科医ヘンリック・ケレットが腸の大手術を受けた患者にこの原理を応用したところ、またもや世界中の外科医たちがあ然とする事態になった。ケレットが取った術後の回復力強化策は、術後できるだけ早くベッドから起きて通常と同じように飲食し、鎮痛剤をきちんと服用し、そしてショートステイ(一～二日入院して帰宅すること)にとどめることだった。彼はこれを「最短コース手術」と名づけた。二〇〇四年まで、外科医は腸の手術を受けた患者に、おならをするまで一口も食べてはいけないと禁じたものだった。患者の腸をくまなく洗浄し、何も飲まなくてもいいよう点滴をし、トイレに起きなくてもいいよう尿道カテーテルを留置して、ベッドに横になっていてもらったのだ。患者は最低でも二週間入院し、たとえ奇妙な合併症――突然腸が機能しなくなる、肺に体液がたまる、床ずれする(圧迫潰瘍)、脚に血栓ができるなど――が起きても、誰も驚かなかった。だが二〇〇四年を境に腸を洗浄しなくなり、術後数時間が経ったら患者にサンドイッチを食べさせるようになった。患者が喉の渇きを感じ取れるよう点滴を最小限にとどめ、尿道カテーテルがなくてもトイレで用を足せるよう、できるだけ早くベッドから起き上がらせる。今や鼠径ヘルニアの修復術から股関節置換術まで、あらゆる手術に最短コースというコンセプトが用いられている。

こうして、鼠径ヘルニアの治療法は着実に進歩していった。だが、まだ最後のステップが残っていた。戦争中、バッシーニは銃剣で刺され、腹壁のすべての筋肉が傷つけられた。このような大きな刺し傷は治るまでにかなりの痛みを伴うが、若きバッシーニは、鼠径ヘルニアを手術するときも同じように筋肉層をすべて切除しなければならないことを知っていた。他にどんな方法で患部に達すればいいのか？ 言うまでもなく、このことは最初のバッシーニ法だけでなく、メッシュを使った他の治療法にとっても大きなデメリットとなった。銃剣で刺されたときと同じように、手術創が慢性的な痛みを引き起こすリスクが常にあったからだ。バッシーニ法から約一〇〇年後、ようやくこの問題が解決された。

結局のところ、重要なのは腹壁を構成する複数の層の間にある正しい位置にメッシュを縫い付けることだった——腹膜の上で筋肉層の下だ。腹部を大きく切開しようが、迂回ルートを取ろうが、結果は同じだ。腹腔鏡手術のおかげで、七枚の筋肉層すべてにメスを入れなくても、へそから腹腔鏡を挿入して患部にアクセスし、内側からメッシュを固定して腹壁を強化できるようになった。もっとも、キーホール手術は局所麻酔でおこなうことはできないが。といっても、最短コースという概念ができたおかげで、局所麻酔が使えないことはもはやデメリットではなくなった。全身麻酔で手術を受けたあとでも、患者はその日のうちに帰宅できるようになった。近年、鼠径ヘルニアの修復術はもっとも頻繁におこなわれる手術となった——なかでもベストなのは、メッシュを使った腹腔鏡手術と最短コースでの回復策だ。

【ヘルニア】

ヘルニアは、「裂け目」を意味するラテン語だ。裂け目というと、割れ目や亀裂をイメージするかもしれないが、これらは医学用語では「ヘルニア」ではなく「fissure」と言う。ヘルニアという言葉が使われるのは、割れ目や亀裂から何かが飛び出したときだけだ。ヘルニアという言葉は、二つの異なる状況で使われる。脊椎の椎間板に亀裂が生じて、そこから線維輪《せんいりん》の柔らかい核（髄核）が飛び出すことがある。この症状を椎間板ヘルニアと呼ぶ。この突出部が脊髄から伸びている神経根を圧迫すると、神経根から痛みが広がる放散痛を引き起こす。よって腰のヘルニアの場合は脚にまで痛みが広がり、首のヘルニアの場合は腕にまで痛みが広がる。もう一つのヘルニアの形は、腹壁の裂け目や脆弱なところから腹膜が突き出る症状だ。臍ヘルニアの場合、この脆弱な箇所は臍の開口部、すなわち臍の緒がかつて通っていたところだ。横隔膜ヘルニアの場合は、横隔膜を通る食道の穴だ。腹壁瘢痕ヘルニアの場合は古い傷跡、大腿ヘルニアの場合は腹部から脚へと流れる血管が通る穴が、脆弱な箇所となる。鼠径ヘルニアの場合は鼠径管だ。（男性の場合は）胎児期に睾丸が鼠径管を通って陰嚢へと移動する。男性に鼠径ヘルニアが多いのはそのためだ。

第二四章 一九世紀フランスのパン屋

歯科医がつくった機械の肩を埋め込まれた男

――人工関節

手術では常に手先の器用さが求められるが、テクノロジーの重要性も徐々に高まってきている。今では、通常の手術ですらテクノロジーが不可欠となった。手術における技術革新は、一五〇年ほど前にあきれるほど楽観的な少数の外科医たちによって始まった。

一九世紀末ほど西洋文明が飛躍的に前進した時期は他にない。産業革命は、それ以前に起きたルネサンスや啓蒙主義運動、その他多くの革命の集大成として起きた。この期間中に新しいアイデア、哲学、発明が次々と生み出された。当時は楽観主義が広く浸透し、未来はテクノロジーにかかっていると考えられていた。フランス以上に新時代の楽観主義が流行ったところはなかった。一九世紀にフランスでは新たな潮流が始まったが、イングランドのような貞淑な女性たちや灰色の工業都市を生みだすことも、アメリカのようなワイルドな無秩序になることもなく、大胆で、楽しくて、壮大な文化が生まれた。ベル・エポックと呼ばれる時代だ。言うまでもなく、この「美しき時代」の中心地はパリだった。パリには美しい大通り、並木道、宮殿のような駅、美術館、公園、噴水池があった。マキシム［有名なレストラン］、ムーランルージュやフォリー・ベルジェール［共に有名なミュージックホール］、画家のトゥールーズ＝ロートレック、女優のサラ・ベルナール、そしてフレンチ・カンカンに代表される、目もくらむような魅惑的な街だった。この有名な街で一番有名な外科医は、ジュール＝エミール・ペアンだった。サン・ルイ病院でキャリアを積んだペアンは、一八九三年、パリのサンテ通りに自分の病院を建て、国際病院という大胆な名前をつけた。

だが、パリで人生を謳歌しているにわか成金たちは、郊外の貧しい地域に住む労働者たちとは、対照的だった。当時は国中で二つの慢性的な感染症が流行ったが、奇妙なことに、感染症にも階級の違いが現れた——貧困層は結核に悩まされ、堕落的な「少数の特権者」は梅毒に悩まされたのだ。この二つの病はあちこちで蔓延し、当時の平均寿命が四〇〜五〇代だったのは、これらのせいでもあった。そんなわけで一九世紀の人々はさほど長生きしなかったため、二〇世紀には広く高齢者に見られるようになった病気に罹ることはめったになかった。たとえば、変形性関節症（関節がすり減って痛む疾患）を患う人は珍しく、むしろ結核や梅毒で関節を痛める人の方が多かった。

ジュール＝エミール・ペアンは、結核で肩を痛めたある患者の症例を記録に残した。その記録には、その症例に対する、いかにも一九世紀らしい楽観的な解決策も記されていた。彼は手つきの器用な歯科医の助けを借りて、患者の肩を新しい機械的な関節に置き換えたのだ。患者はジュール・ペドゥーといって、郊外の貧困地域に住む三七歳のパン職人だった。ペドゥーが結核に罹ったのはおそらく子どもの頃だろう。というのも、結核に初感染すると、まずは肺に症状が出て、数十年後に二次結核症を発症して、椎骨や他の骨などに影響が出るケースがよくあったからだ。

フランスではベル・エポック期に世界一高い建造物(ギュスターヴ・エッフェルの鉄塔)、映画撮影技術(リュミエール兄弟が製作した映画)、ベロシピード(ピエール・ミショーが発明した自転車)など、多くの驚異的な発明が誕生した。ペアンの人工関節はその一つに数えられるうえに、驚くべきことに、二年も持ちこたえた。

結核は、梅毒やハンセン病と同じように、徐々に身体の組織を蝕んで醜く変形させる。結核は慢性感染症だ。つまり、突然ひどい症状が現れるのではなく、組織を蝕みながらゆっくりと進行するのだ。というのも、これらの病は特定の細菌によって引き起こされるからだ——ハンセン病と結核はマイコバクテリウム、梅毒はスピロヘータによって引き起こされるため、身体の反応も他の細菌感染とは異なるのだ。

結核菌が体内に侵入すると、免疫細胞が肉芽腫と呼ばれる小さな組織の塊を作り出すが、結核菌は肉芽腫を徐々に破壊していく。結核菌はそれほど攻撃的ではないものの、しつこく居座るため、長期的には他の感染症よりもはるかに身体を蝕んでいくのだ。結核菌は体内でゆっくりと増殖し、長年に渡って潜伏し続ける。抗結核薬(結核菌を抑制する抗生物質)を使わなければ、結核菌は病巣に居座り続けるだろう。結核に罹ると、多くの場合夜間に発汗し、徐々に痩せ衰える。結核に罹ったからと言って、すぐにどこかがひどく痛くなり、赤くなって化膿することはない。局所的な反応はゆっくりと現れるが、その症状は決して軽くはない。罹患した組織はゆっくりと破壊されて、チーズのような壊死物質が形成される。そのため結核性の膿瘍は、「冷膿瘍」と呼ばれている。

ペアンの病院に相談に訪れたとき、ジュール・ペドゥーはかなり体調が悪く、痩せ細り、左上腕部には大きな冷膿瘍ができていた。外見上は特に問題なさそうだったが、腕をつかむと、皮膚の下の奥深くに液体の塊があるのが感じ取れただろう。肩を動かすたびに痛みが走っただろうし、左手もうっ血して腫れ上がり、上腕部と同様にろくに動かせなかったのではないだろうか。ペアンは最初、この男の命を救うには関節を外して、肩の付け根から腕を丸ごと切断するしかないと考えた。だがこのパン職人は断固として拒否し、片腕だけで生きるぐらいなら死んだ方がましだと主張した。結局のところ、生活していくためには両腕が必要だったからだ。ペアンは切断した方が良いと思っていただろうが、パン職人の要望に応えることにした。手術をしたが、冷膿瘍を洗浄するだけにとどめた。まず、肩上の腕の付け根から長い切り込みを入れて、骨をむき出しにした。丸みを帯びた上腕骨頭を含めて、上腕骨の上部は完全に病変していた。ペアンは、カマンベール状になった骨組織をすべて取り除いた。骨膜(骨の表面を覆っている薄膜)、肩関節の皮膜、関節窩は無傷だったようで、はっきりとした窩ができていた。一八九三年三月一一日におこなわれたこの第一回目の手術のあと、患者は数日で回復して、腕も持ちこたえた。

ペアンは、梅毒や結核で患者の鼻や顎が変形した際に、そこへ一時的にプラチナを埋め込む方法を知っていた。そこで歯科医のマイケルズに、人工の関節を作ってほしいと頼んだ。できるだけ安定していて、肩関節の機能を確実に果たせそうな関節を要望したのだ。マイケルズは、少なくとも理論的にはこの要件を満たしそうな独創的な器具を思いついた。彼はまずゴムボールをパラフィンに浸し、二四時間煮沸して固めた。ボールの表面には、互いに直角に走る二つの溝があり、そのなかに二本のプラチナ製のリングを巻いて、動かせるようにした。肩と水平のリングは、肩甲骨の関節窩に二本のねじで固定されていた。これで腕を内側と外側に動かすことができる(内転と内旋)。肩と垂直のリングは、腕を持ち上げるときに使った(外転)。この二つ目のリングは、腕のつけ根にとりつけられたプラチナ製のチューブに固定された。

ペアンは最初の手術が終わって間もなく、同じ箇所を再び切開して人工関節を取り付けた。腕の付け根の窩になったところにしっかりフィットさせ、腸線《カットグット》の糸を使って、プラチナ製の管をしっかりと縫い合わせた。腕のなかにゴム製の排液管を残して、馬毛で皮膚を縫合した。患者の経過を記した報告書のなかで、ペアンはすべてが順調だと書いている。一二日後には、ペドゥーは再び歩きまわれるようになり、退院する頃には体重が一六キロも増えていた。ペドゥーが何日入院したのか、詳しいことは書かれていない——数か月か、あるいは半年か？　傷口にたまった膿を四回排出しなければならなかったとは書いてあったが。また、この手術はそもそも腕を残すためのものだったが、腕がどれだけ機能したかも書かれていない。ペドゥーが退院したあと、ペアンがこの患者と再会したのは一年後だった。これは驚くべきことだ——著名な外科医が、上腕部に大量のプラチナを埋め込んだパン職人をみすみす帰らせるなんて（もっとも、当時はこの貴金属はさほど価値がないと考えられていたが）。

ペアンはなぜ人工関節をこんなに楽観的に考えていたのだろうか？　三〇年前にルイ・パスツールが細菌がさまざまな病気を引き起こすことを証明し、一〇年前にはロベルト・コッホが結核を引き起こす桿菌《かんきん》を発見していたというのに。とはいえ、人間の身体には、侵入してきた細菌から防御する仕組みがあることはほとんど知られていなかっただろう。現在では、局所的な防御反応が起きるのは健康的な組織だけだとわかっている。ペアンが冷膿瘍の周りの組織をどれだけきれいに洗浄しようと、異物——ゴムボールやプラチナ製の管——を埋め込めば、細菌は身体の免疫系が届かないところに潜んで生き延びることができる。そんなわけで、この仕事は最初から失敗する運命にあった——事実、一年後にそのことが明らかになった。

一八九七年、ペアンは術後の経過をまとめた報告書を発表した。人工関節を入れてから二年後、ペドゥーが再び来院した。上腕にできた瘻孔《ろうこう》［炎症などによって生じた管状の穴］から膿が絶え間なく漏れていたからだった。ペアンは、ドイツで発明されたばかりの最新技術だったX線を使って、腕を撮影した。X線写真に何が写っていたのかは報告書に書かれていないが、ペアンは人工関節を取り外すことにした。前に手術したときと同じ箇所を再び切開したところ、人工関節のまわりに骨化《こつか》した外皮が形成されていた。最初の冷膿瘍でできた瘢痕組織が化膿し、その後骨組織に変容したのだ。無残な状態ではあったが、腕を切断するほどではなく、人工関節がなくても持ちこたえられそうに見えた。ペアンは人工関節を取り外した。おそらくこの人工器官は、すべての取り付け部分が緩んで、ぐらぐらになっていたのではないだろうか。ペアンは再び傷口を閉じて、患者の回復に努めた。今回もペアンは肩や腕の機能がどうなったか、瘻孔が治ったかどうかについて、何の情報も書き残さなかった。とはいえ、彼は誇らしげにこの症例の報告書をフランス医学アカデミーで発表した。

ペアンは自分の治療法がうまくいくと過信する面はあったが、彼が時代を先行していたことは確かだ。といっても、彼は関節を人工関節に置き換えた最初の外科医ではなかった。一八九〇年には、ドイツ人のセミストクレス・グルックが膝、手首、肘を含めて、関節全置換術をすでに一四回以上おこなっていたのだ。すべての手術で象牙の人工関節が使われた。グルックは手術中にどちら側の関節にもぴったり合うものが見つかるよう、いろいろな部位の人工関節をさまざまなサイズでそろえていて、その場で二つの象牙のパーツを組み立てたという。もっとも、グルックも運が悪かった。彼の患者たちも結核に罹っていて、ペアンと同様に彼も、細菌に侵された関節を治療することは、人工器官のパイオニアとして正しい選択ではないことを知らなかったのだ。現在では、人工関節は無菌状態で取り付けなければならないことがわかっている。手術中に細菌が人工関節に侵入しようものなら、全体が感染して取り返しのつかない事態となり、人工関節を取り外す以外に治す手立てがなくなる。

抗結核薬や抗生物質が発見されたことで結核や梅毒を抑制できるようになり、人々の寿命が延びると、人工関節で治療できるある病を発症する人々が増えてきた——変形性関節症だ。関節がすり減って痛む病で、感染症ではなく、長年関節に多大な負荷がかかることで起きる。ほとんどの人は人生の後半に発症する。変形性関節症を治療するには人工関節置換術が一番いい。人工関節の素材については、のちにゴムと象牙の組み合わせでは耐久性に問題があることが判明した。象牙と木材でも試したが、これらの天然素材は体内で分解されてしまう。プラチナは値上がりしてしまったし、鋼はさびやすい。一九三八年には人工器官にバイタリウムが用いられるようになった。バイタリウムはコバルト、クロム、モリブデンを融合して作られた金属合金で、非常に丈夫で、摩耗しにくく、さびないし、アレルギー反応も起きにくい。現代の埋め込み式の器具は、チタンか、チタン合金にテフロンを組み合わせた材料で作られている。

今では、グルックのやり方と同様に、人工関節には両方の関節のさまざまなサイズのものが供給されており、手術中に寸法を測って組み立てられる。各パーツは患者の骨につなげてねじで留めるか、エポキシ系接着剤を塗って固める。人工関節置換術としてもっとも一般的なのは、股関節、膝関節、肩関節だ。これらの手術の目的は、第一に変形性関節症による痛みを和らげることで、第二が関節機能の低下を食い止めることだ。

今日の知識からすれば、ペアンの人工関節手術はまったくの無意味だったと思われる。最初の手術で冷膿瘍を洗浄したときに痛みはすでに緩和されていただろう。この点で、人工関節は役に立たなかった可能性が高い。それどころか、控えめに言っても、この怪しげな装置を腕の筋肉の間に組み込んだのだから、違和感があったはずだ。三度目の手術で、上腕部の骨化が進行していることが判明している。ということはペドゥーの肩はほとんど動かなくなっていたと考えられる。腕はほとんど動かず、肩は固まっていただろう。もっとも、ペアンの人工関節がなくても同じことが起きていたかもしれない。結局のところ、この怪しげな装置はほとんど役に立たなかったが、害にもならなかったのだ。

とはいえ、ペアンは他の有益な発明を残した。現在よく用いられている外科用鉗子と持針器の基本的な設計には、彼が関わっていたのだ。ペアンが発明した鉗子は、はさみの形をしていて、親指と薬指を入れるための金属製の取っ手があり、組織把持面は歯形のようにぎざぎざになっている。鉗子の歯を閉じると、この歯が歯車のように合わさる仕組みだ。ペアンは脾臓を摘出した最初の外科医であり、胃の一部切除にもほぼ成功した実績がある。パン職人とその肩に関する最後の報告書を発表した一年後、ペアンは肺炎にかかり、六七歳で亡くなった。ジュール・ペドゥーがどうなったのかはわからない。

では、マイケルズとペアンが作った外科治療の最高傑作はどうなったのか？　ジュール・ペドゥーに埋めこまれた人工関節は、最初はペアンが保管していたが、何らかの形でアメリカ人歯科医の手に渡った。歯科医はそれをアメリカに持ち帰り、今ではワシントンD・Cのスミソニアン協会で展示されている。

細菌が侵入しない限り、身体は驚くほどうまく異物に対処できる。このパン職人の話と人工関節の歴史を見れば、身体が異物を受け入れるかどうかは、感染源次第だとわかる。異物に細菌が付着していると、身体の免疫系の力が及ばなくなる。そのため、無菌状態で人工関節の素材を挿入しなければ、身体に受け入れられないだろう。そのことは人工関節だけでなく、ヘルニアの修復に使われる合成繊維、クリップ、ステープル、ペースメーカー、人工血管、骨折の治療に使われるねじや金属製のプレート、眼内レンズ、人工中耳、脳室ドレナージ、血管に留置する金属製のステント、人工心臓弁、胸に埋め込むシリコンバッグにも言える。

だが、縫合糸は別だ。縫合糸は毎回体内に残しておけるとは限らないため、多くの場合に吸収性縫合糸が用いられる。縫合糸に細菌が付着していても、再び切開して体内から糸を回収する必要はなく、ただ待つだけで済む。縫合糸が分解してしまえば、ほとんどの細菌は持ちこたえられなくなるからだ。ローマの時代から、傷口を縫うときには羊かヤギの腸を乾燥させて作られた糸（カットグット）が用いられた。ペアンもカットグットを使ったと報告書に書いている。

変形性関節症

　通常、骨と骨が接触することはない。骨の先端にある関節が「軟骨」と呼ばれる特別な組織で覆われているからだ。軟骨はくっつかない究極の素材なのだ。これまでに作られたなかでもっとも滑らかな合成素材はポリテトラフルオロエチレン(PTFE)、すなわちテフロンだが、軟骨はそれよりも何倍も滑らかだ。そのため軟骨は、身体のなかでも替えのきかない組織となっている。運悪く、軟骨は治せない数少ない組織の一つでもある。軟骨細胞は血液の供給を受けずに生きている。そのため酸素や栄養素もほとんど供給されず、代謝がきわめて低い。幼少期に軟骨が一度形成されると、軟骨細胞は成長も発達もほとんどしなくなる。体内にある外の組織と違って、軟骨はほとんど再生できないのだ。死んだ軟骨細胞が新しい軟骨細胞に置き換わることはない。血管が通っていないため、軟骨が傷ついても瘢痕組織が形成できないからだ。そのため軟骨が消耗して傷ついたら、実質的に回復不可能となる。これは関節の摩耗にもつながり、変形性関節症を発症させる。変形性関節症は、人生の後半になって体重がかかる関節(膝、股関節、足首)に生じやすく、若いときでも関節を骨折するかけがしたあとに発症することがある。変形性関節症になると、関節がこわばり(特に朝に多い)、動くと痛みを感じるようになる人が多い。病が進行すると、休んでいるときも痛みを覚えるようになり、関節の機能がどんどん低下していく。どちらの問題も、関節の一方か、両方を人工関節に置換して治すことができる。人工関節の素材には通常、金属とテフロンが用いられる。

第二五章 レーニン

頭痛、不眠、ノイローゼの指導者

——脳卒中

「おまえはな、イリイチ、おまえは脳卒中で死ぬだろうよ」ある素朴な農民が予言した。

「どうして？」イリイチが尋ねた。

「おまえの首はえらく短いからだ」農民は理由をそう説明した。

ウラジーミル・イリイチ・ウリヤノフがこのエピソードを語ったとき、彼は五二歳で、二度目の脳卒中から回復する途上にあった。その数か月後に彼は再び脳卒中に襲われ、一年と経たずに亡くなった。多くの写真を見ると、彼の首が際立って短いのがわかるし、鉄のカーテンの東側にある大多数の町や都市の広場に立てられた何千もの銅像を見ると、彼の頭はシャツの襟の真上にあるように見える。とはいえ、首が短いからといって脳卒中のリスクが高くなるわけではない。では、なぜ一九二二年五月以降、この老齢とはいえない男性は脳梗塞に繰り返し襲われたのか？

ウラジーミル・イリイチ・ウリヤノフは、革命家としての筆名「レーニン」の名で知られている。ロシアの社会民主労働党左派のボリシェヴィキと十月革命の指導者であり、ソビエト連邦の父でもある。ソ連のマスコミは、国家の指導者を称賛するような肯定的な記事しか書かなかった。一九二二年五月にレーニンが一回目の脳卒中で倒れたとき、マスコミはレーニンが腐った魚を食べて胃腸炎になったと報じた。この指導者は急速に回復したと言われており、その後数か月にわたる静養期間は公式には休暇だと発表された。だが、脳卒中を長期間隠し通すことはできず、休暇の理由をめぐってさまざまな憶測が飛び交った。そのなかには、レーニンが少し前に首の手術をした事実を取り上げて、それを脳卒中と結びつける憶測もあった。脳卒中が起きる仕組みを知れば、この関連性に注目したくなるかもしれない。

脳卒中は正式には「脳血管障害（CVA）」と呼び、脳の血管に影響を及ぼす事象を指す。毎年、世界中で一〇〇〇万人以上の人々が脳卒中で苦しんでいる。脳卒中は二種類ある――脳梗塞（虚血性脳卒中）と脳出血（出血性脳卒中）だ。脳梗塞が起きるのは、脳の血管が遮断されたときだ。だが原因は脳の外側にある。首の動脈に血餅ができ、それが血流に流されて上へと運ばれて脳に流れ込むと、脳の奥のどこかで細い血管を塞いでしまう。この症状を「塞栓症《そくせんしょう》」といい、血餅は「塞栓」と呼ばれる。脳出血の場合は、脳内の細い血管が突然破裂して、周囲の脳細胞が血まみれになる。どちらの場合も、脳組織が傷ついて脳の機能が突然低下する。低下した機能は元通りに回復することもあれば、一部しか回復しないこともある。症状が二四時間以内に治まれば、それは一過性脳虚血発作（ＴＩＡ）と呼ばれる発作だろう。文字どおり、酸素不足が原因で起きる一過性の発作だ。一過性脳虚血発作は、本物の脳卒中が起きる前兆になるときもある。

脳の機能が低下すると、腕や脚が麻痺したり、口角が下がったり、言葉を話したり理解したりするのが困難になることがある。脳から身体への伝達はすべて交差しているため、脳の左半球で脳卒中が起きると右半身に症状が現れ、脳の右半球の場合はその逆になる。身体の片側の腕と足が麻痺することを「片側不全麻痺」と言い、文字どおり片方が麻痺することを意味する。会話、理解、発語をつかさどる脳の領域は、通常、利き手（文字を書くときの手）に指令を出すのと同じ半球にある。右利きの人の場合、言語に関わる領域は脳の左半球にあるだろう。

よって脳の左半球で脳梗塞が起きると、右半身の麻痺と失語症（言葉が使えなくなる状態）を併発することがある。塞栓症は、脳の左側に血液を供給する首の主要血管である左総頸動脈で生じる。右利きのレーニンは、首の左側を手術して回復途中だったところに脳卒中を起こして右半身の麻痺と失語症を患ったと言われている。これはあやしい。外科医のせいで脳卒中が起きたのか？

そもそもレーニンが手術した理由は何だったのか？　レーニンの健康状態に関する詳細はおそらく検閲されたうえで、偶像化され、神話化されて、真実とは限らない要素も付け加えられているだろう。だが、行間を読むと、このソ連の指導者が精神障害に悩まされていたように思える。はっきりしていることは、レーニンが頭痛、気分の変化、激しやすい気質、強迫観念、悪夢、不眠症に悩まされていたことだ。旧ソ連政府の機密文書のなかから、ドイツから送られてきた鎮痛剤や鎮静剤の処方箋が見つかっている。なかには臭化カリウムとバルビタールといった時代遅れの治療薬があったが、これらを過剰に摂取するか、長期間服用すると、元々の不調よりもひどい副作用が起きる恐れがある。

レーニンは常に慎重な男だった。彼は党員の健康状態にも注意を払い、党員がいつ休息を取るべきかを――ソ連共産党の最高指導部である政治局のメンバーたちと共に――毎回決めていた。本人の意志とは関係なく、きみのためだという理由で党員は療養所へ送られ、最悪の場合は医師に相談することなく精神病院へと送られた。ところが今やレーニンの健康が政治局の課題となった。かつては知的で先見性があり情熱的だったレーニンが、冷酷でノイローゼに罹った独裁者となり、しかも症状は悪くなる一方だった。一九二一年、トロツキーやスターリンを含めた政治局のメンバーは、モスクワから南へ一時間ほどかかるゴーリキーの屋敷へとレーニンを移送させた。

あらゆる専門科医がレーニンの元を訪れては、さまざまな診断を下した。(パブロフの犬でおなじみの)イワン・パブロフら何人かの医師は、レーニンは梅毒に罹っていると主張した。他にも純粋な精神障害、たとえば慢性うつ病か「神経衰弱」――今日でいう「燃え尽き症候群」に似た症状――だと結論づける医師もいた。だがドイツの医療コンサルタント、ゲオルク・クレンペラー教授はまったく異なる診断を下した。レーニンの不定愁訴の原因は鉛中毒だ、彼が何年も前に銃で首を撃たれ、以来埋もれたままになっている二発の銃弾が原因ではないかと指摘したのだ。

レーニンは、何度も命をねらわれたことがある。一九一八年一月、サンクトペテルブルク(のちにレニングラードと改称)でレーニンを乗せた車が銃撃されたが、彼本人は無傷だった。同年、レーニンの命令によってロシア皇帝ニコライ二世が家族と共に殺害されてから一か月半後の八月三〇日、モスクワでレーニンは若い女性に至近距離から撃たれて重傷を負った。二八歳のファーニャ・カプランが銃弾を三発発射し、うち二発がレーニンに当たったのだ。二発とも左肩に命中した。*三発目の銃弾はポポーヴァという名の通行人の左肘に当たった。同志レーニンは意識を失って倒れ、左上腕を骨折した。彼はすぐに意識を回復し、運転手の助けを借りて車に乗り込むと、出血したまま急いでクレムリンのアパートへと向かった。クレムリンに着くと、レーニンは歩いて三階へと上った。さらなる襲撃を恐れたレーニンは、クレムリンから一歩も外へ出ようとはせず、翌日の早朝になってようやく医師が診察に訪れた。外科医のウラジミール・ニコラエヴィッチ・ロザノフが診察にあたり、これは大変だと驚いた。レーニンはひどく青ざめていて唇も青く、息を切らし、血圧がかなり低く、脈は測れないほど弱っていた。外科医を安心させようと、患者が弱々しい声で心配はいらないと言ったが、ロザノフはばかではなかった。事態は深刻だった。指でレーニンの胸をとんとんと叩くと、左胸から空洞のときの音とは違う、くぐもったような音がした。医師は左胸腔に血が溜まっていて、そのせいで患者の顔が青白く、血圧が低いのだと結論づけた。出血によって左肺が圧迫されていたのであれば、唇が青く変色して息切れしていた理由も説明がつく。胸骨と右鎖骨との間にある関節のすぐ上の位置で、皮膚の真下に銃弾があるのが感じとれた。銃創は左側の首の付け根にあった。おそらく銃弾は首から侵入して、脊椎、食道、気管、血管の間を通り抜けたが、大きな損傷はもたらさなかったようだ。二発目の銃弾は左肩のあたりに留まっていた。つまりレーニンの身体には二発の銃弾が残っており、そのうちの一発が左胸腔の出血を引き起こしたのだろう。

医師らは、レーニンに話すのも動くのも控えて、安静にするようにと言った。直ちに命に影響する事態ではなかったようだ。でなければ、撃たれたあとに何時間も生きていられなかっただろうから。医師たちは骨折した腕を治療して、レーニンをベッドに寝かせた。あとは待つだけだ。医師たちは、銃弾によって感染症が起きるのではないかと危惧しつつ、どうなるかを見守ることにした。患者は衰弱していて、銃弾の摘出手術に耐えられない恐れがあったうえに、銃弾をそのままにしておいてくれと訴えた。レーニンは感染症に罹ることなく徐々に回復していき、二週間後にはベッドから起きられるようになった。

ファーニャ・カプランは簡単な取り調べを受けたあと、九月四日に処刑された。この暗殺未遂事件をきっかけに、レーニンとボリシェヴィキは「赤色テロ」と呼ばれる粛清を断行し、何万人もの「反動主義者たち」が秘密警察チェーカーによって拷問され、殺害された。

その後何年かは、カプランによって撃ち込まれた銃弾のせいで大きな問題が起きることはなかった。とはいえ銃弾は鉛でできているし、長期間体内に留まっていた。慢性的な鉛中毒は神経系に影響を与えることがあるため、前述のドイツ人教授はレーニンの精神的な問題は銃弾のせいではないかと考えた。一九一八年にレーニンを治療したウラジミール・ロザノフ医師に、この意見を述べたところ、ロザノフは、銃弾が国家元首の不調を引き起こしたとの説を非現実的だと一蹴し、そんな理由のためにリスクを犯して手術することはできないと考えた。レーニンはロシア人の医師を完全には信用していなかったため、他にもモーリッツ・ボルヒャルトというベルリンから呼び寄せた外科医がいた。だがボルヒャルトは手術に反対し、銃弾が原因であるはずがないと言い切った。ロザノフの回顧録には、彼とボルヒャルトがレーニンに妥協案を提示したときの様子が書かれている。レーニンは自分の健康上の問題が銃弾によるものとは考えていなかったが、医師たちからの相反するアドバイスにうんざりしていた。医師たちと話し合ったあと、右側の首の付け根にある銃弾を摘出することが決まった。この銃弾は皮下にあり、取り出しやすかったからだ。もう一方の銃弾は、体内の奥深くに留まっているため、そのままにしておくことになった。こうしたやり取りは一切外部に公表されなかった。公式的には、レーニンが一九一八年に銃撃されて体内に残っている銃弾を摘出する手術を受けるとだけ発表された。レーニンは左側から被弾した。その弾丸が右半身に留まっていて、二発目の弾丸が左半身に残っていることは公表されなかった。

外科医たちはまず、蛍光透視法といって、X線を使って連続画像を撮影する古いやり方で状態を確認した。一九一八年当時に撮ったX線画像と比べて、二発の銃弾の位置が変わっていないことがわかった。一九二二年四月二三日の正午、モスクワのソルダテンコフ病院で摘出手術がおこなわれ、ボルヒャルトが執刀し、ロザノフが助手を務めた。ロザノフによると簡単な手術だったようだ。局所麻酔薬ノボカインを注射して局所麻酔をかけ、皮膚を切開して、弾丸が現れたら圧迫して取り出す、というものだった。感染症を防ぐため、手術創は縫合せずにガーゼを詰めて傷が完全に治るまで毎日取り換えた。二次癒合だ。手術は簡単に終わり成功した。通常なら患者はすぐに退院できるが、レーニンの場合は、本人の意志に反して念のため一晩入院することになった。傷口は二週間半で完全に塞がった。

手術から一か月後の一九二二年五月二五日、レーニンは最初の脳卒中に襲われた。右半身が不全麻痺を起こし、言葉を明瞭に発音できなくなったため、左頸動脈に問題があると思われた。数日後、レーニンの血を採って梅毒の検査にかけた(ワッセルマン検査)。梅毒が進行すると、脳にも影響することがあるからだ。結果は陰性だった。レーニンは自分は治る見込みのない病に罹っていて、絶望的な状況にあると信じていた。自暴自棄になるあまり、脳卒中から五日後に、同志ヨシフ・スターリンに毒を持ってきてくれと頼んだほどだった。医師たちはレーニンの病状は自分で思い込んでいるほどひどくはないと納得させた。ところが六月から七月にかけて、レーニンは歩行中に一時的に麻痺の症状が再発したことに気づいた。また、音、特にバイオリンの音色に異常に敏感になり、周囲の人々をいらつかせた。その夏はゴーリキーのいなかで療養し、キノコ狩りをしたり、養蜂をしたり、バスケットを編んだりして過ごした。レーニンは再び歩けるようになり、休息をとり、右腕を使う練習をした。一〇月になると、再び仕事をするためにモスクワへ戻った。

一二月一六日、レーニンは二度目の脳卒中で倒れた。やはり左側の脳だった。今回も不全麻痺を発症したが、言語障害は前よりもはるかに重かった。徐々に回復したものの、一九二三年三月九日に三度目の脳卒中に襲われた。一年に三度だ。レーニンは言葉を明瞭に発音できなくなり、何度もかんしゃくを起こし、車椅子での生活を余儀なくされた。それから数か月間、彼は日夜監視下に置かれた。レーニンはわずかに回復して、少し話せるようになり、言われた言葉を理解できるようになったが、公の場に現れることはなかった。翌年一月に四度目にして最後の脳卒中に襲われた。これが致命的となった。レーニンは一九二四年一月二一日に、五三歳で亡くなった。

ファーニャ・カプランが撃った銃弾が、最終的にソ連の指導者を倒した可能性はあるのか？　ロザノフの回顧録には、レーニンの左頸動脈付近の銃弾はそのまま残したとある。それが本当であれば、一九二二年四月二三日におこなわれた弾丸の摘出手術は、その後レーニンを襲った一連の脳卒中とは無関係だろう。にもかかわらず、評論家や伝記作家からはあの手術に対する批判の声が何度も上がった。弾丸によって鉛中毒を発症したという説は突飛もないように聞こえるかもしれないが、当時の治療の選択肢から鑑みると、クレンペラー教授の判断は正しかったように思う。レーニンの症状を引き起こした原因には五つの可能性があった。五つのうちの三つ——梅毒、うつ病、動脈硬化——は、一九二〇年当時にはまだ治す術がなかった。いずれにせよ、レーニンの症状を回復させるのに必要だったのは休息だった。このワーカホリックな独裁者が、神経衰弱や燃え尽き症候群に悩まされていたのであれば、まさに休息こそ必要だったと思われる。鉛中毒の可能性はきわめて低いものの、治療が可能な病ではあった。そんなわけで、患者に安静を命じることも、弾丸を摘出することも論理的な判断だったが、当時の医師にはそれぐらいしかできることがなかったのだ。

通常、健全な動脈は柔軟性があって、血管壁もなめらかだ。だが、動脈硬化になると、内膜にコレステロールやカルシウムが沈着して炎症が起きる。この病気の原因は喫煙、遺伝的要因、高血圧、肥満、高コレステロール値などで、年齢が上がるほど発症しやすい。滑らかだった動脈の血管壁はでこぼこになり、しなやかだった血管も硬直する。こうして動脈が徐々に狭くなるが、大きな問題が生じるとは限らない。脳は首にある四本の動脈から血液を受け取るからだ。したがって、主要な頸動脈の一本が狭くなったり詰まったりしても、残りの三本の動脈が代わりにその役割を担うため、必ずしも脳梗塞を発症するわけではない。梗塞が起きるのは、動脈の内膜から何かが剝がれて血流に流され、脳内にある細い動脈で詰まって、血液の流れを阻害したときだ(塞栓症《そくせんしょう》)。動脈壁から何らかの物質が剝がれ落ちる現象は、繰り返し起きる。レーニンの脳卒中が一度で収まらず、何度も繰り返されたのはそのためだ。もしも動脈の病変した箇所を取り除くことができれば、脳卒中の再発を防げただろう。

レーニンの命を救えたかもしれない手術が、史上で初めておこなわれたのは一九五四年のことだ。外科手術の歴史のなかでも飛躍的な一歩で、執刀医は外科医のH・H・イーストコットとC・G・ロブらで、場所はロンドンだった。この手術は、「頸動脈内膜剝離術」と呼ばれている。文字通り、膨らんだ頸動脈の内膜を切除する手術だ。この手術では、まず膨らんでいる頸動脈を見つけ出して、その病変した部位の上側と下側を鉗子で留める。その頸動脈が流れる側の脳は、しばらくの間、ウィリス動脈環を介して他の三本の動脈から血液の供給を受ける。それから動脈を縦に切開して、病変した内膜を剝離して、動脈壁を元通りに縫合するのだ。

レーニンの死因は、頸動脈の動脈硬化による多発性脳梗塞だと発表された。レーニンが亡くなった一九二四年一月二一日の翌日に検死がおこなわれ、死因が確定したのだ。タバコを吸わず、肥満でもなく、血圧も正常で、まだ五十三歳だったことを考えれば、珍しいケースだった。とはいえ、レーニンの家系には心血管疾患を患った者が他にもいた。しかも記録によると、手術を受けて脳梗塞が起きる以前の一九二一年に、レーニンは一時的に言葉がしゃべれなくなり、演説を延期したことが一度あったようだ。それは一過性脳虚血発作(TIA)で、脳卒中の前触れだったのかもしれない。とはいえ、脳卒中が起きる前にレーニンを悩ませた心理的な問題――頭痛、強迫観念、不眠症――が動脈硬化によって引き起こされたとは考えにくい。

公式データや報告書が正しいのであれば、レーニンを死に至らしめたのは鉛中毒でも手術でもない。今からでも遅くはないので、レーニンの左頸動脈を調べて、二発目の弾丸が摘出された跡がないか調べてみてはどうだろうか。この独裁者の遺体は防腐処理を施され、死後一〇〇年近く経った今でも赤の広場にあるレーニン廟で一般公開されている。しつこいカビ菌の侵入を防ぐために、遺体は毎月薬品入りの風呂に浸けられ、適切な状態で維持されている。うまくいけば、ファーニャ・カプランが撃った銃弾が見つかるかもしれない。

＊ソ連の報告書には、はっきりした情報がない。報告書から推測するに、銃弾のうちの一発は左半身の首の根元付近の奥深く、首から肩へと続くところに留まっていたのだろう。もう一発は胸骨と鎖骨の間にある右側の関節付近で、皮膚の真下あたりにあったのだろう。射出銃創はなかった。レーニンは左側から撃たれたと思われる。

〈鎖《さ》骨《こつ》下《か》動脈盗《とう》血《けつ》症候群〉

動脈硬化によって動脈に狭窄や閉塞が生じる現象は、理論的にはどこの部位でも起こりうるものの、体内でも血液が乱流しやすい部位で生じるケースが多い。特定の太い動脈が特定の場所で閉塞されると、顕著な病的現象が起きる。鎖骨下動脈盗血症候群というのは、鎖骨下動脈――鎖骨下にある動脈で、腕に血液を供給している――が閉塞する症状をいう。閉塞が起きるのは、椎骨動脈――脳に血液を供給する四つの動脈のうちの一つ――が鎖骨下動脈から分岐する手前のところだ。前側を流れる二本の頸動脈と後ろ側を流れる二本の椎骨動脈は、脳の下で合流して「ウィリス動脈環」と呼ばれる輪状の動脈を形成する。この名前は、医師で科学者のトーマス・ウィリスにちなんで名づけられた。鎖骨下動脈盗血症候群とは、鎖骨下動脈が閉塞され、椎骨動脈が逆流して腕に血液を供給するようになる症状をいう。するとウィリス動脈環は、脳だけでなく腕全体にも血液を供給することになる。患者が腕を使うたびに、脳から血液が盗血されて筋肉へ流れるのだ。脳への血流量が減ると意識が低下する。そんなわけで、鎖骨下動脈盗血症候群を患う人は、ドライバーでねじを締めているときに失神したりする。通常、血管の閉塞は、経皮的血管形成術(小さなバルーンを挿入して血管を内側から膨らませる方法)で治すことができる。

第二六章 胃腸をはじめてつなぎ合わせた外科医

ちょっと雑でも高速技なら大丈夫
――胃切除

一九世紀の初頭、外科医のロバート・リストンはロンドンで英雄として名を馳せた。「ウエストエンドで一番速い執刀医」と呼ばれる外科医だった。速さが不可欠とされた麻酔以前の時代で、速さはまさに彼のトレードマークだった。手術を見に来た見学者たちにとって、リストンが操るメスやのこぎりは速すぎて目で追えないほどだった。彼の内ポケットには常に外科用メスが入っていて、手術中にそのメスを口にくわえて、すぐに次の手術に取りかかれるよう備えたと言われている。当時の慣例でもあったが、血管から血が噴き出してもすぐに縛って止血できるよう、襟下のボタン穴に糸の束を通していた。さらに彼は、両手を自由にしておくために、結紮糸を歯で引っ張ることもあったそうだ。速くやるためなら何でもやったが、正確さはあまり重要ではなかったようだ。彼は一度、患者の上腿を切断中に誤って睾丸を切り落としたことがある。悪名高いケースでは、手術中に手が滑って、助手の指を切り落としたこともあった。患者と助手の手から大量の血が噴き出し、あまりの恐ろしさに見学者が倒れて死んでしまった。患者も助手もやがて壊疽に罹って亡くなったため、この手術は死亡率三〇〇％に達した唯一の記録に違いない。といってもリストンが偉大な外科医であることに変わりはなく、同時代の人々がうらやむほどの偉業を達成している。彼が考案した「ブルドッグ鉗子」は、現在でも細い血管を一時的に止血するときに使われるし、他にもリストン型骨剪刀《こつせんとう》という、大型の骨剪刀もある。

それから約二〇〇年後のこと。外科医たちは、一九七〇年代と八〇年代に手術を受けた患者の手術創を見て、ショックを受けた。一九九〇年代以前におこなわれた通常の胆嚢摘出手術の手術創を確認したところ、右上腹部を斜めに横切るように走る三〇〜四〇センチ、なかには五〇センチもの長さの傷跡があったのだ。しかもこれは例外的な長さではない。一世代前の外科医は、頭が入るぐらい大きく切らなければならないと思っていたようだ。ごく一般的な開腹手術では、胸骨の先端から恥骨まで、つまり正中線に沿ってできるだけ大きく切開するのは例外どころか、むしろルールだったのだ。

当時は、「偉大な外科医は大きく切る」という文言がしばしば誇らしげに言われたものだった。現在の外科知識からは、ナンセンスでしかないが、当時は正反対のことを信じる外科医が大勢いたのである。彼らは、低侵襲なキーホール手術をする若い世代を無鉄砲《カウボーイ》とみなしていた。ちょうど現代のわたしたちが、大きく切開する医師をカウボーイとみなすのと同じように。いつの時代にも手術室にはカウボーイがいるものだが、時代背景によっては彼らは英雄とみなされた。

テレーズ・ヘラー夫人は、胃の幽門《ゆうもん》［胃の末端部で十二指腸につながる部分］にできた腫瘍を摘出してもらったあとも生き延び、同じ手術を受けて史上で初めて生き延びた男性よりも三か月長く生きた。今日では、どちらの手術も失敗だったとみなされるだろう。だが、ヘラー夫人を執刀したテオドール・ビルロートは英雄になったが、二年前に同じ手術を成功させたジュール＝エミール・ペアンの存在は、ほとんど忘れられている。ペアンの患者は術後五日と持たなかった。どちらも一九世紀末を代表する有名な外科医だ。前述したように、パン職人の肩にプラチナ製の人工関節を取り付けたペアンは、世界の文化の中心と呼ばれたパリで自信過剰な外科医だったが、ビルロートは世界の科学の中心地と呼ばれたウィーンで指折りの教授だった。

胃の幽門にできる腫瘍は、当時はよくあるがんの一種だった。今ではこの部位に発症するがんは減っており、理由は明確ではないが、冷蔵庫の発明と関係がありそうだ。胃の幽門でがんが発達するには、ここに特定の細菌がいる必要がある。汚染された食品を食べて、何度も胃が細菌感染すると、比較的若い年代の人でも胃がんを発症する。二〇世紀になって食品の製造過程や保存状態が改善したおかげで、この種のがんの発生率が減少したのだろうが、一九世紀には胃がんは人々の間ではびこり、しかも外科医は解決する術を持っていなかった。胃の幽門にできた腫瘍で死ぬ人は、みじめな思いを味わった。痛み、嘔吐、喉の渇きと飢餓状態が続き、生き地獄となるからだ。このような苦しみを手術で緩和できる外科医がいれば、世界的な英雄になれるだろう。

一九世紀の後半、このようなハイリスクな手術をおこなうのに必要な二つの基本条件がそろった。全身麻酔（一八四六年、ボストンでウィリアム・モートンが初めて導入した。第一一章を参照）と消毒法だ（一八六五年、グラスゴーにてジョゼフ・リスターが導入。第一二章を参照）。医学界で尊敬を集める教授たちは、この手術（医学用語で「幽門側胃切除術」と呼ぶ）を最初に成功させようとしのぎを削っていたに違いない。一八七九年四月、ペアンはある患者の手術を終わらせたが、その努力もむなしく、患者は難しい術後段階で命を落とした。患者に十分な輸液を投与できなかったことが原因だが、輸液を静脈へ直接注射する方法――今では「点滴静注」と呼ばれている――はまだ開発されていなかった。にもかかわらず、ペアンは『ガゼット・デ・オピトー』誌で「胃切除術を用いた胃の腫瘍の摘出」と題する論文を発表した際に、この手術を成功事例として紹介した。タイトルのなかで「腫瘍」を複数形で表現したが、それは彼が手術で胃の腫瘍を完全に摘出したと確信したからだろう。一年後、ポーランド人外科医のルドビク・リディギエールがこの手術を試みたが、患者は一日と持たなかった。

この手術は一見簡単そうに見えるが、いろいろな意味で複雑で、油断のならない手術だった。当時の外科医たちが理解していたよりも、はるかに複雑な手術だっただろう。当時の論文を読むと、医師たちは腫瘍を摘出したあとに、胃と十二指腸の先端をどうつなげるのがベストかに心を砕いていたようだが、この手術で一番難しいのはそこではない――何も疑っていない外科医を待ち受ける、やっかいな問題が三つあるのだ。第一に、胃の出口は、腹腔のなかでも重要な臓器がたくさん交差するところに位置している。傷つきやすい胆管、門脈、十二指腸動脈、膵臓がすぐ近くにある。ごく標準的で健康的な胃の場合でも、まわりを取り囲むこれらの構造を傷つけることなく胃を切り離すことはかなり難しい。これだけ込み入った環境下で腫瘍を摘出するとなれば、はるかにやっかいだ。第二に、胃の内容物は塩酸と同じぐらい強い酸性だ。胃と十二指腸を吻合したところからわずかでも胃の内容物が漏れたら、腹腔内が腐食して腹膜炎が起きる。当時は、胃酸を中和する有効な薬剤はまだ手に入らなかった。第三に、胃の次に来る消化管である十二指腸は、腹腔の後壁にしっかりと固定されている。よって、よほどの強運の持ち主でなければ、十二指腸の端と胃の端を簡単に吻合することはできないだろう。

ビルロートの患者は死の淵にあった。その患者、テレーズ・ヘラー夫人は四三歳だった。何週間も前から何を口にしようが吐き出してしまい、酸っぱくなった牛乳をすすって生きていた。このやせ衰えた女性の上腹部に腫瘍があることは、手で触れただけでわかった。りんご大の大きさだったのだ。手術の前に、ビルロートは患者の胃を一四リットル(!)のぬるま湯で洗い、そして一八八一年一月二九日に歴史に残る手術を執刀した。彼は一晩にして英雄となり、現代の外科医は、今も畏怖の念を抱きながら彼について書いたり、話したりする。ビルロートがおこなった歴史的な幽門側胃切除術はターニングポイントとなったが、それは患者が腫瘍を摘出したあとに生き延びたからではない。それよりも重要なのは、患者が胃と腸を吻合されたあと、一〇日間以上生き延びたことだった。腸を再接合できることが証明されたのだ。文字どおり、これは外科手術の限界を押し広げるほどの偉業だった。

腸を接合することは、医学用語で「腸管吻合」と呼ばれており、腸と胃、または腸の二か所をぴったりとつなげることを指す。そのため、他の傷と同じように考えてはいけない。吻合が完了するやいなや、胃や腸内の不衛生な内容物が、傷の回復を妨げることなく、消化系を通過し続けられなければならないのだ。身体がこの異常な状態に耐えられるか否かは、術後一〇日経たなければわからない。なぜ一〇日間なのかって？　腸管吻合は、二つのフェーズを乗り越えてこそ成功したと言えるからだ。第一フェーズは、手術中に二つの切断された先端を水も空気も通さないほどぴったりと密封することだ。これで、胃や腸内の有害な内容物が消化器系にとどまり、腹腔内に漏れ出して腹膜炎を引き起こすこともない。これは純粋に外科的な技術の問題で、適切な糸を選び、適切に結び、しっかり縫合し(ビルロートの場合は五〇針)、二つの先端をぴったり合わせる必要がある。腸の吻合が技術的にうまくいけば、数日は内容物が漏れることなく安定する。さて、次は第二フェーズの番だ。

縫合が終わったら、今度は組織が治癒のプロセスを引き継がなければならない。縫い目のまわりの組織が壊死すると、縫い目が裂けて傷が開いてしまう。何針縫おうとも、結果は同じだ。だが、もし組織が健康を維持できれば、創傷治癒プロセスが活性化され、結合組織が二か所の吻合部を密閉してくれるだろう。結合組織は、術後一〇日間かけて傷口を密封していく。一〇日を過ぎれば、理論的には吻合部から漏れることはないだろう。皮膚の傷が一〇日経てば抜糸できるのと同じように、腸を吻合したときの縫い目も一〇日後には不要になる。とはいえ、当然ながら、抜糸するために再び開腹することはできない。そのため、患者が死ぬまで縫い目をそのままにするか、吸収性縫合糸を使って手術する。この糸は数か月で体内で吸収されて完全に消える。

ビルロートが腸管吻合に成功して以来、突如として胃や腸のあらゆる手術が可能になった——たとえば、がん、感染症、機能障害、命に関わる多臓器障害など。間もなく、胃腸の手術は一般外科でもっとも頻繁におこなわれる手術となり、二〇世紀には数百年前には想像もできなかった手術方法が開発された。外科医という職業はすっかり様変わりしたのだ。

だが今になって考えると、名医テオドール・ビルロートは、現代的な外科的洞察力が著しく欠けていたと言わざるを得ないだろう。特に、彼が患者よりも腫瘍を優先させたことは批判すべきだろう。ペアンの患者リディギエールも、ビルロートの患者も、どちらもやせ細って力尽きていた。おかげで外科医は、技術的にも道徳的にも手術しやすかっただろう。手術の邪魔になる脂肪組織がほとんどなかったうえに、放置すれば患者はもっとみじめな死を迎えていただろうから。だが、現代の知識では、患者が栄養失調状態であることは利点にならないし、術後に深刻な合併症を患うリスクが高くなることがわかっている。おまけにこれは複雑な手術であり、基本的な予防策が必要だった。安全性を最大限に確保するには、たとえば、手術部位を露出させなければならない。つまり腫瘍だけでなく、その周囲もしっかり見えるよう露出させることだ。そのためには、時間をかけて腫瘍を切除するだけでなく、腫瘍が発生した臓器やその近くの組織も調べる必要がある。ビルロートはそれをやらなかった。それどころか、腫瘍の上の皮膚を小さく横切開したため、患者の腹腔内でがんが転移していることに気づかなかった。テレーズはがんが転移していたせいで術後わずか三か月で亡くなった。二つめに、ビルロートは腫瘍を摘出したあとに消化器系の断端どうしをどう接合するか、十分な計画を練っていなかった。彼自らが、あまり緊迫した状態に陥ることなく残胃と十二指腸の断端をつなげることができて幸運だったと語っている。だが、もしそれが不可能だったら？　彼が予想していたのは、胃と十二指腸の断端のサイズが同じではないことぐらいだろう。十二指腸の断端は三センチ程度で、残胃の断端は六センチ以上あった。最終的に、彼はこの差を補うために五〇針以上縫わなければならなかった。

というわけで、ヘラー夫人が三か月も生き延びたのは奇跡としか言いようがない。ビルロートはその後、同じような手術を三四回おこなったが、成功率は五〇％にも満たなかった。にもかかわらず、彼は世界的に有名になった。ところがそれから彼は自分の地位を濫用し、確たる根拠もなく、「外科医は心臓の手術を試みるべきではない。静脈瘤の手術などもっての外だ」と主張したのだ。ビルロートの術式（「ビルロートI法」と呼ばれている）は、間もなく改良版の「ビルロートII法」に置き換えられた。

ビルロートII法も幽門側胃切除術だが、秘策を用いることで残胃と十二指腸の断端をつなげる必要がなくなった。この解決策を考案したのはビルロートではなく、助手のビクトール・フォン・ハッカーだった。ビルロートII法には多くの欠点があったが、のちにフランス人外科医ゼザール・ルーによって解決された。ルーは腸を二か所で吻合して、Y字に交差させたのだ。そんなわけで現在使われている幽門側胃切除術は、「ルー・ワイ法」と呼ばれている。

ビルロートは革命的な偉業を成し遂げ、その後も体系的な外科的技術を実践したが、短時間で鋭敏に手術するという伝統的な慣習から逸脱することはなかった。ビルロートはよく現代外科学の始まりを告げる先駆者と言われるが、むしろ古い外科学の終わりを告げる役割を担ったように思う。人工関節を取り付けたペアンと、胃の手術をやったビルロートという二人の偉大な医師が、一九世紀の無鉄砲《カウボーイ》だったとするならば、二〇世紀初頭から始まる精密な手術という新しい秩序を担ったのは、二人の男たちだった――ヨーロッパのテオドール・コッヘルとアメリカのウィリアム・ハルステッドだ。

現代外科学でテオドール・コッヘルが重要な存在であることは、外科用語を見ればわかるだろう。彼ほどその名前が引用された外科医は他にいないからだ。コッヘルの名を冠した切開術は三つある。一つ目は右上腹部を斜めに切開する方法で、胆嚢の手術のときに用いられる。二つ目は大腿部の側面を切開する方法で、腰の手術のときに用いられる。三つ目は甲状腺腫、すなわち肥大した甲状腺の摘出術だ。またコッヘルの名を冠した技法も二つある。一つは脱臼した肩の整復術。もう一つは十二指腸の受動術［内臓の位置を動かす方法］で、この手術をすることを「コッヘライズする」と表現するほどだ。「コッヘル・ドゥブレ・セメレーニュ症候群(Kocher-Debre-Semelaigne syndrome)」は子どもに起きる筋肉の障害で、甲状腺ホルモンの欠乏によって起きる。脳から脳脊髄液を抜くときに頭蓋骨に穴を空ける位置を「コッヘルの穿刺点(Kocher's point)」と呼ぶ。虫垂炎の患者に起きる、腹部の真ん中に感じていた痛みが右下腹部へ移動する現象を「ヴォルコヴィチ・コッヘル徴候(Volkovich-Kocher sign)」と呼ぶ。「コッヘル台」は、手術中に車輪を動かして患者の脚を持ち上げることができる台のこと。コッヘルが考案した「コッヘル鉗子(Kocher's forceps)」は、一般外科で一番よく用いられる鉗子だ。さらに、コッヘルは外科医として初めてノーベル生理学・医学賞を受賞した。二〇〇九年には、月のクレーターが彼の名前にちなんで「コッハー」と命名された。

外科手術におけるコッヘルの貢献といえば、甲状腺の手術だろう。甲状腺は首の前側にある小さな器官で、通常は食べ物に含まれるヨウ素を使って、代謝を制御するホルモンを分泌している。ヨウ素が欠乏すると(ヨード欠乏症)、甲状腺は十分な量のホルモンを分泌しようとして徐々に大きくなる。それが何年にも及ぶと、巨大化することもある。医学用語では、こうして巨大化した甲状腺を「甲状腺腫」と呼ぶ。幸いにも、今ではパン屋ではヨウ素添加塩を使ってパンを焼くため、甲状腺腫は前ほど発症しなくなったが、かつてはヨウ素が自然に摂取できない地域では、甲状腺腫を患う人が大勢いた。ヨウ素は主に海水に含まれるため、ヨード欠乏症を発症するのは、海から離れた内陸部や山間部で暮らす人々が多かった。コッヘルがスイス人だったのは偶然ではないのだ。大きく腫脹した甲状腺はやがて気管を圧迫するため、甲状腺腫の手術は生死を分ける手術となることもある。ビルロートはウィーンに落ちつく前にスイスの大学で教授を務めていた。彼は自らの手で甲状腺腫を摘出しようとしたが、患者の四〇％近くが亡くなったため、甲状腺腫の摘出手術から手を引いた。その後、コッヘルがこの手術に挑み、その正確な技術のおかげで一八九五年には死亡率を一％以下まで低下させた。

アメリカでは、かつて外科医のなかで無鉄砲《カウボーイ》だったのはウィリアム・ハルステッドだ。妹が出産中に出血多量で瀕死の状態に陥ったときには、自分の血液を輸血して妹の命を救い、外科医になって一年目の二九歳のときには、アメリカでまだ新しかった胆嚢手術をおこなった——しかも自分の母親を手術した。コカイン依存症で、のちにモルヒネ依存症にもなった。ある日、ハルステッドはシャツをパリのクリーニング店に送った。表向きの理由はパリの方がきれいに洗ってくれるからというものだったが、実際は麻薬を密輸したのだろう。彼は論文でコカインを局所麻酔剤として医学的に利用することについて書いたが、論文を書いたとき彼は薬物を使用していたに違いない。というのも、その論文は、理解不能な一一八ワードの長文で始まっていたからだ。ヨーロッパでテオドール・コッヘルと出会うと、彼は無鉄砲に生きるのをやめて医学に邁進し、アメリカにおける現代外科学教育と外科学研究の基礎を築いた。改良版の腸管接合術を始めとしたさまざまな術式を考案し、がん手術の基本原則を確立した。彼の名前を冠した術式は二つある——乳がんの手術と鼠径ヘルニアの手術だ。彼は小型の鉗子であるモスキート鉗子を考案したが、コッヘル鉗子と同様に、この鉗子も世界中の外科医によって毎日のように用いられている。さらに外科手術でゴム手袋を使うことを提案したのもウィリアム・ハルステッドだ。一九二二年、彼は自分の生徒に胆嚢を摘出してもらったあと、亡くなった。

腸管を吻合する問題が解決されたあと、二〇世紀初頭にはアレクシス・カレルが血管の縫合に成功し、縫合した血管を血液が問題なく流れ続けられることを証明した。これで血管の手術が可能となり、次なる医療革命の前提条件が整った――移植手術だ。一九五四年、ジョセフ・マレーは一卵性双生児の兄弟間で腎臓移植手術をおこなって、史上で初めて移植手術を成功させ、その一三年後には、クリスチャン・バーナードがケープタウンのグルート・スキュール病院で初の心臓移植手術に成功した。そして最近では、一九八二年にマイケル・ハリソンが妊娠中の女性の子宮内にいた胎児に開放手術をおこなった。手術が成功したことで、まだ産まれてもいない胎児ですら手術に耐えて、正期産児《せいきさんじ》まで育つことが可能だと証明された。外科的に(まだ)修復できない唯一の組織は、脊髄と視神経だ。わたしたちの体内にあるその他の組織はみな、外科医による侵襲に耐えられるようだ。

外科用ステイプラー

一九〇七年、ハンガリー人外科医フメール・フートルは、腸管を吻合するときの問題を解決する方法を考え出した。当時、腸管を吻合するときは一針一針縫わねばならず、吻合が成功するかどうかは一つひとつの縫い目にかかっていたのだ。フメートルは一度で自動的に吻合してしまえば、腸管の気密性が高まると考えた。そして一列分のホチキス針《ステープル》を腸管組織に一度で打ち込める、大型のステイプラーマシンを作った。同じくハンガリー出身の外科医アラダー・フォン・ペッツはこのコンセプトに磨きをかけて、もっと小さいステイプラーを作った。ペッツ版のステイプラーは一九二〇年代に使用されたものの、特別な状況だけに限られた。第二次世界大戦後、鉄のカーテンのこちら側では外科用ステイプラーは廃れていった。ところが東側の外科医たちはステイプラーを使い続け、ソ連では開発と改良が進められた。西側の外科医は、東側の外科医がまだステイプラーを使っていることを知らず、東側の外科医たちは西側の外科医がそのことを知らないことに気づいていなかった。一九六〇年代、モスクワを訪れていたアメリカ人外科医が、店のウィンドウに飾られていたソ連製のステイプラーマシンを発見。我が目を疑いながらも、外科医はそれを買ってアメリカへ持ち帰った。そしてある起業家に見せたところ、起業家はそれを外科用ステイプラーに改良し、「オートスーチャー」というブランド名で大量生産した。この製品は世界中で売れ、それ以来、胃や腸の手術では必ずと言っていいほど外科用ステイプラーが使われている。

第一七章 ルイ一四世

とがった器具をさし込み一気に引き抜く

――痔

フランス王ルイ一四世は頭が良くて雄弁、ダンスもうまくて、社交的で、自信にあふれ、堂々としていて体格も良く、運動神経も抜群で健康そのものだった。乗馬、狩猟、戦争をしかけることも好きで、ジェームス・ブラウンの歌詞を拝借するなら、「セックス・マシーン」でもあった。ルイ一四世こと太陽王は、何度も結婚し、長年関係があった愛人も何人もいて、一夜の情事を数え切れないほど重ね、一六歳で淋病に罹った。一度、王に妻を寝取られて激怒した夫が、王を梅毒に感染させようと売春宿を訪れたと言われている――その目的は達成されなかったが。

一七世紀後半のヨーロッパで、ルイ一四世は政治の舞台を支配した。彼の役割が頂点(どん底?)に達したのは、一七一三年にユトレヒト条約を結んだときだ。この条約によってヨーロッパの古い勢力図が消滅して、新しい勢力図に変わった。以来、三つの言語圏(フランス語、ドイツ語、英語)の勢力が支配的になり、オランダとスペインは後塵を拝することとなった。ルイ一四世の在位期間は七二年に及んだ。彼は絶対的な権力を行使したがり、「朕は国家なり」と発言したと言われている。超保守派の暴君だった彼は、何十万人もの兵士や反体制派を死に追いやった。他方で彼は音楽、建築、文学、美術に革命を起こし、バロック時代の偉大な創造者たちに囲まれた。その影響力は医学の思わぬ分野にまで及んだ――産科学だ。ルイ一四世は、その予測不能な気まぐれによって出産という行為をひっくり返したと言われている。もっとも、王が意図的にやったとは思えないが。当時の女性たちは自然の摂理に従い、重力の助けを借りるためにしゃがんで出産した。だが、この方法では、ルイ一四世は愛妾ルイーズ・ド・ラ・ヴァリエールから産まれてくる子どもの顔を見ることができない。そこで王は、分娩中の光景がよく見えるよう、ヴァリエールに仰向けに横たわって脚を開いて出産させることにした――出産中の本人よりもよく見えただろう。仰向けに横たわって出産する方が難しくて痛みも伴うが、この方法は流行った。そして女性たちは今もこの方法で分娩している。

ほとんどの人が老齢まで生きられなかった時代に、かなり高齢になるまで生きたという意味でも、ルイ一四世は特別な男だった。息子のルイも、孫のルイも、ひ孫のルイも、みんなルイ一四世より先にこの世を去った。ルイ一四世は一七一五年、七七歳の誕生日の四日前に、壊疽が原因で亡くなった。壊疽にかかっていたのは片脚で、おそらく高齢者に多いアテローム性動脈硬化症で脚の動脈が硬化していたのだろう。国民の多くは四〇歳までに天寿を全うし動脈が硬化する前に亡くなっただろうから、おそらくこの病気については知られていなかったのではないだろうか。王への処置から察するに、侍医たちはこの病をどう治療すればいいか見当もつかなかったようだ。医師らは、黒く変色した王の脚をブルゴーニュ産のワインとロバの乳で交互に洗った。侍医のマレシャルは脚の切断を勧めたが、人生にも国の統治にも疲れていた王はこれを却下した。そして激痛に耐えながら最後の数週間を過ごした。

ルイ一四世は、九歳のときに死にかけたことがある。原因は当時彼が罹った天然痘ではなく、天然痘を治そうと医師らがルイが意識を失うまで瀉血したためだ。ルイがようやく目を覚ましたのは、お気に入りのペットの白いポニーがそばにいることに気づいたときだった。病床の彼のために、ポニーを上階の彼の病床まで連れてきてくれたのだ。それ以降、専属医師はルイの健康状態をつぶさに観察しては、「健康日誌」に記録した。この日誌は五九年間にわたって、ヴァロウ医師からダカン医師、ファゴン医師へと引き継がれながら、毎日規則正しく書き込まれた。この日誌のおかげで、一六五八年にルイが遠征中に発熱し、熱が一向に下がらなかったためにマラリアを疑われたこと、この五九年間の間に少なくとも一回は風呂に入ったこと、便秘のためにほぼ毎週浣腸を受けていたこと、近視だったこと、めまいに悩まされていたこと、痛風または変形性関節症を患っていたことがわかった。ルイは二五歳のときにはしかに罹り、人生の後半になると肥満になり、寄生虫症に罹り、しばしば胃痛に悩まされたようだ。残念ながら最後の四年間の記録はないが。

太陽王には、他にも二つ痛々しいエピソードがある。おもしろいのでこれも紹介しておこう。ルイはスイートなものが大好きだった——比喩的な意味だけでなく、文字どおり甘党でもあった。ヨーロッパでは砂糖はまだ比較的珍しく、虫歯になる人が続出した——特に、甘いものを買う余裕のある貴族の間でその傾向は顕著だった。ルイの口のなかも虫歯が並んでいて、定期的に抜歯屋がベルサイユ宮殿に呼ばれて、王の奥歯を抜いたという。四〇歳になる頃には、ルイ一四世の歯はほとんど残っていなかったようだ。王の肖像画を見れば、多くの絵画のなかで、ルイの頬と口元が老婆のようにこけているのがわかるだろう。

ある時、抜歯した際に大変なことになった。抜歯屋がルイの虫歯をペンチで引き抜いた際に、上顎の一部と口蓋の一部も一緒に引っこ抜いてしまったのだ。この不運な歯医者がその後どうなったかはわからないが、王の上顎の骨が重い感染症に罹って膿瘍ができた。もちろん、虫歯のせいで膿瘍ができていて、感染症でもろくなっていた骨が虫歯と一緒にもげたのかもしれない。その場合、歯医者にはどうすることもできない。いずれにせよルイの状態は悪く、命の危険すらあった。何人かの医師が呼ばれた。結局、医師らは上顎をさらに切開して膿を出し、膿瘍によってできた穴を焼きごてで焼灼した——その間、王は麻酔もなく椅子に背筋を伸ばして座っていた。

医師のうち、一人は王の背後に立って両手で王の頭をしっかり抱えたのではないか。右手で額を、左手で下顎を持って、椅子の背もたれにぐいと押さえつけたのだろう。この方法なら口を開けさせることができる。二番目の医師は王の脇に立って、両手で上唇を引っ張り上げて、上顎がよく見えるようにしたのではないか。三番目の医師は暖炉のそばで焼きごてをジュウジュウと熱したのだろう。こうして身動きの取れない危険な状況に追い込まれた王は、熱々の焼きごてが近づいてくるのを見て死ぬほど怯えたに違いない。口のなかに熱を感じ、むかつくような煙の臭い、そして耐えがたいような激痛に圧倒されただろうが、ルイはこの苦難を耐え忍び、間もなく回復した。ただし、口腔と鼻腔の間に穴が空いてしまった。この穴のせいで、王がスープやワインを飲むと、鼻から垂れるようになった。彼が食事をするときの音は、廊下にいても聞こえるほど大きかったという。

王は、腰掛け式便器に座ったまま来客に対応する習慣があった。そんなわけで、王は接見中や助言者に相談中でも、お構いなしに人前で排便することがあった。宮廷には、王の臀部を拭くことだけを仕事とする下級貴族がいて、王が自分で尻を拭くことはなかった。この異常なトイレ習慣のせいか、乗馬のやり過ぎのせいか、特定の性的嗜好のせいか、記録されているだけでも結腸洗浄と浣腸を二〇〇〇回以上耐えたせいか、もしかしたら回虫のせいかもしれないが、一六八六年一月一五日、ルイ一四世の肛門付近に腫脹ができた。二月一八日にはそれが膿瘍だったことがわかり、五月二日にはそれが破裂して瘻管《ろうかん》、いわゆる排膿路《フィステル》ができた。温湿布をあてたり、浣腸の回数を増やしたりしたが、瘻管は閉じなかった。

「瘻管(fistula)」は、ラテン語でチューブ、管、フルートを意味する。肛門の周囲に瘻管ができることを「痔瘻」と呼ぶ。基本的には細長い穴で、まるで小さな生き物が肉をかじって直腸から体外へと出たかのように、腸から皮膚まで空洞のトンネルが続く。もっとも、その小さな穴を作ったのは小さな生き物ではない。細菌だ。

痔瘻の前段階として、まず肛門の内側にある直腸の粘膜に小さな傷ができる。その傷が大便に含まれる無数の細菌に感染し、やがて膿瘍ができる(肛門周囲膿瘍)。そして膿瘍にありがちなように、膿が周囲の組織を圧迫するようになる。直腸のまわり、つまり腸に近い組織はその他の組織よりもはるかに硬い。そのため直腸のそばに膿瘍ができると、腸から離れたところへと炎症が広がる。炎症はやわらかい組織へと広がりながら、やがて皮膚の下に膿瘍ができる。

肛門周囲膿瘍のなかで膿の量が増えていくと、圧力が高まり、患者は激痛と発熱に苦しむようになる。一六八六年の三月または四月には、ルイにはまさにそんな症状が起きていたに違いない。やがて皮膚に圧迫されて膿瘍が破裂して、悪臭のある膿が外へ流れ出す。五月前半、王にも同じことが起きた。膿瘍が破裂したことで圧力は収まり、熱も下がり、痛みも治まるが、腸の粘膜にできた小さな傷から皮膚へと続く細いトンネルは、自然に治癒することはめったになく、瘻管がいつまでも残ってしまう(痔瘻)。

肛門周囲膿瘍でできたトンネルが、自然治癒できない理由ははっきりとはわかっていない。直腸には常時大量の細菌がいるからか、あるいは粘膜から絶え間なく分泌される粘液が関係しているのかもしれない。瘻管は、いかなる症状や不快感も生むことなく長期間小康状態を保つこともあるが、突然トンネル内が膿で一杯になって新しい膿瘍ができることがある。つまり一度肛門周囲膿瘍に罹ると、再発する可能性が高いということだ。瘻管の幅が広がって、そこを通って腸内ガスや大便が体外へ出てしまうケースもある。言うまでもなく、これはやっかいだ。腸の内容物が勝手に出てしまうのだから。瘻管が引き起こす症状は多くはないため、王を悩ませた問題もこれだったのではないか。

肛門周囲膿瘍の治療にあたるときは、二つの種類があることを知って区別することが重要だ。内部の傷が直腸の下の方で、肛門に近い場合は、瘻孔の位置は肛門括約筋より下になる。想像してみてほしい——皮膚にできた穴から細長い棒を差し込んで粘膜にできた穴まで通し、それから棒に沿って穴から穴まで皮膚を切開するのだ。するとトンネルが全長に渡って開放され、瘻孔の両端に小さな傷が二つできていたのが、つながって通常の大きな一つの傷になる。瘻孔がなくなって一つの開放創になったことで、治癒ができるようになる。傷は縫わずに開いたままにし、一日六回たっぷりの水で洗浄して、あとは待つだけだ。六週間後には二次癒合で全快しているだろう。この方法は「瘻孔切開術」、または描写的な表現で「切開開放術」と呼ばれている。瘻孔を探すのに用いられる細い棒を「探針」と呼ぶ。瘻孔のなかを探る針として用いられるからだ。

だが、もし内部の傷が直腸の上の方、肛門から見て奥の方にある場合、瘻孔が通っているのは肛門括約筋の上か、あるいは中かもしれない。ここで瘻孔切開術をやると、瘻管だけでなく肛門括約筋まで切れてしまう。言うまでもなく、それは避けた方がいい。肛門括約筋が損傷すると、排便をコントロールできなくなるからだ。

ルイ一四世は痔瘻に苦しめられていたらしく、やがて瘻孔切開術で痔瘻を治してもらおうと、外科医が呼ばれた。だが、外科医のシャルル＝フランソワ・フェリックス・ド・タッシーはこの手術をやったことが一度もなかった。彼は手術の準備をするので六か月くださいと王に頼み、ルイの痔瘻を切開する前に七五人の庶民の患者で練習した。そして一六八六年一一月一八日の朝七時、いよいよ本番の時を迎えた。王はベッドの上でうつ伏せに横たわり、脚を大きく広げた。腹の下にはクッションが敷いてある。その場に付き添ったのは、妻のマントノン公爵夫人、息子であるフランス皇太子、聴罪司祭のフランソワ・ド・ラ・シェーズ神父、内科医のアントワーヌ・ダカン、そして政治家のルーヴォワ侯爵で、彼は王の手を握りしめていた。

外科医はこの手術のために二つの器具を作った。大型の肛門開創器と、鎌の形をした独創的なナイフだ――外科用メスの先には、湾曲した探針がついていた。これをねじりながら動かせば、瘻孔を探りつつ同時に切開もできる。つまり彼は、瘻孔切開術に必要な二つの器具――探針とナイフ――を一つの器具に合体させたのだ。ド・タッシーはまず、王の尻を広げた。ルイはやせ型からはほど遠く、かなり肉づきがよかった。こうして広げることで、外側の傷の位置を正確に特定できる――肛門からどれだけ離れているか、肛門の前か後ろか、あるいは右か左かを調べる。次に外科医は、王の穴に指を入れて、内部に孔がないかを手で探った。ここまでは、王は痛みを覚えることはなく、居心地が悪くて恥ずかしかっただけだろう。次に外科医は動かないでくださいと患者に言って、開創器を入れてゆっくりねじりながら肛門を開いたと思われる。ちょっとの運と十分な明るさがあれば、直腸内の孔が見えるはずだ。このとき、見物人たちも外科医の肩越しにその様子を見ていたのではなかろうか。

ここで外科医は、これから痛くなりますが、もうしばらく動かないでくださいと王に忠告しなければならない。ド・タッシーは「痔瘻用探針兼用ナイフ」を皮膚の穴に差し込むと、ゆっくりとだが力を込めて内側の穴に達するまで押し込んだ。これは痛い。誰もが額に汗を浮かべながら早く終わってくれと祈っただろう。内部の穴から探針が出てきたとき、ド・タッシーは少なくとも自分の困難な作業は終わったと思っただろう。だが、この不運な患者にとっての最悪の事態はこれからだった。外科医は瘻管のなかのナイフをぐいとすばやく引き抜いた。王は歯を食いしばったが、叫び声は上げなかった。瘻管が切り開かれた。ド・タッシーはすぐに肛門から大型の開創器を取り外すと、包帯の塊で出血を抑えた。患者は少量の血が脚の間を流れるのを感じたかもしれないが、それもすぐに止まった。

ルイは一か月後にベッドから起き上がり、三か月後には再び乗馬ができるようになった。彼は肛門の問題を恥じてはいなかった。フランスの全国民がその問題を知っていて、王の容態を案じながら回復を何週間も待ち望んでいた。幸運にも王は生き延びて、手術が成功したことが証明された。ベルサイユ宮殿では、勇敢な王をまねて、一時期ズボンに包帯を巻くファッションが流行したほどだ。瘻孔切開術は、「大手術」とか「ラ・ロワイヤル」などと呼ばれた。フェリックス・ド・タッシーは三〇人以上の廷臣からあの手術をやってほしいと頼まれたが、誰も痔瘻を患っていなかったため、みんながっかりしたという逸話もある。一六八七年一月、宮廷楽長のジャン＝バティスト・リュリが、ルイ一四世の快癒を祝して「テ・デウム」を演奏した（リュリが指揮棒で足の親指を打ち付けたのはこの時だ）。

術後の王の調子は良好で、その後も尿失禁に悩まされたとの記録がないことから、王の痔瘻は低い位置にあり、つまり肛門括約筋は傷つかなかったのだろう。ごく単純な手術で済んだフェリックス・ド・タッシーは運が良かった。では、もっと高い位置にある痔瘻はどう処置すればいいのか？

この問題に対する答えは、ヒポクラテスが二〇〇〇年以上前に出している。セトン法という糸を使った方法を初めて提案したのはヒポクラテスで、紀元前五世紀のことだった。記述によると、このギリシア人医師が使ったのは柔軟なブリキ製の探針で、終端には針の目のような穴が空いていて、その目に、数本の亜麻糸に馬の毛を巻き付けて作った糸を通したという。彼はまず患者の肛門に人差し指を入れ、次に皮膚にできた穴に探針を差し込んだ。それから直腸に入れている自分の指に触れるまで、探針を押し込んだ。指に触れたら探針をUターンさせて肛門から引き抜いた。糸が瘻管を通って直腸を経由して肛門から出たところで、糸の両端を結んだ。

糸が通っているおかげで瘻管は開いたままになり、膿が分泌されても糸を伝って体外へ排出される。これで膿瘍の発生や再発を防げる。それから糸をもっときつく締めて、何日か何週間か後には、糸が肛門括約筋の組織に少しずつ食い込むようにする。ゆっくりと食い込むため、糸の圧力で傷ついた筋線維はゆっくりと回復するだろう。セトン法はゆっくりした瘻孔切開術で、肛門括約筋を傷つけることもない。粗い亜麻糸のおかげで組織を切断できるのだが、それでも早々に糸が切れてしまう可能性がある。だから馬の毛も使ったのだろう。この糸を利用すれば、再びブリキの探針を通さなくても、新しい亜麻糸を瘻管に通すことができる。

今日では、高位の痔瘻はさまざまな方法で治療が試みられている。たとえば、瘻管にさまざまな物質を詰めたり、粘膜で塞いだりする。だが、もっとも一般的な治療法はヒポクラテスが考案した昔ながらのセトン法だ。シンプルな糸を使ってゆっくりと組織を切断する。亜麻糸と馬の毛の代わりに合成素材やゴム素材が用いられるが、効果は変わらないし、大抵の場合、満足のいく結果が得られる。

フェリックス・ド・タッシーは、王の痔瘻を処置したときに糸ではなくナイフを使ったことから、彼はヒポクラテスの著書から手術方法を学んだわけではなかったようだ。彼は、ニューアーク＝オン＝トレントに住む痔瘻の手術で有名なイギリス人外科医、ジョン・アーダーンの著書から手術方法を学んだのかもしれない。アーダーンは一三七六年に痔瘻に関する手引き書を出版したが、その本のなかにはアーダーンが実際にやった術式や器具の挿絵も掲載されていた。アーダーンは、すべての痔瘻患者をごくシンプルな瘻孔切開術で治療した。だが、彼の結果は同僚たちよりもはるかにすぐれていた。アーダーンが有名になったのは、術後ケアが穏やかだったからだろう。彼の術後ケアのおかげで、切開された瘻管は、同僚外科医が手術した瘻管よりも癒えるのが早かった。アーダーンは傷口から流れ出る血液を、熱々の焼きごてではなく、布片で止血した。傷口に腐食性の軟膏を塗って浣腸する代わりに、水で洗浄した。ルイ一四世もこの穏やかなケアの恩恵を受けたのだ。

アーダーンは百年戦争中に軍医を務めたが、戦場で痔瘻に苦しむ騎士たちを大勢診た。騎士たちは重い甲冑を身につけて馬の鞍の上で上下に揺られる一方で、労苦と恐怖と暑さで汗が背中を伝って尻の割れ目に流れ込んでくる。このような刺激が続くと、尾骨の近くに膿瘍ができる。膿瘍が破裂すると、肛門周囲膿瘍によく似た穴が空くのだ。

しかしそれは肛門周囲膿瘍ではなかったことが判明した。一四世紀にジョン・アーダーンが遭遇した馬上で揺られた騎士たちとまったく同じ問題が、六〇〇年後に、別の戦争中に尾骨に刺激を受け続けた兵士たちの間で起きたのだ。ただし、今回は馬上の騎士たちではなく、第二次世界大戦中にジープに揺られた兵士たちだった。ジープは起伏の多い土地でも走れるよう設計されていたが、シートは堅く、サスペンションもなかった。大勢のアメリカ人兵士たちが、何週間も入院して臀部にできた膿瘍の治療を受けた。

兵士たちが罹ったのは、毛巣嚢胞《もうそうのうほう》と呼ばれる感染症だった。この感染症は、肛門周囲膿瘍よりも少し高い位置から発症し、直腸から始まることはない。原因ははっきりしていないが、毎回同じところから発症する。かつて人間に尻尾がついていた場所だ。この箇所には尾の痕跡が小さく残っているが、その皮下組織の血液の供給量は少なく、皮膚の下に毛（埋没毛）が生えやすい。この場所に小さなくぼみがある人もいる。埋没毛は膿を伴う感染症を発症することがあり、特にここに絶えず刺激を受ける人、たとえばジープに乗る兵士に多い。そのため感染性毛巣嚢胞は別名「ジープ病」とも呼ばれている。

ジョン・アーダーンは、騎士たちが患っていた膿瘍が肛門周囲膿瘍ではないことに気づかなかったし、一七世紀の間にこの二つの違いが区別されることもなかった。もっとも、ルイ一四世が悩まされたのは毛巣嚢胞ではなかったのは確かだ。毛巣嚢胞は開口部のあるトンネル（瘻管）ではなく、行き止まりのトンネル（洞）だ。洞だったら、フェリックス・ド・タッシーは特製の「痔瘻用探針兼用ナイフ」を貫通させられなかっただろう。痔瘻と毛巣嚢胞はどちらも女性よりも男性に多いが、肛門周囲膿瘍の方が発症する年齢層が高めで、三〇歳〜五〇歳ぐらいの人に多く見られる。ルイは四八歳で発症した。肛門周囲膿瘍は、腸の炎症性疾患であるクローン病から発症するケースもあるが、原因がわからない場合が多い。ルイ一四世の場合は、ベルサイユ宮殿の不衛生な環境が一役買った可能性がある。清潔な水や冷蔵庫がなかったため、宮殿の住人たちが食中毒によって下痢に悩まされる確率は一般市民と変わらなかった。おまけに太陽王ことルイ一四世は、身体を洗わなかった。体臭があまりにひどかったために、使節の訪問を受けた際に、客が自分の体臭で気分を害さないよう、親切にも王自ら窓を開けたほどだ。

フェリックス・ド・タッシー医師は、ルイ一四世の手術を終えたあと二度とナイフを握らなかった。大役をこなしたためのストレスが原因だと言われているが、実際には、手術が成功したおかげで、多額の年金、広大な田舎の土地、肩書きをもらったためではないか。彼の「痔瘻用探針兼用ナイフ」は現在、パリの医学史博物館に展示されている。

当時、外科医は尊敬される職業とはみなされていなかった。だが、その考えも変わろうとしていた。フランス国王が瘻孔切開術を受けたことは、ヨーロッパ中の人々に知れ渡った。ウィリアム・シェイクスピアが書いた笑劇『終わりよければすべてよし』のなかでは、フランス国王の肛門の病気が大きな役割を果たす。当時は、ルイの痔瘻を揶揄するような歌やジョークもできた。誰もがその噂をしていた。瘻孔切開術が成功したことで、瀉下薬、洗浄、妙薬、瀉血を使って治療する医師の技量不足が露わになった。国王の手術がおこなわれた翌世紀には、外科医の人気はかつてないほどにまで高くなった。

痔核

肛門のなかとその周りでは、さまざまな問題が起こることがある。このような問題に対処する医学分野を「肛門科」と呼ぶ。肛門の手術には、肛門周囲膿瘍、膿瘍、尖圭《せんけい》コンジローマ、肛門部腫瘍、肛門裂傷、直腸の脱出症、便失禁、痔核(痔)の治療などが含まれる。痔核は、肛門にある三本の静脈に静脈瘤ができると起きる。人が仰向けに横たわって両脚を上げた図で見ると、この三本の静脈はそれぞれ五時、七時、一一時の方角、すなわち肛門の後方の左側、後方の右側、前方の左側に位置する。ほとんどの痔核は、かゆみと多少の出血を除けば、特に問題はない。だが、静脈瘤を通る血液の流れが滞ると、突然激痛に襲われることがある。このような症状は、たとえば飛行機の椅子に長時間座って旅行したあとに起きたりする。ナポレオン・ボナパルトがワーテルローの戦いで破れたのは、この問題が原因だったと言われている。症状が慢性的になったら、痔核切除術(痔核を外科手術で取り除くこと)が必要かもしれない。他にも、痔核をゴム輪で結ぶ(バロン結紮)、痔核に注射を打って縮小させる(硬化療法)、電気凝固術で焼く方法もある。中世の時代には、痔核に冷たい鉛の管をあて、管のなかに熱々の銅の棒を差し込んで焼灼した。痔核の発症には、新聞も重要な役割を担っている。トイレに新聞、マンガ、スマホ、ノートパソコンを持ち込む人は、肛門の静脈に高い圧力が長くかかりがちだ。便座に長く座りすぎないようにしよう!

第二八章 動物園の獣医

デンキウナギに麻酔をかける
——動物の手術

外科医は日常的に電気を使って仕事をする。電圧、伝導率、周波数しだいで、電気は無害にも、有益にも、邪魔にも、危険にも、致命的にもなる。二〇一三年三月一日、アムステルダムで電気の危険性を改めて証明するような、特殊な手術がおこなわれた。といっても手術を執刀したのは外科医ではなく、手術室も病院ではなかった。場所はアルティス動物園、執刀したのは幅広い動物を手術する獣医、マーノ・ヴォルターズだ。

もちろん外科医が診るのは哺乳類、具体的には霊長類の一つの種に限定されるが、ヒトを対象とする手術のほとんどは他の動物にも応用できるし、外科手術の発展は獣医学の発展にも役立っている。獣医は日常的に去勢や避妊手術をすると同時に、犬を帝王切開したり、牛の胃を手術したり、ミニブタの腹部の脂肪を取ったりする。他にも、馬の腹壁ヘルニアを修復したり、チーターの骨折を治したり、カバの歯を治療したりすることもある。

科学的な調査のためにネズミの小さな胃や腸にメスを入れる外科医もいるが、たとえば次のような手術をしたらおもしろそうではないだろうか？　フラミンゴの食道を手術する、キリンの首にある頸動脈に血管形成術をする、亀の肺を手術する、コアラの虫垂を切除する（コアラの虫垂は二メートルの長さになる）、トラの甲状腺を手術する（そんなことが可能なら）。クジラの心臓切開術（クジラの心臓は人間が乗れるほど大きい）や、ゾウの鼻を整形するのもおもしろそうではないだろうか？

アルティス動物園でおこなわれたのは、これらに劣らないほどの異例な手術で、しかも手術を受けるのは危険な動物だった。ヴォルターズが執刀したのはデンキウナギだったのだ。そのデンキウナギは長年この動物園の水族館を泳ぎ回っていたが、腹部に腫れが見られたのだという。魚類であるデンキウナギは体長一・五メートルほどで、電気ショックを発生させる能力がある。そのため、電気が流れるコンセントを水中に入れた時よりも危険なのだ。

電気を発生させる生き物と言っても、特別なことではない。生き物の体内にある細胞はすべて、その内側と外側との間に絶え間なく電場を作り出している。起電力は低いものの、計測できる程度の高さはある。たとえば、脳内の電気的な変化は脳波計（EEG）で、心臓の電気的変化は心電図（ECG）で測定できる。神経細胞は細胞内の電荷を使って信号を送る。わたしたちの脳は、電気で動く巨大な管理中枢だ。その電気を生み出して維持するには、かなりのエネルギーが必要になる。必要な電力を供給するために、人間が吸い込んだ酸素の五分の一は脳へ送られる。

デンキウナギは独特な器官を使って発電する。複数ある発電器官は個々に発電するのではなく、連続して発電し、電荷量を蓄積できる。そのため、デンキウナギはかなり強力な電気を発生させる。この電気量を発電するにはかなりの量の酸素が必要になる。魚がエラを使って水中から取り入れる酸素よりはるかに多い量が必要なため、デンキウナギはしばしば水面から顔を出して、空気中から酸素を吸い込む。

デンキウナギには発電器官が三つあり、三つとも尾にある。といっても、この魚の大部分は尾でできているが。一つ目のサックス器官は、微弱な電気信号を発する。デンキウナギはこの信号を一種のレーダーとして使い、周囲の状況を把握する（目が非常に小さいため）。この器官を使って獲物を特定したら、ハンター器官から電流を発して獲物を麻痺させる。三つ目となる主器官は、危険を察知したときに使う。主器官の起電力は六〇〇ボルトとも言われており、感電すると、周囲にいる生き物はすべて動けなくなる。人間も例外ではない。

アルティス動物園のデンキウナギは、数週間ほど前から腹部が腫れていて、頭を上に向けていた。デンキウナギの腹部は小さくて目立たないことが多いが、電気を帯びる長い尾と頭との間にある。最初、動物園の獣医はデンキウナギが食べすぎたか、便秘になったのだろうと考えたが、えさの量を減らしても、下剤を投与しても治らなかった。抗生物質も効かなかったことから、感染症ではないのだろう。がんかもしれない。どんどん容態が悪化していくのを見て、獣医はデンキウナギを診察して治療法を検討することにした。つまりデンキウナギを水槽から出して、レントゲン撮影をして、生体検査――腫れた部位の組織を切り取って顕微鏡で調べること――をしようというのだ。こうした処置をすれば、デンキウナギは脅威を感じて、六〇〇ボルトの電流を飼育員に向けて放電するだろう。するとウナギは消耗して酸素不足になる。全体的に見て、これは人間だけでなくデンキウナギにとっても危険な試みだった。かくしてこの手術には周到な準備が必要だった。

今回のデンキウナギの手術は、史上初の試みではなかった。二〇一〇年にもシカゴで同じ手術がおこなわれていたため、アルティス動物園はその手術を執刀した獣医に連絡を取った。彼らは準備を整え、簡単に記録を残した。重要なのは、デンキウナギは意図的にしか放電せず、無意識に放電しないことを知っておくことだ。つまり眠っている間は放電しない――このことには二つの利点があった。一つ目は、デンキウナギに麻酔をかけたら、あとは感電を恐れることなく手術ができること。二つ目は、水中の電圧計を見ればデンキウナギの眠りの深さを測れることだ。電圧が低ければ低いほど、麻酔剤が効いていると考えられる。

アルティス動物園の歴史ある水族館のなかには大ホールがあり、手術はその奥の展示室でおこなわれた。全員が電気技師用の特別な手袋を着用し、デンキウナギを捕まえて移動させる役割を担う二人の飼育員は、ゴム製の潜水服まで身につけた。手術台にはポリ塩化ビニール製の雨どいを使った。デンキウナギをそのなかに横たえて、レントゲンを撮って生検をおこなうのだ。デンキウナギを網で捕まえてから、水がたっぷり入ったプラスチックの水槽に入れ、酸素を添加した。水槽に麻酔剤（トリカイン）を入れて、ごく単純な電圧計でデンキウナギの放電量を測った。一時間後には放電量が減り、動きも鈍くなった。

デンキウナギがぐっすり眠ると、すぐさま水中から取り上げられて溝の形をした手術台に横たえられた。電圧計を見ると、もう電気は発生していなかった。デンキウナギの口に絶え間なくトリカイン入りの溶液を流し込んだ。今や腹部の腫れの大きさがはっきり確認できて、腫れた腹に堅いしこりがあるのが感じ取れた。レントゲンを撮ったあと、ヴォルターズはゴム手袋をはめた手で、腫瘍の真上の皮膚を小さく切開した。デンキウナギにはうろこがなく、普通のウナギと同じような皮膚をしているため、切開しやすかっただろう。腹から組織片を切除すると、手術創を吸収性縫合糸で縫合した。魚類を縫合するときは、すぐに溶ける縫合糸を使ってはいけない。温血動物の場合だと傷は二週間もすれば治るが、冷血動物のデンキウナギは代謝がはるかに遅い。そのため、傷がきちんと癒えるまで六～八週間はしっかり閉じておかなければならないのだ。小手術が終わったあと、デンキウナギは回遊できるよう真水の入った水槽に入れられた。間もなくデンキウナギは動き始め、最初の放電をした。電圧計で、その電圧が高かったことが確認された。

だが、一時間ほど経ったところで、デンキウナギの様子がおかしくなった。規則的に放電しなくなり、活動量も鈍ってきた。そして突然、デンキウナギは高電圧で一度放電すると、完全に動かなくなった。死んだのだ。まるで最期の一息を電気にして吐き出したかのようだった。麻酔と手術でストレスがかかりすぎたのか、それとも癌性腫瘍の負荷が大きすぎて耐えられなかったのか？

ヴォルターズはデンキウナギの死体を解剖した。腫瘍はかなり肥大していて、肝臓と脾臓にも転移していた。のちの顕微鏡検査で転移性膵癌だったことが判明した。だから腫瘍が急激に成長したのだ。いずれにせよ、このデンキウナギが回復する見込みは薄かっただろう。麻酔にかかって死んだのだから、苦しみがかなり和らいだのではないだろうか。

ヴォルターズと手術チームが気をつけなければならなかったのは、予測不能な電気だった。外科医（人間を手術する外科医のこと）も日常業務のなかで電気の危険性を意識しなければならないが、幸いにも手術室内の電気量は制御して管理できる。手術をする間、電気は至る所にある。麻酔科医が扱う人工呼吸器はもちろん、心拍、酸素濃度、血圧を監視する装置も電気で動く。手術台は電動式であり、照明やキーホール手術で使う装置も電気を使い、回診用X線装置はキロボルト単位の高電圧を使ってX線を発生させる。手術室には他にも、医療データを記録したり、アクセスしたりできるコンピューターや、手術手順を監視したりX線写真を見たりするのに使うビデオモニターもあるが、どれも電気で動いている。この安全な環境で、読者が想像する以上に電気を近づけておこなう手術方法がある。

たとえば、電気凝固法がなければ、ほとんどの現代手術は不可能だろう。メスと焼きごてを組み合わせて進化させたような電気メスを使って、凝固させる方法だ。電気凝固をする間は、文字どおり患者の体内に電流が流れる。だが、それでも安全だ。

石器時代の外科医は石を使った。ウルのアブラハムは、石でできたナイフを使って割礼した。ギリシア人は青銅のメスを、ローマ人は鉄のメスを、そして現代人は鋼のメスを使っている。この数百年間に技術が発展したおかげで、新しいタイプのメスが開発された。圧電気(潜水艦のソナーシステムで有名な技術)を使った特別な装置でメスを振動させて、切開したり、止血したりする。放射線の力(原子力)が利用できるようになってほどなくして、ガンマ線を用いたガンマナイフと呼ばれる器具が手術で用いられるようになった。利用可能なマイクロ波(料理でも用いられる)が開発されてすぐに、この技術は手術に導入された。レーザー光線も同じだ。だが、すべてのなかでもっとも成功した器具は、シンプルな電気メスであることに変わりはない。ちなみに電気メスが発売されたのは、白熱電球が実用化されて、日常生活で電気が広く普及して間もなくのことだった。

一八七五年頃、電気用フィラメントを使って焼灼する実験がおこなわれた(電気焼灼は「electrocauterisation」というが、語源はラテン語で「焼きごて」を意味する「cauterium」だ)。だがフィラメントが熱くなりすぎたため、想定よりもはるかに広い範囲の組織が焼けてしまった。危険であることはもちろんのこと、時間がかかるうえに、正確に焼けなかった。

フランス人物理学者のジャック＝アルセン・ド・アルソンヴァルは、これを一歩前進させた。彼は、電気は抵抗が大きいところで発熱量が増えることを知っていた。人間の身体は大きいため、さほど抵抗されることなく電気を通すことができるし、外科用メスの金属を通せば自由に電気を流すことができる。つまり、一番抵抗が大きくなるのは、メスが触れた身体の部位、具体的には電気メスの先端が触れたごく狭い範囲の組織だ。外科的な効果が必要な組織にだけ、メスを通して熱をあてればいいのだ。おまけに、熱が発生するのはメスが組織に触れたときだけだ。

電流の力は人体に有害だが、アルソンヴァルは直流ではなく交流という形でエネルギーを流せば、電流の力を低く抑えられるのではないかと思いついた。交流（ＡＣ）というのは、壁に取り付けられたコンセントから流れてくる電流のことだ。原理的に交流は非常に危険で、神経や心臓や筋肉を麻痺させる効果がある。だがこのフランス人物理学者は、交流の周波数を一万ヘルツ以上に上げれば、人体に悪影響を及ぼさなくなることを発見した。

電気メスはコードを経由して発電機に接続されている。それから、二本目のコードを使って発電機と患者を接続すれば電気回路の完成だ。これで患者は回路の一部になる。今日では、二本目のコードを「対極板」と呼ばれる伝導性の使い捨て粘着パッドにつなぎ、このパッドを患者の大腿部に貼りつける。そんなわけで外科医は、手術を始める前に、必ず手術チームに対極板を貼ったかを確認する。

卵の白身をゆでると固まるように、出血した患部に熱をあてると、血液や周囲の組織に含まれるタンパク質が液体から固体に変わって出血が止まる。このタンパク質の性質を凝固作用と呼ぶ。電気を使ってこれをやるのが電気凝固法だ。さらに温度を上げて組織の狭い範囲に電極をあてると、細胞内の水分が一気に蒸発して、タンパク質が凝固する前に破壊される。この方法は止血ではなく、組織を切除するときに用いられる。

一九二〇年代、アメリカ人技術者のウィリアム・ボヴィが電気凝固の原理をさらに発展させた。組織に当てるエネルギー量をもっとうまく調整できる発電機を開発したのだ。交流電流の周波数を三〇万ヘルツまで上げることで、それが実現した。彼が開発した発電機はこの交流電流をパルス状にして出力できただけでなく、電圧も調整できた。高電圧を一分あたりのパルス数を減らすことで、トータルのエネルギー量が高くなりすぎないようにした。これで電流を安全な範囲内に保ったまま熱の効果をうまく利用して、凝固(止血)したり切開したりできる。この原理は現代の外科手術でも変わらず応用されており、今も多くの国では、電気手術機器は発明者にちなんで「ザ・ボヴィ」と呼ばれている。

ボストンに住むハーヴェイ・クッシングという神経外科学のパイオニアが、ボヴィが開発した装置を手術に導入した。一九二六年一〇月一日のことだ。クッシングが注目したのは、人体のなかでも圧迫したり、縫合したり、結索するだけでは出血を止められない器官、すなわち脳だった。

頭部にある脳とそこにできた腫瘍には、細い血管から大量の血液が供給される。そのため脳腫瘍を手術で切除しようとすると、血まみれになることが判明した。この問題をどうにかしようと、クッシングはいくつもの予防策を講じた。細い血管に小さな銀のクリップを留めて止血し、そのまま組織のなかに残しておくという方法も取った。さらにクッシングは、いつも脳腫瘍をこまかく切って摘出していた。出血過多で手術を中断しなければならないときは、数日か数週間ほど、患者の血液量が回復するまで待ってから手術を再開した。これは「漸次的な方法」と呼ばれていた。大きな手術のときは、献血ボランティアに手術室へ来てもらい、必要に応じてその場で献血してもらった。そのほとんどは、先進的な脳外科手術を間近で見るためにボランティアを申し出た医学生たちだった。

クッシングは初めて電気凝固を使った手術を医学誌で発表して、この新しい止血方法の重要性を世に知らしめた。もっとも、この新しい技術を使ったのは彼が最初ではなかった。複数の外科医がすでに実践していたが、電気凝固を使ったクッシングの神経外科手術が大成功だったのと、クッシングが有名になったこともあり、一九二六年に大成功に終わったこの一つの手術の発表が、電気凝固法の普及を決定づけることとなった。

しかし、電気凝固法を広く普及させる前に、いくつかの問題を解決しなければならなかった。ボストンの町は、外灯や家の灯りに交流電流が使われていたが、クッシングが働いていたブリガム病院［現在のブリガム・アンド・ウィメンズ病院］では、まだ直流電流が用いられていたのだ。そのためクッシングの革新的な手術のために、特別に道から電線を引っ張ってきて手術室に接続し、交流電源を確保しなければならなかった。

運命となったその日、クッシングはウィリアム・ボヴィが開発した発電機を使って、ある男性患者の頭蓋骨にできた悪性腫瘍――頭蓋骨腫瘍――を手術した。三日前にも同じ患者に手術をしたのだが、失血多量で手術を中断しなければならなかったのだ。クッシングは「内燃機関の原理を知らなくても、車の運転はできる」と言って、凝固装置の物理的な仕組みを理解しようとしなかった。そのため彼はボヴィに手術室にいてほしいと頼んだ。止血するために電流を調整しなければならなくなったら、ボヴィに調整つまみをいじって電圧やパルス数を加減してもらうつもりだったのだ。クッシングは一回目の手術でできた手術創を再切開して、腫瘍の断片を一つずつ摘出していった。今回は外科用メスやはさみではなく、電気凝固を使って手術した。彼が腫瘍を焼灼するたびに煙が出ていやな臭いが立ち込め、手術の見学者たちは気分が悪くなった。献血ボランティアの医学生たちが気を失って椅子から転げ落ちるのを尻目に、クッシングはすぐに「この装置はすごい」と確信した。

次の手術は、一二歳の少女の頭蓋骨から同じような腫瘍を摘出するものだったが、ボヴィのサポートのおかげで、一回の手術で腫瘍を完全に摘出することができた。患者は二人とも合併症もなく順調に回復し、クッシングはその後もメスを握るたびにボヴィの装置を使い続けた。この装置のおかげで、これまではあえてやってみようとも思わなかった手術もできるようになった。「以前はとても可能とは思えなかった脳内での処置がうまくできるようになった」と彼は同僚にあてて書いている。世界中のさまざまな分野の外科医たちが彼をお手本にして後に続くようになった。

最初の頃は、何度か問題が起きた。ある日、開頭手術をしていたとき、患者の開いた前頭洞《ぜんとうどう》から青い炎が上がった。患者が麻酔剤として吸い込んだ可燃性のエーテルが手術創から漏れ、電極から出る火花に引火したのだ。それ以降、クッシングは患者に麻酔剤を吸入させるのをやめて、直腸麻酔を用いるようになった。また、クッシングの腕がうっかり金属製の開創器に触れて感電したこともある。それを機に彼はしばらくの間木製の器具や木製の手術台を使っていたが、ボヴィがより良い解決策を思いつき、発電機の設定を調整してくれた。

今日では、患者と手術チームを電撃から守るためにさまざまな対策が取られている。手術チームは手術用のゴム手袋をはめ、患者や手術台や電気機器はすべて接地されている。手術室全体がファラデー箱［外部からの電場の影響を遮るために、導体で囲まれた空間の箱のこと］になっているのだ――壁やドアには銅線網が埋め込まれていて、外部からの電気を遮断している。これで落雷や送電網からの過負荷が手術室に侵入して、手術に支障を来すこともない。さらに、現代の手術設備は外界から分離している。つまり、手術室には電流が通る導線が一本も通っていないということだ。手術室で使われる電気回路はすべて変圧器経由で供給されていて、コンピューターネットワークのデータは光ファイバーケーブルを経由して送られてくる。

ボヴィの電気凝固装置は、開発から一〇〇年近く経った今もあまり変わっていない。何度も改良され、安全性が向上し、クッシングが先駆者だった時代よりも厳しい要件に従って装置が使われている。とはいえ今でこそ、電気凝固は安全だと思われているが、患者の身体を流れる電圧は数百ボルトと高く、デンキウナギが生み出す電圧とさほど変わらないのだ。

縫合糸

縫合するときは、持針器《じしんき》と呼ばれる特別な道具を使う。持針器で針をしっかり把持するのだ。右利きの外科医は、右手の親指と人差し指で持針器を持つ。左手にはピンセットのような形をした鉗子を持って組織を持ち上げ、持針器で把持した針で縫う。縫合針は湾曲していて、できるだけ小さな動きで組織を縫合できるようになっている。縫合針は使い捨て針で、最初から糸が通してある。針と糸は二重に滅菌包装されている。外側の包装は、内側の包装に触れることなく開封できる。執刀外科医か助手は、外側の包装に触れることなく内側の包装をつかむことができるのだ。この包装方法のおかげで、外科医に針を渡したときに細菌が付着することもない。縫合針の種類には、鋭針、鈍針、組織を切断できる針、大きい針、小さい針などがある。糸は吸収性縫合糸と非吸収性縫合糸に分かれていて、単糸もあれば、数本の糸が編み込まれた糸もある。糸と針がさまざまに組み合わされて、個別に包装されている。ちなみに糸の太さと強度も何種類もある。糸の強度は数字で表される。一番は太く、二番はさらに太くなるといった具合で五番まである。〇番台の糸は細いが、もっと細い糸がたくさんあり、これらは〇番以下の単位で表される。ゼロが二桁の糸（〇・〇×）は、ゼロが一桁の糸（〇・×）よりも細い。ゼロが三桁の糸（〇・〇〇×）は、皮膚の縫合糸としてよく使われる。血管の縫合にはゼロが六桁の極細糸が使われ、顕微手術にはゼロが一二桁の超極細糸——髪の毛よりも細い——が使われる。

エピローグ

未来の外科医　トップ一〇

将来、外科医はどんな突飛ですばらしいことができるようになるか？――楽観主義者が想像力を駆使して思い描く未来からは、現在の外科医の欠点が見えてくる。ＳＦ小説は、文学の一分野として二〇〇年以上の歴史があり、ＳＦ作家たちは、無限の可能性のある未来に医師や外科医に何ができるようになるかを思い描いてきた。彼らが描くキャラクターたちは、あっと驚くような洞察力を発揮する場合もあれば、ばかばかしいほど無邪気な場合もある。では、古典的なＳＦ小説に登場する上位一〇位の外科医を紹介しよう。

❖第一〇位――ヴィクター・フランケンシュタイン

フランケンシュタインは、狂気的な野望を抱く、独立独歩で究極的な外科医だ。メアリー・シェリーが一八一八年に発表したこの小説では、異常な医師が死体の破片を集めて新たな存在を作り出し、科学の力でそれに命を吹き込む。驚いたことに、その怪物は自分の意見を持つ、知的な生き物であることが判明する。フランケンシュタインは怪物に翻弄され、結果的に自分の健康、婚約者、そして最後には自分の命さえも失ってしまう。

外科医と患者の関係はこの五〇年間で大いに変化したが、幸いなことに、ヴィクター・フランケンシュタインが経験したようなネガティブな結果を伴う変化ではない。患者も外科医も、互いに積極的にコミュニケーションをはかるようになった。二〇世紀の患者たちは、自分のどこが悪いのかとか、医師が何をしようとしているのかをきちんと説明されないまま、従順な羊のように手術室に運ばれていった。たとえがんを患っていても本人には多くを説明せず、病の治療法が何種類かあっても、患者と話し合うことなく、専門医の判断に委ねられることが多かった。

幸いにも、患者は前よりも積極的に意見を言ったり、自分たちでサポートグループを立ち上げたり、手術の結果についてもっと知りたいと情報を求めるようになった。現代の患者は、手術に同意する前に外科医を質問攻めにする。それは当然のことだが、外科医にとっては答えるのが難しいときもある。だが、たとえ患者の意見や要求によって医師が自制心を失いそうになることはあっても、患者が暴走するあまり、医師の健康や結婚や人生が犠牲になるようなことはないだろう。他方で最近の外科医は、あとで非難されないよう、病気や治療の限界についてできるだけ詳しく説明するようになった。もちろん、患者にとっては気が重い話だろう。起こりうるリスク、合併症、副作用を並べても、患者が喜ぶとは限らない。だが、現代の医師と患者との間はこのような関係が定着してきている。コミュニケーションが向上した弊害として、患者は昔ほど医師を信頼しなくなった。患者はセカンドオピニオンを求めるようになり、「ドクターショッピング」［患者がより良い医療を求めて、医療機関を渡り歩くこと］や医療サービスの過剰利用といった問題が起きている。

❖第九位――マイルズ・ベネル

マイルズ・ベネル医師は、真実を伝えようとするが、誰も真剣に聞いてくれない。ジャック・フィニィの『盗まれた街』（早川書房）（初出は一九五四年）で、ベネルの患者が一人ずつ地球外植物へと変身するのだが、誰も彼の主張を信じてくれないのだ。しかし、やがてただ一人、彼の精神科医だけが真剣に聞いてくれるようになる。

今日では、異常な症例や大きな問題があれば、外科医はしかるべき衛生監督署に報告しなければならない。調査がおこなわれて、正常な状況がどのようなもので、どうなれば異常な状況ではなくなるのかを分析するのだ。それからいくつかの改善点をまとめた行動計画を立て、一定期間後に評価がおこなわれる。治療方法や、医療従事者の対応に不満がある患者は、病院のクレーム対応担当者か担当部署に苦情を申し立てることができる。最近は、医師であれ患者であれ、どんなにおかしな苦情でも真剣に聞いてもらえる。

❖第八位——ブレア医師

一九八二年に公開されたジョン・カーペンター監督の映画『遊星からの物体X』では、医師が仕事中に感染して、怪物になってしまう。南極の観測基地に地球外生物が現れ、隊員たちの身体を乗っ取り始める。死者が出るたびに、ブレア医師は変形した死体の解剖をおこなったが、ついに自分も感染してしまう(手術用マスクを着用していなかった)。彼は他の隊員たちから距離を置き、その生き物に身体を乗っ取られてしまう。

外科医は、常にメスや針をはじめとする鋭利な器具を扱うため、そうした器具で自分を傷つけることがある。患者の体液が外科医の目に飛び散ったり、小さな傷口から侵入したりすることもある。そのため外科医は、感染症の予防に気を配る。何かに触れるときは手袋をし、B型肝炎ワクチンを接種し、手術中はサージカルマスク、ゴーグル、手術帽を被って自分を守る。これだけ用心していても感染することがある。針やメスの先で薄いゴム手袋に小さな穴が空いたり、飛び散った体液が目に入ったりするのだろう。そんなときは、患者にＨＩＶやＣ型肝炎の検査を受けるよう頼まなければならない。ＨＩＶ検査で陽性だった場合、外科医は一か月間、抗レトロウイルス薬を服用して感染リスクを最小限に抑えると共に、さらなる感染を防ぐためにセックスするときは感染の予防を徹底する。外科手術をおこなう外科医には、ＨＩＶなどのウイルス感染といった職業的な危険が伴う。

❖第七位――ヘレナ・ラッセル

一九七〇年代に描かれたこともあって、ヘレナ・ラッセルはそれほど未来的なキャラクターではない。彼女は、イギリスのBBCが一九七五～七七年に渡って放送したテレビドラマ『スペース1999』の登場人物だ。タイトルから想像できるように、このシリーズの舞台は一九九九年だ。ある日、爆発事故が起きて月が地球の衛星軌道から外れてしまう。月基地「ムーンベース・アルファ」の入植者たちの未来はどうなるのか。おまけに彼らの医師は女性だ――一九七〇年代としては実に未来的なチョイスだ。

女性は決して手術に不向きではない。身体的負荷、責任、作業ペース、夜勤――いずれにおいても、女性は男性と同じように対処できる。また、男性と同じぐらい技術を理解している。女性は生まれながらにして男性よりも技術に疎いわけではないし、対人関係では男性よりもはるかにうまく対処したりする。にもかかわらず女性の外科医はまだまだ少ない。といっても女性の外科医の割合は急速に増えており、その傾向も近い将来変わるだろう。だが一九九九年当時は、女性の外科医はまだ珍しかった――オランダでは外科医八人のうちで女性は一人しかおらず、イギリスでは指導医のなかで女性はわずか三％しかいなかった。

❖第六位――白衣の男たち

一九八二年に公開されたスティーヴン・スピルバーグ監督の映画『E.T.』のなかで、政府の秘密機関から送られてきた正体不明の医師たちが、愛嬌のあるE.T.を冷淡に扱って任務を遂行しようとする。家人に断りもなく、エリオット少年が住む家を占拠し、リビングを手術室に変えてしまうのだ。患者であるE.T.はおろか、エリオットやその家族の意見を最初にじっくり聞かなかったために、E.T.の唯一の問題がホームシックだと気づかず、状況をさらに悪化させてしまうのだった。

未開拓な手術の領域は次々と踏破されており、こうした進歩は本当に必要なのかといった議論がしばしば起きる。近年、「できる限り人間らしく、人々が望むような形で」とか「生きる年数だけでなく、充実した人生の年数も延ばす」などのモットーをよく耳にするようになった。手術をするか否かについて賢明な決断をするには、患者のメリット――寿命とクオリティ・オブ・ライフの両方――と、手術に伴うリスクのバランスをうまく取らなければならない。決定する際には、患者も医師もそれぞれ要望があるだろう。治療方針は、患者の望みや病気の性質や予後に基づいて決められる。制限なしに完全な治療をおこなう方針に決まれば、患者を治して命を救うためなら、制限なしにあらゆる処置が講じられる。協議して具体的な治療制限を決めることもできる。たとえば、蘇生以外のあらゆる必要な処置を施すことを決定するときもある。治療を完全に制限したい場合は、患者の命を救うための追加の治療はおこなわず、患者の人生の最期をできるだけ穏やかにするための処置しか取られない。

❖第五位――コールドスリープ中の医師たち

一九六八年に公開されたスタンリー・キューブリック監督の映画『2001年　宇宙の旅』では、ディスカバリー一号で宇宙を航海中、三人の医師がぐっすりと眠っている。彼らはこのミッションの始めに人工冬眠状態にされ、ディスカバリー一号が目的地の木星に到着したら目覚めることになっていた。ところが、彼らが何ら疑うことなく熟睡している間に、船内に搭載されていたHAL9000型コンピューターが宇宙船を乗っ取る。宇宙船の「IT部門」は、三人の医師のタスクを引き継いで、彼らの生命維持装置を切ってしまう。

医療の電子化が本格的に始まったのは、一九九〇年代半ばのインターネットバブルの頃だ。外科医も時代の流れに乗って、こうした発展を受け入れざるを得なかった。拒む者は、時代から取り残されていった。手書きのカルテ、処方箋、推薦状は過去の遺物となった。現代的な病院はどこも電子カルテを導入しており、治療、入院手続き、結果、合併症はすべてデジタル形式で登録されている。その結果、医療秘書の数は減り、外科医の仕事量は格段に増えた。推薦状やカルテが電子化されるのは良いことずくめに思えるかもしれないが、インプットしなければアウトプットもない。外科医やその他の専門医が対処しなければならない管理業務は急増しており、電子化のおげで業務量が減るわけでもない。コンピューターが人間の医師の業務をすべて引き継ぐ可能性は、(残念ながら)まだない。

❖第四位――レナード・マッコイ

『スタートレック』はジーン・ロッデンベリーが製作し、一九六六～一九六九年にかけて放映されたテレビドラマだ。宇宙船USSエンタープライズ号のなかに、レナード・マッコイという名の無口な船医が搭乗している。二三世紀を生きる男にしては、マッコイは実に古風だ。しばしば対立する相棒のスポック博士と違って、科学技術や冷淡な論理には興味がない。彼にとってはエビデンスに基づく手術など無意味で、しっかり休息して清潔で規則正しい生活が重要だと考える。彼の患者たちは、きちんと整頓された清潔な四人部屋の病室でぐっすり眠っている。エンタープライズ号のマッコイの下では、患者の術後ケアに最短コースはない。

術後ケアと言うと、ベッドで休むことをイメージしがちだ。術後の重要な回復期には、ベッドで横になることは益よりも害の方が多いのだが、一九六〇年代に一体誰がそんなことを知り得ただろうか。マッコイはスマートフォンサイズの小さなデバイスを持っていて、それを患者の上で振りかざすだけで、患者の詳細な診断結果が得られる。治療法も未来的で、エイリアンに襲われた船員たちを全員、障害も傷跡も残すことなく治すことができる。だが、こうした最先端技術を使って治療したあとの方針には、未来的なものは何もない。一七世紀の大病院と同じように、マッコイはただ患者をベッドで眠らせて、回復するのを待つだけだ。

❖第二位――ロボット外科医

ジョージ・ルーカスが一九八〇年に製作した大作『スター・ウォーズ　エピソード五／帝国の逆襲』では、若き英雄ルーク・スカイウォーカーが善（フォース）と悪（ダーク・フォース）との戦いで、右手を切り落とされる。そこで名前のないロボットがルークの腕に義手を取り付ける。と同時にルークは、自分の手をライトセーバーで切り落とした邪悪なダース・ベイダーが、実の父親だと気づく。このような中途半端なおとぎ話はハッピーエンドを迎えるものだ。いかにもご都合主義的な展開で、ロボットはルークの腕をより精巧な義手に付け替える。この映画で描かれる未来では、ルーク・スカイウォーカーは患者として満足したようだが、外科医はもはや不必要な存在のように見える。

この三〇～四〇年間で、手術に関する技術開発はめざましい発展を遂げた。ますます複雑な手術が可能になると共に、切開創はどんどん小さくなっている。驚いたことに、これほど急速に進化するなかで、ロボット工学は重要な役割を果たしていない。一部の開腹手術はロボットを使ってできるものの、ロボットをあらかじめプログラムすることはできず、外科医が必ずリアルタイムで操縦しなければならない。さらに、ロボット手術は新たな選択肢を提供するものではない――ロボットがいなくても同じ手術ができるからだ。とはいえ、ナビゲーションやバーチャル・リアリティに関連する技術は、手術の手順を改善するには役立ちそうだ。その意味では『マトリックス』（ウォシャウスキー兄弟監督、一九九九年）や『トータルリコール』（ポール・バーホーベン監督、一九九〇年）の方が『スター・ウォーズ』よりも手術の未来をリアルに描いている。

❖第一位――アッシュ

リドリー・スコット監督が一九七九年に製作した映画『エイリアン』では、宇宙貨物船ノストロモ号にアッシュという名の医師が乗船している。船のなかで、一人の乗組員の胸を突き破って不気味なエイリアンが出てきたとき、他の乗組員たちがエイリアンを殺そうとすると、アッシュがそれを邪魔した。乗組員たちがアッシュを殺すと、彼の正体は人間ではなく、プログラムに従って動くアンドロイドであることが判明する。アッシュは、宇宙船を運営する会社から、エイリアンを探せという密命を受けていたのだ。アッシュは、同僚を犠牲にすることなど厭わず、あくまでも取締役会の指示に従う医師だったのだ。

医療の質は医療従事者によって決まる。患者と一緒に、何をすべきかや、それをする最善の方法を決めるのだ。これは病院の関心事ではあるが、病院の幹部には他の関心事もある。彼らは給料を支払い、医療用具を買い、病院の建物を管理しなければならないが、たくさんお金をかける余裕はない。より安い費用で同質の医療サービスを提供できるときもあるが、あまり訓練されていないスタッフ、安い材料、少ない設備では、医療の質に影響することがある。病院にいる医療従事者たちのなかで、外科医ほど訓練されたスタッフ、質のいい材料、最新の設備を必要とする者はいないだろう。そのため外科医は病院の幹部の方針に大きく左右されるのだ。そんなわけで外科医は病院の方針が決められていく過程を常に把握しなければならない。だが、あらゆる医療従事者のなかで、外科医は一番忙しくてそんなことをする時間がない。一般的に、医療に関する政策決定は——全国的にも各病院でも——経営者や、外科以外の医師の判断に委ねられており、外科医はそれを傍観しているのが現状だ。

❖第一位——ピーター・デュバル

リチャード・フライシャー監督が一九六六年に製作した映画『ミクロの決死圏』では、潜航艇プロテウス号にピーター・デュバルという名の聡明な外科医が乗船している。東欧圏のある著名な科学者が西側へと亡命する際に、頭を打って脳出血を起こす。脳にできた血腫を取り除くには、低侵襲手術をおこなうしかない。このSF映画では、それを文字どおり実現させる。未来的な技術を使って、原子力潜航艇も船員もすべてを赤血球サイズに縮小して、科学者の首の血管に注入するのだ。ところが潜水艇は道に迷い、心臓や内耳などを経由しつつ冒険しながら脳に到達する。さらに悪いことに、その旅に内科医を連れていったことが大きな間違いだったことが判明する。話が進展するにつれて、内科医のマイケルズがスパイで、チームの計画を妨害していたことが判明する。だがマイケルズは相応の報いを受けて白血球に食べられてしまう。外科医ピーター・デュバルは特別な潜水服を着て、美しきレイチェル・ウェルチと共に、巨大なレーザー砲で血腫を破壊し始める。

こんなシナリオを書けるのは外科医だけだろう。残念ながら、現在でも血腫の治療をするのは、ミニチュアの潜水艇に乗った外科医ではない。その代わりに外科とは違う専門医が薬物治療をおこなっている。低侵襲なのは同じだが、おもしろみに欠ける。

近未来の手術において、低侵襲治療は重要なコンセプトになる。手術の規模はどんどん小さくなり、時間も短縮され、患者が経験する苦痛や不便さも軽減されている。おまけに、薬や非外科的な処置で治療できる病もあるため、手術の必要性は減っている。とはいえ外科医が完全にいなくなることはないし、ロボットやコンピューター技術に取って代わられることもないだろう。メスを使って人命を救ったり、損傷を修復したり、がんを切除したり、痛みを和らげてくれる外科医は今後も常に必要とされるだろう。

女性

今でこそ、男性も女性も外科手術を執刀するのが当然と思われるようになったが、過去二〇〇年間にわたってこの職業は男性が支配的だったため、外科用メスを持つ女性は新鮮な感じがする。だが、人々から尊敬される女性外科医は常にいた。西暦一〇〇〇年頃、(男性)外科医のアブー・アル＝カースィム・アッ＝ザフラウィー(「コルドバのアルブカシス」とも呼ばれる)は、膀胱結石に悩む女性は、女性の外科医に診てもらうのが一番良いと書き残している。また、一二世紀のフランスの文献にも、女性外科医の技術に関する記述がある。イタリアでは、一三世紀頃から女性たちは外科医になるための訓練を受けたし、フランスでも外科医の夫が亡くなった場合、妻が夫の仕事を引き継ぐことが許された。一四世紀には、イタリアのサレルノ医学校から三〇〇〇人以上の医学生が卒業したが、そのうちの一八人が女性だった。同じく一四世紀のイギリスでは、国王の宮廷付き外科医も女性だった。ところが中世以降は、物事の考え方について大きな変化が二つ起きて、外科手術の場から女性がほとんどいなくなった——一六世紀の魔女狩りと、一九世紀の貞淑を重んじる風潮だ。この風潮は一九六八年まで支配的だった。オランダでは、一九四五〜一九九〇年までに新たに外科医として登録された人たちのなかで、女性が占める割合は三％程度だった。その割合は、一九九〇〜二〇〇〇年の間に一二％まで上昇した。二〇一〇年には、外科医のうちの二五％と、研修医のうちの三三％を女性が占めるまでになった。イギリスでは、二〇一六年に指導医のうちの一一・一％を女性が占めた。

謝辞

本書は、歴史に残る資料、インタビュー、メディアの報道、伝記、その他の参考文献を基にして、有名な患者と名もなき患者の人生に起きた実際の出来事を取り上げている。歴史的な事実を正確に再現することよりも、外科的な観点から患者の身に何が起きたのかを解釈することに重点を置いて書いた。二〇〇九～二〇一四年にかけて、わたしが『Nederlands Tijdschrift voor Heelkunde（オランダ外科学会誌）』（ヴィクトール・カンマイエル編集）に発表した記事を加筆修正したものだ。

本書の執筆にあたって協力してくれた方々に感謝したい――レーニンの手術に関するロシア語の資料を正確に解釈してくれたボリス・リベロフ、オランダの医療法について補足情報をくれたアガサ・ヒールケマ、デンキウナギに関するインタビューに答えてくれたマーノ・ヴォルターズとアムステルダムのアルティス動物園、さまざまなテーマについて有益なアイデアを提供してくれた妻のラヴァーン、同僚のマウリッツ・デ・ブラウ、エリック・デルケセン、エリック・ファン・デュルケン、トマス・ナギー、そして最後に原稿を読んで建設的な批評をくれたプレウン・スネルに。

訳者あとがき

「外科医が書いた外科手術の歴史に関する本を訳していただけませんか」

晶文社の編集者、葛生知栄さんから翻訳の打診を受けたとき、思わず「ひぃ〜」と声が出た。実はわたしは人が切られたり、刺されたりする場面が苦手だ。数年前に『世にも危険な医療の世界史』（文藝春秋）という本を訳したのだが、残酷な場面が続出して、目から赤い血を流しながら訳したのを憶えている。足を切断する場面や、眼球の上部からアイスピックを突き刺して脳の組織をぐちゃぐちゃにする場面、頭痛に悩む患者に暖炉で熱々に熱した焼きごてをあてて治療する場面、それから……え？もう聞きたくない？

外科手術の歴史を扱ったこの本も、やはりというか、痛そうな場面が多い。訳した本人が言うのもなんだが、怖くてとても読めない。たとえば第一章は、鍛冶屋の男がナイフを使って自分の膀胱結石を切り出すという恐ろしい話だ。鍛冶屋は結石の摘出手術を二回受けたのだが、二度とも失敗して命を落としかけたため、自分で摘出することにしたのだ。その結果どうなったかは……読んでからのお楽しみということで。他にも、石を使って包茎手術をする話、足を切断したあとに焼きごてをあてて止血する話、巨大化したでべそを切開した話など、現代に生まれて良かったとしみじみ思えるような強烈なエピソードが満載だ。

また、本書には歴史に残る著名人たちのエピソードがたくさん紹介されている。たとえば第七章のジョン・F・ケネディ。パレード中に銃撃されたケネディ大統領が病院に緊急搬送されたあと、どんな処置を受け、どう息を引き取ったのかが描かれている。第三章はミュージカルでおなじみのエリザベートのエピソードだ。無政府主義者ルケーニに胸を刺されたあと、エリザベートは桟橋まで歩いて蒸気船に乗り、その後間もなく意識を失って亡くなる。胸を刺されてから亡くなるまでの間に、彼女の体内で何が起きていたのかを、外科医の視点で読み解いている。

個人的にもっとも印象的だったのは、第一〇章の奇術師ハリー・フーディーニの最期だ。フーディーニは虫垂炎（いわゆる盲腸）が原因で亡くなるのだが、当時虫垂炎はすでに治療可能な病だった。フーディーニは激しい腹痛に苦しみながらも仕事を優先させてしまい、いよいよ我慢ができなくなって病院に駆けつけた時は、すでに手遅れの状態だった。本来なら治る病も、医者に行くのが遅れると命取りになることを実感させられるエピソードだ。

他にも、英国のヴィクトリア女王、物理学者のアインシュタイン、映画『英国王のスピーチ』でおなじみのジョージ六世、宇宙飛行士アラン・シェパード、元ソビエト連邦首相レーニン、ミュージシャンのボブ・マーリー、フランス国王ルイ一四世など、世界史に残る著名人たちがどんな病に罹り、どんな治療を受けたのかが、かなりリアルに描かれている。もちろん、手術室で何が起きていたのかはわからないので、著者が状況を推測しながら書いているのだが、まるで推理小説を読んでいるかのように臨場感がある。歴史的な背景、医療技術を含めた当時の状況、当事者たちの生活ぶりなども詳しく描かれており、この本が膨大な参考文献を基にして書かれたことがうかがえる。

作者の紹介をしておこう。この本を執筆したのは、アーノルド・ファン・デ・ラールというオランダ人外科医だ。一九六九年にオランダで生まれたファン・デ・ラールは、本書を執筆中の二〇一四年当時はスローテルファールト病院で勤務していたが、二〇一八年以降はスパーン・ゲストハウスという総合病院で働いている。現在は、主に肥満外科手術、横隔膜破裂や胃食道逆流症の腹腔鏡下手術をおこなっているようだ。肥満に関しては第四章と第一六章で、腹腔鏡手術に関しては第一八章で取り上げられているが、専門分野だけあって、他の章よりも説明が詳しく熱量も高い気がする。

本書の原題は『Onder het mes - De beroemdste patiënten en operaties uit de geschiedenis van de chirurgie』だ。二〇一四年にオランダで出版され、すでに二〇か国以上で出版されて好評を得ている。日本語版の作成にあたっては、英語版『Under the Knife: A History of Surgery in 28 Remarkable Operations』を基に翻訳した。

最後に、本書の翻訳にあたっては多くの方々に協力していただきました。東京大学人文社会系研究科の鈴木晃仁教授には、訳者が調べてもわからなかった箇所や、医学的な解釈に自信がなかった箇所などを中心に訳文をチェックしていただきました。この場をお借りして厚くお礼申し上げます。今回も日英翻訳者のジム・ハバート氏にご協力いただきました。オランダ語からの英訳に医学用語が満載という、ちょっと難易度の高い文章でしたが、訳者の疑問に的確に答えてくれました。また、馬場昭子氏には訳者のうっかりミスをたくさん拾ってもらいました。最後になりましたが、この本を訳す機会をくださり、監修者を探し、時間にルーズな訳者のために尽力してくださった晶文社の編集者葛生知栄氏に、心より感謝申し上げます。

参考文献

一般書 General Publications

- Altman, Lawrence K., 'Doctors Call Pope Out of Danger; Disclose Details of Medical Care', supplement to the *New York Times*, 24 May 1981
- Conan Doyle,Arthur, *Sherlock Holmes's Greatest Cases* (Crime Masterworks) London: Orion, 2002
- Dekker, Pauline, and de Kanter, Wanda, *Nederland Stopt! Met Roken*, Amsterdam: Uitgeverij Thoeris. www.nederlandstopt.nu, 2008
- Ellis, Harold, *Operations that Made History*, Cambridge: Cambridge University Press, 1996
- Farley, David, *An Irreverent Curiosity: In Search of the Church's Strangest Relic in Italy's Oddest Town*, New York: Gotham Books, 2009
- Hartog, J., *History of Sint Maarten and Saint Martin, Philipsburg*, NA: Sint Maarten Jaycees, 1981
- Haslip, Joan, *The Lonely Empress: Elizabeth of Austria*, London: Phoenix Press, 2000
- Herodotus, *The Histories* (ed. John M. Marincola, trans. Aubrey de Sélincourt), London: Penguin Classics, 2003
- Hibbert, Christopher, *Queen Victoria: A Personal History*, London: HarperCollins, 2000
- *Cento Anni di Chirurgia: Storia e Cronache della Chirurgia Italiana nel XX Secolo*. Eugenio Santoro, Edizioni Scientifiche Romane, 2000
- Lifton, David S., Best Evidence: *Disguise and Deception in the Assassination of John F. Kennedy*, New York: Macmillan, 1980
- Matyszak, Philip, *Ancient Rome on Five Denarii a Day: A Guide to Sightseeing, Shopping and Survival in the City of the Caesars*, London: Thames & Hudson, 2007
- *Men Who Killed Kennedy*, The, History Channel, A&E Television Networks, 1988
- Mulder, Mimi, and de Jong, Ella, *Vrouwen in de heelkunde: Een cultuurhistorische beschouwing*, Overveen/Alphen a/d Rijn: Uitgeverij Belvedere/Medidact, 2002
- Norwich, John Julius, *The Popes: A History*, Chatto & Windus, 2011

- Nuland, Sherwin B., *Doctors: The Biography of Medicine*, Amsterdam: Uitgeverij Anthos, 1997
- Pahlavi, Farah Diba, *An Enduring Love: My Life with the Shah – A Memoir*, New York: Miramax, 2004
- Pipes, Richard, *The Unknown Lenin: From the Secret Archives*, New Haven/ London: Yale University Press, 1996
- *Report of the President's Commission on the Assassination of President John F. Kennedy*, Wsshington, D. C: United States Government Printing Office, 1964
- Santoro, Eugenio, and Ragno, Luciano, *Cento anni di chirurgia: Storia e cronache della chirurgia Das Wiener Endoskopie Museum: Schriften der Internationalen Nitze-Leiter-Forschungsgesellschaft für Endoskopie*, vols 1 and 3, Vienna: Literas Universitätsverlag GmbH, 2002
- Scott, R. H. F., *Jean-Baptiste Lully*, London: Peter Owen, 1973
- Sedgwick, Romney (ed.), *Lord Hervey's Memoirs*, London:William Kimber and Co., 1952
- Service, Robert, *Lenin: A Biography*, Cambridge, MA: Belknap Press, 2000
- Szulc, Tad, *Pope John Paul II: The Biography*, London: Simon & Schuster, 1995
- Tanner, Henry, 'Pope's Operation is Called Successful', supplement to *The New York Times*, 6 August 1981
- Tulp, Nicolaes, *De drie boecken der medicijnsche aenmerkingen. In 't Latijn beschreven. Met koopere platen. Tot Amstelredam, voor Jacob Benjamyn, boeck-verkooper op de hoeck van de Raem-steegh achter d'Appelmarck*, 1650
- Tulpii, Nicolai, *Observationes medicae. Editio Nova, Libro quarto auctior et sparsim multis in locis emendatior*, Amsterdam: apud Danielem Elsevirium, 1672
- Tumarkin, Nina, *Lenin Lives! The Lenin Cult in Soviet Russia*, Cambridge, MA: Harvard University Press, 1997
- *Vospominaniya o Vladimire Il'iche Lenine*, vols 1–8, Moscow, 1989–91
- Wilkinson, Richard, *Louis XIV*, Abingdon/New York: Taylor & Francis, 2007
- Worsley, Lucy, *Courtiers: The Secret History of the Georgian Court*, London: Faber & Faber, 2010

医学書 Medical Publications

- Aucoin, M.W., and Wassersug, R. J., 'The Sexuality and Social Performance of Androgen-Deprived (Castrated) Men Throughout History: Implications for Modern Day Cancer Patients', *Social Science & Medicine*, December 2006, 63(12): 3162–73
- Beecher, H. K., 'The Powerful Placebo', *Journal of the American Medical Association*, 1955
- Bergqvist, D., 'Historical Aspects on Aneurysmal Disease', *Scandinavian Journal of Surgery*, 97, 2008: 90–9
- Bernstein, J., and Quach, T. A., 'Perspective on the Study of Moseley et al.: Questioning the Value of Arthroscopic Knee Surgery for Osteoarthritis', *Cleveland Clinic Journal of Medicine*, May 2003, 70(5): 401, 405–6, 408–10

- Bretlau, P., Thomsen, J., Tos, M., and Johnsen, N. J., 'Placebo Effect in Surgery for Ménière's Disease: A Three-Year Follow-Up Study of Patients in a Double Blind Placebo Controlled Study on Endolymphatic Sac Shunt Surgery', *American Journal of Otolaryngology*, October 1984, 5(6): 558–61
- Brewster, D. C., et al., 'Guidelines for the Treatment of Abdominal Aortic Aneurysms: Report of a Subcommittee of the Joint Council of the American Association for Vascular Surgery and Society for Vascular Surgery', *Journal of Vascular Surgery*, 2003, 37(5): 1106–17
- Chandler, J. J., 'The Einstein Sign: The Clinical Picture of Acute Cholecystitis Caused by Ruptured Abdominal Aortic Aneurysm', *New England Journal of Medicine*, 7 June 1984, 310(23): 1538
- Cohen, J. R., and Graver, L. M., 'The Ruptured Abdominal Aortic Aneurysm of Albert Einstein', *Surgery, Gynecology & Obstetrics*, May 1990, 170(5): 455–8
- Dudukgian, H., and Abcarian, H., 'Why Do We Have So Much Trouble Treating Anal Fistula?', *World Journal of Gastroenterology*, 28 July 2011, 17(28): 3292–6
- Eastcott, H. H. G., Pickering, G. W., and Rob, C. G., 'Reconstruction of Internal Carotid Artery in a Patient with Intermittent Attacks of Hemiplegia', *Lancet*, 1954, 2: 994–6
- Francis, A. G., 'On a Romano-British Castration Clamp Used in the Rights of Cybele', *Proceedings of the Royal Society of Medicine*, 1926, 19
- (Section of the History of Medicine): 95–110
- García Sabrido, J. L., and Polo Melero, J. R., 'E = mc2/4 Men and an Aneurysm', *Cirugía Española*, March 2006, 79(3): 149–53
- George Androutsos, G., '*Le phimosis de Louis xvi (1754–1793) aurait-il été à l'origine de ses difficultés sexuelles et de sa fécondité retardée?*', *Progres en Urologie*, 2002, vol. 12: 132–7
- Gilbert, S. F., and Zevit, Z., 'Congenital Human Baculum Deficiency: The Generative Bone of Genesis 2:21–23', *American Journal of Medical Genetics*, 1 July 2001, 101(3): 284–5
- Halsted, W. S., 'Practical Comments on the Use and Abuse of Cocaine', *New York Medical Journal*, 1885, 42: 294–5
- Hee, R. van,'History of Inguinal Hernia Repair', Institute of the History of Medicine and Natural Sciences, University of Antwerp, Belgium, *Jurnalul de Chirurgie*, 2011, 7(3): 301–19
- Hjort Jakobsen, D., Sonne, E., Basse, L., Bisgaard, T., and Kehlet, H., 'Convalescence After Colonic Resection With Fast-Track Versus Conventional Care', *Scandinavian Journal of Surgery*, 2004, 93(1): 24–8
- Horstmanshoff, H. F. J., and Schlesinger, F. G.,'De Alexandrijnse anatomie: Een wetenschappelijke revolutie?', Leiden University, *Tijdschrift voor Geschiedenis*, 1991, 104: 2–14
- Kahn A., 'Regaining Lost Youth: The Controversial and Colorful Beginnings of Hormone Replacement Therapy in Aging', *Journals of Gerontology Series A: Biological Sciences and Medical Sciences*, 2005, 60(2): 142–7
- Lascaratos, J., and Kostakopoulos, A.,'Operations on Hermaphrodites and Castration in Byzantine Times (324–1453 ad), *Urologia internationalis*, 1997, 58(4): 232–5

- Lerner,V., Finkelstein,Y., and Witztum, E., 'The Enigma of Lenin's (1870–1924) Malady', *European Journal of Neurology*, June 2004; 11(6): 371–6
- Lichtenstein, I. L., and Shulman, A. G., 'Ambulatory Outpatient Hernia Surgery. Including a New Concept, Introducing Tension-Free Repair', *International Journal of Surgery*, January–March 1986, 71(1): 1–4
- McKenzie Wallenborn, W., 'George Washington's Terminal Illness: A Modern Medical Analysis of the Last Illness and Death of George Washington', *The Papers of George Washington*, 1999
- Mattox, K. L., Whisennand, H. H., Espada, R., and Beall Jr, A. C., 'Management of Acute Combined Injuries to the Aorta and Inferior Vena Cava', *American Journal of Surgery*, December 1975, 130(6): 720–4
- Moseley, J. B., O'Malley, K., Peterson, N. J., et al., 'A Controlled Trial of Arthroscopic Surgery for Osteoarthritis of the Knee', *New England Journal of Medicine*, 2002, 347: 87–8
- Pinchot, S., Chen, H., and Sippel, R., 'Incisions and Exposure of the Neck for Thyroidectomy and Parathyroidectomy', *Operative Techniques in General Surgery*, June 2008, 10(2): 63–76
- Riches, Eric, 'The History of Lithotomy and Lithotrity', *Annals of the Royal College of Surgeons of England*, 1968, 43(4): 185–99
- Spriggs, E. A., 'The Illnesses and Death of Robert Walpole', *Medical History*, October 1982, 26(4): 421–8
- Vadakan, V., 'A Physician Looks at the Death of Washington', *Early America Review*, winter/spring 2005, 4(1)
- Voorhees, J. R., et al., 'Battling blood loss in neurosurgery: Harvey Cushing's embrace of electrosurgery', *Journal of Neurosurgery*, April 2005, 102(4): 745–52
- Wilson, J. D., and Roehrborn, C., 'Long-Term Consequences of Castration in Men: Lessons From the Skoptzy and the Eunuchs of the Chinese and Ottoman Courts', *Journal of Clinical Endocrinology and Metabolism*, December 1999, 84(12): 4324–31

[著者]
アーノルド・ファン・デ・ラール ❖ Arnold van de Laar
一九六九年、オランダ生まれ。オランダにある総合病院で働く外科医。生物学の授業で人体の仕組みに魅了され、ルーヴェン・カトリック大学で医学を学ぶ。ヒマラヤ、チベット、アフリカなどを旅した後、カリブ海のセント・マーチン島で外科医のキャリアをスタートさせる。

[訳者]
福井久美子 ❖ ふくい・くみこ
翻訳家。グラスゴー大学大学院英文学専攻修士課程修了。訳書に『世にも危険な医療の世界史』(文藝春秋)、『フューチャー・バック思考』(実務教育出版)など多数。

[監訳者]
鈴木晃仁 ❖ すずき・あきひと
東京大学大学院人文社会系研究科死生学教授。専門は医学史。共訳書に『医学の歴史』(丸善)など。

黒衣《こくい》の外《げ》科《か》医《い》たち

恐ろしくも驚異的な手術の歴史

二〇二二年一二月二〇日　初版

[著者]……アーノルド・ファン・デ・ラール

[訳者]……福井久美子

[発行者]……株式会社晶文社
東京都千代田区神田神保町一-一一　〒一〇一-〇〇五一
電話　(〇三)三五一八-四九四〇[代表]・四九四二[編集]
URL　http://www.shobunsha.co.jp

[印刷・製本]……株式会社太平印刷社

ISBN978-4-7949-7344-3　Printed in Japan